# Solved Question Bank (In Hindi)

# मेडिकल सर्जिकल नर्सिंग–।

## (Medical Surgical Nursing–I)

**For GNM Students**

**Previous 5 Years Question Papers**

# Solved Question Bank (In Hindi)

# मेडिकल सर्जिकल नर्सिंग–I

## (Medical Surgical Nursing–I)

### For GNM Students
### Previous 5 Years Question Papers

Second Edition

**Arjita Sengar** PhD(N) MSc(N) BSc(N)
Professor
Vivekananda College of Nursing
Lucknow, Uttar Pradesh
India

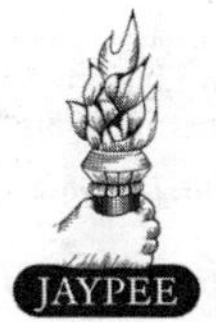

**JAYPEE BROTHERS MEDICAL PUBLISHERS**
*The Health Sciences Publisher*
New Delhi | London

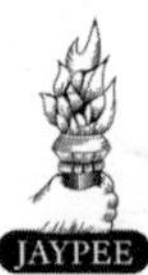

**JAYPEE** **Jaypee Brothers Medical Publishers (P) Ltd**

**Headquarters**

Jaypee Brothers Medical Publishers (P) Ltd
EMCA House, 23/23-B
Ansari Road, Daryaganj
New Delhi 110 002, India
Landline: +91-11-23272143, +91-11-23272703
+91-11-23282021, +91-11-23245672
Email: jaypee@jaypeebrothers.com

| **Corporate Office** | **Overseas Office** |
| --- | --- |
| Jaypee Brothers Medical Publishers (P) Ltd | J.P. Medical Ltd |
| 4838/24, Ansari Road, Daryaganj | 83, Victoria Street, London |
| New Delhi 110 002, India | SW1H 0HW (UK) |
| Phone: +91-11-43574357 | Phone: +44 20 3170 8910 |
| Fax: +91-11-43574314 | Fax: +44 (0)20 3008 6180 |
| Email: jaypee@jaypeebrothers.com | Email: info@jpmedpub.com |

Website: www.jaypeebrothers.com
Website: www.jaypeedigital.com



**Inquiries for bulk sales may be solicited at:** jaypee@jaypeebrothers.com

मेडिकल सर्जिकल नर्सिंग–I *[Solved Question Bank (In Hindi): Medical Surgical Nursing–I]*

*First Edition:* 2015

*Second Edition:* **2024**

ISBN: 978-93-5696-818-9

*Printed in India at Sterling Graphics Pvt. Ltd.*

# प्रस्तावना दूसरा संस्करण

नर्सिंग एक ऐसा प्रोफेशन है, जिसमें निरंतर कई प्रकार के कौशल एवं ज्ञान की वृद्धि दिन प्रतिदिन बढ़ रही है। जी.एन.एम. एक ऐसा कोर्स है जो इससे सक्रिय रूप से प्रभावित होता है। मेरी हमेशा से यही कोशिश रही है कि इन छात्रों के लिए नर्सिंग की शिक्षा को जितना सरलता से पढ़ाया जाए, उतना ही इनको लाभ होगा।

उत्तर भारतीय भाषा को ध्यान में रखते हुए एवं प्रथम संस्करण की सफलता के बाद इस संस्करण को पुनः प्रकाशित किया जा रहा है।

इस संस्करण में भी हमनें पुराने संस्करण के मूल को कायम रखा है, जैसे सरल हिन्दी भाषा, आवश्यक अंग्रेजी शब्दों का उपयोग तथा इंडियन नर्सिंग कौंसिल के प्रस्तावित पाठ्यक्रम के अनुरूप का पालन करना।

इस संस्करण में हिन्दी भाषी राज्यों द्वारा की जाने वाली परीक्षा के पिछले पाँच वर्षों के पेपर को हल किया गया है तथा साथ ही विगत दस वर्षों में हुई परीक्षाओं के प्रश्नों को Short notes, Long notes, MCQ's, Fill in the blanks एवं True or False के रूप में सम्मिलित किया गया है, ताकि छात्रों के पास पिछले पाँच वर्षा के प्रश्नपत्रों का कोष रहे एवं प्रत्येक परीक्षा में वे अधिक से अधिक लाभांन्वित रहें।

इस पुस्तक को लिखने का मुख्य उद्देश्य है, कि छात्रों को एक ही पुस्तक में सभी समस्याओं का सरल एवं उचित हल मिले तथा उन्हें परीक्षा उत्तीर्ण करने में कोई परेशानी न हो।

अर्जिता सेंगर

# प्रस्तावना पहला संस्करण

मुझे अत्यंत खुशी है कि मुझे यह सौभाग्य मिला कि मैं GNM के छात्रों के लिए 'मेडिकल सर्जिकल नर्सिंग I' के हल प्रश्न पत्र, हिन्दी भाषा में प्रस्तुत कर सकूँ।

GNM छात्रों को पढ़ाने के दौरान मैंने पाया कि इन छात्रों के लिए हिन्दी भाषा में ऐसे हल प्रश्न पत्र उपस्थित नहीं हैं, जो उन्हें परीक्षा में आने वाले प्रश्नों का सही उत्तर प्रदान कर सकें। इसी बात को ध्यान में रखकर मैंने हिन्दी में ली जाने वाली परीक्षा के प्रश्न हल किए तथा उन्हें पुस्तक के रूप में प्रस्तुत किया। इस पुस्तक में प्रश्नों के उत्तर इस प्रकार दिए गए हैं, कि यह न सिर्फ Indian Nursing Council (INC) द्वारा प्रस्तावित पूर्ण पाठ्यक्रम को कवर करे, बल्कि साथ ही यह प्रत्येक राज्य में हिन्दी भाषा में होने वाली GNM की परीक्षा में भी छात्रों को लाभान्वित कर सके।

इस पुस्तक को लिखते समय इस बात पर विशेष ध्यान दिया गया है कि इसकी भाषा सरल हिन्दी में हो। साथ ही तकनीकी एवं चिकित्सकीय शब्दों के लिए अंग्रेजी का भी प्रयोग किया गया है। परीक्षा के हल प्रश्नों के अलावा, परीक्षा में संभावित, आवश्यक एवं अतिरिक्त प्रश्नों को भी इस पुस्तक में Short notes, Long notes, MCQs, Fill in the blanks एवं True or False के रूप में सम्मिलित किया गया है, ताकि यह छात्रों को सहायता प्रदान कर सके एवं परीक्षा की तैयारी करते समय, सभी प्रश्नों के उत्तर एक ही पुस्तक में मिल जाए।

इस पुस्तक को लिखते समय GNM छात्रों की आवश्यकताओं पर विशेष ध्यान दिया गया है तथा इसे पूरे ध्यान एवं सतर्कता के साथ पूरा किया गया है।

अर्जिता सेंगर

# अभिस्वीकृति


इस पुस्तक को पूरा करना मेरे अकेले की उपलब्धि नहीं है। ऐसे कई लोग हैं, जिनके बिना इस पुस्तक का पूरा होना संभव नहीं था। इस पुस्तक को पूरा करने में कई लोगों ने प्रत्यक्ष एवं अप्रत्यक्ष रूप से मेरी सहायता की एवं मुझे अपना सहयोग दिया। इस कार्य को पूरा करने में कुछ विशेष लोगों का आशीर्वाद, प्यार, प्रोत्साहन एवं मार्गदर्शन मिला, जिन्हें मैं दिल से धन्यवाद करना चाहती हूँ।

सबसे पहले मैं उस परमपिता परमेश्वर का धन्यवाद करना चाहूँगी जिनका आशीर्वाद सदा मेरे ऊपर रहता है तथा जो मुझे जीवन में अच्छे एवं बुरे समय में आगे बढ़ते रहने का साहस देते हैं।

मैं धन्यवाद करना चाहती हूँ मेरे पिताश्री एसके सिंह जी का, मेरी माँ श्रीमती अरुणलता सिंह जी का एवं मेरी सास श्रीमती नमिता यादव जी का जिनका आशीर्वाद हमेशा मेरे साथ रहता है तथा जो हमेशा यह कामना करते हैं, कि मुझे जीवन में सफलता मिले।

मैं Vivekananda Polyclinic and Institute of Medical Sciences, Lucknow के सेक्रेटरी स्वामी मुक्तिनाथानंद की अत्यंत आभारी हूँ जिनके सहयोग एवं मार्गदर्शन से इस पुस्तक का कार्य सरलता से संभव हो पाया।

मैं अपने GNM छात्रों की भी आभारी हूँ, जिनकी आवश्यकता एवं जिज्ञासा ने मुझे यह विचार दिया कि मैं उनके लिए यह पुस्तक लिखूं। उनके बिना इस पुस्तक का अस्तित्व संभव नहीं है।

इस पुस्तक को यहाँ तक पहुँचाना कदापि संभव न हो पाता, यदि मेरे पति श्री अंकित यादव ने मेरा साथ न दिया होता। उनके निरंतर प्रोत्साहन, सहयोग एवं विश्वास के कारण ही मैं यह कार्य पूरा करने में सक्षम रही।

मैं मेसर्स जेपी ब्रदर्स मेडिकल पब्लिशर्स (प्रा.) लिमिटेड, नई दिल्ली, की पूरी टीम की बहुत आभारी हूँ, जिन्होंने मेरी मदद की और मार्गदर्शन किया। श्री जितेंदर पी विज (ग्रुप चेयरमैन), श्री अंकित विज (मैनेजिंग डायरेक्टर), श्री एम.एस. मनी (ग्रुप प्रेसिडैन्ट), डॉ मधु चौधरी (डायरेक्टर–एजुकेशन पब्लिशिंग), सुश्री पूजा भंडारी [डायरेक्टर–प्रोडक्शन (बुक्स और जर्नल)], सुश्री सुनीता काटला (एग्जीक्युटिव असिस्टेंट, ग्रुप चेयरमैन और पब्लिशिंग मैनेजर), श्री अजय कुमार शर्मा [डिप्टी जनरल मैनेजर (बुक्स और जर्नल)], सुश्री समीना खान (एग्जीक्युटिव असिस्टेंट, डायरेक्टर–एजुकेशन पब्लिशिंग), सुश्री जितिका रॉयल (कंटेंट स्ट्रेटेजिस्ट–नर्सिंग), श्री राजेश शर्मा (प्रोडक्शन कोऑर्डिनेटर), सुश्री सीमा डोगरा (कवर विजुअलाइज़र), नेहा वर्मा (ग्राफिक डिजाइनर), श्री आशुतोष श्रीवास्तव (अ. एडिटर), श्री दीप कुमार (टाईपसेटर) और उनकी टीम के सदस्यों को इस प्रोजेक्ट में काम करने और इसे सफल बनाने के लिए उनके पूरे सहयोग के लिए धन्यवाद। उनके सहयोग के बिना मैं यह प्रोजेक्ट पूरा नहीं कर पाती।

# अनुक्रमाणिका

# Solved Papers

**Course:** General Nursing and Midwifery      **Year:** Second

**Subject:** Medical Surgical Nursing–I      **Code:** 4508

**Time:** 3 hours      **M. Marks:** 75

---

1. Four options of answer of each question are given, only one option is correct. Choose and write only correct option after writing question no.    **5**

**1.1** Bell's palsy occurs due to malfunction of _______

बेल्स पाल्सी किसकी खराबी के कारण होती है _______

  (a) Facial nerve (चेहरे की नस)

  (b) Optic nerve (दृष्टि नस)

  (c) Trigeminal nerve (ट्रैजेमिनल नस)

  (d) Vagus nerve (वेगस नस)

उत्तर  (a) Facial nerve (चेहरे की नस)    1

**1.2** In which disease is hypercortisolism commonly observed?

हाइपरकोर्टिसोलिज़्म आमतौर पर किस बीमारी में देखा जाता है?

  (a) Cushing syndrome (कुशिंग सिंड्रोम)

  (b) Addison's disease (एडिसन रोग)

  (c) Diabetes mellitus (मधुमेह)

  (d) Tetany (टेटनी)

उत्तर  (a) Cushing syndrome (कुशिंग सिंड्रोम)    1

**1.3** Branch of medicine deals with the study of old age is known as____

वृद्धावस्था के अध्ययन से संबंधित चिकित्सा विज्ञान की शाखा को कहा जाता है _______

  (a) Geriatrics (जेरिऑइट्रिक्स)

  (b) Pediatrics (पेड़ियाट्रिक्स)

  (c) Pathology (पैथोलॉजी)

  (d) Orthopedics (ऑर्थोपेडिक्स)

उत्तर  (a) Geriatrics (जेरिऑइट्रिक्स)    1

**1.4**   **Presence of air in the plural cavity is known as _______**

प्लुरल कैविटी में वायु की उपस्थिति को कहा जाता है _______

  (a) Hemothorax (हेमोथोरेक्स)

  (b) Hydrothorax (हाइड्रोथोरेक्स)

  (c) Empyema (एम्पिमा)

  (d) Pneumothorax (नियुमोथोरेक्स)

**उत्तर** (d) Pneumothorax (नियुमोथोरेक्स)       1

**1.5**   **Dwarfism is caused by lack of ____________**

बौनापन किसकी कमी के कारण होता है ____________

  (a) Sex hormone (सेक्स हार्मोन)

  (b) Thyroid hormone (थायरॉइड हार्मोन)

  (c) Parathyroid hormone (पैराथायरॉइड हार्मोन)

  (d) Growth hormone (ग्रोथ हार्मोन)

**उत्तर** (d) Growth hormone (ग्रोथ हार्मोन)       1

**2.**   **Choose right and wrong in the following statements:**       5

**2.1**   **PACU stands for postanesthetic care unit.**

पीएसीयू का मतलब पोस्ट–एनेस्थेटिक केयर यूनिट है।

**उत्तर:** सही       1

**2.2**   **Pulse oximetry is a noninvasive method for monitoring 02 saturation**

02 संतृप्ति की निगरानी के लिए पल्स ऑक्सीमेट्री एक अवेध्य विधि है।

**उत्तर** सही       1

**2.3**   **Decreased level of sodium in blood is known as hypokalemia.**

रक्त में सोडियम के कम स्तर को हाइपोकेलेमिया के रूप में जाना जाता है।

**उत्तर** गलत       1

**2.4**   **A butterfly rash is seen in systemic lupus erythromatosus.**

प्रणालीगत ल्यूपस एरिथ्रोमैटोसिस में एक तितली की भांति चकत्ता देखा जाता है।

**उत्तर** सही       1

**2.5**   **Heparin is coagulant drug**

हेपरिन स्कंदक औषधि है।

**उत्तर** गलत       1

**3.**   **Fill up the blanks:**       5

**3.1**   **Inflammation of appendix is known as ______**

अपेंडिक्स की सूजन को ______ के रूप में जाना जाता है।

**उत्तर** Appendicitis       1

**3.2**  **GERD stands for__________**
जीईआरडी का मतलब है_______

**उत्तर**  Gastro-esophageal reflex disease  1

**3.3**  **10th cranial nerve is__________**
10वीं कपाल तंत्रिका कौन सी है_______

**उत्तर**  Vagus nerve  1

**3.4**  **Difficulty in swallowing is called __________**
निगलने में कठनाई को _________कहा जाता है।

**उत्तर**  Dysphagia  1

**3.5**  **Surgical removal of breast is known as _________**
स्तन को शल्य चिकित्सा द्वारा हटाने को _________ कहा जाता है।

**उत्तर**  Mastectomy  1

**4.**  **Write short notes on any 4 of the following:**

**4.1**  **Define Physical Examination. What are the purposes of Physical examination**
शारीरिक परीक्षण को परिभाषित करें। शारीरिक परीक्षण के उद्देश्य क्या है?

**उत्तर**  शारीरिक परीक्षा (Physical examination)
किसी प्रशिक्षित व्यक्ति द्वारा संपूर्ण शरीर या शरीर के किसी भाग के चिकित्सकीय परीक्षण या अध्ययन को शारीरिक परीक्षण कहते हैं।
उद्देश्य (Purpose)
* रोगी की प्रारम्भिक जाँच कर उसकी अवस्था की जानकारी प्राप्त करना।
* रोगी की बीमारी के कारण का पता लगाना।
* रोगी की बीमारी से संबंधित लक्षणों एवं चिन्हों की जाँच करना।
* रोगी की शारीरिक एवं मानसिक अवस्था का आंकलन करना।
* रोगी के उपचार की प्रक्रिया का अवलोकन करना।
* रोगी की हालत में सुधार या कमी का अवलोकन करना।
* रोगी की शारीरिक एवं मानसिक स्थिति के अनुसार नर्सिंग देखभाल का नियोजन करना।
* चिकित्सा–अनुसंधान (Medical research) में भी इसका प्रयोग किया जाता है।

**4.2**  **Define homeostasis. Explain the homeostatic mechanism.**
होमियोस्टेसिस को परिभाषित करें। समस्थिति तंत्र को समझाइये।

**उत्तर**  होमियोस्टेसिस/समस्थापन (homeostasis)
यह किसी तंत्र (system) का वह गुण है जिसके द्वारा वह अपने आंतरिक पर्यावरण में आवश्यक परिवर्तन करके ताप, pH आदि को नियत (regulated) रखता है।

या

बदलती पर्यावरणीय स्थितियों में किसी जीव के कार्य में उच्च दर्जे की एकरुपता अथवा स्थिरता बने रहना।

## होमियोस्टेसिस की प्रक्रिया (Homeostasis mechanism)

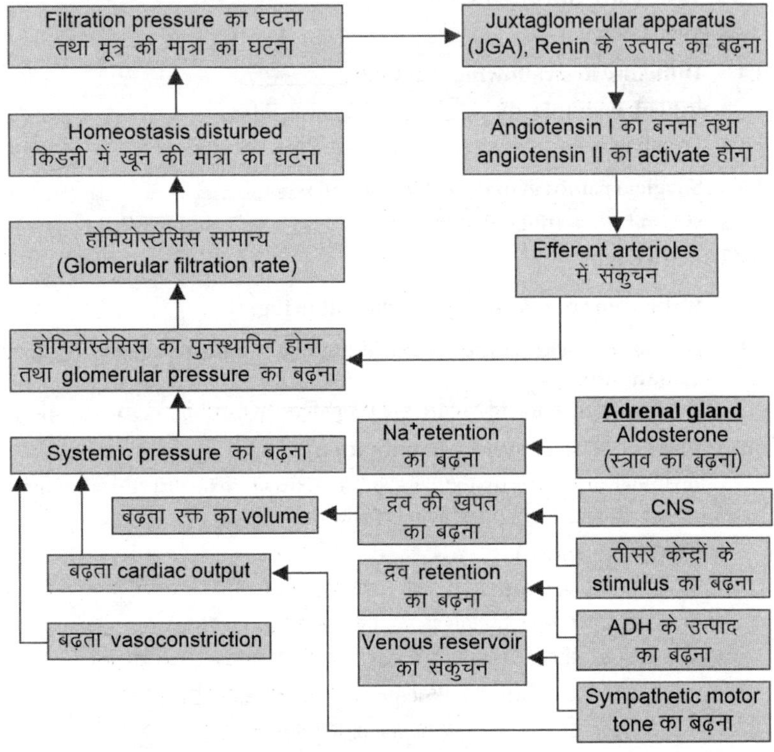


**4.3  Write short notes on speech therapy.**
     **(स्पीच थेरेपी पर संक्षिप्त नोट्स लिखें।)**

**उत्तर  स्पीच थैरेपी (Speech therapy):**

स्पीच थैरेपी एक प्रकार की पुनर्वास प्रक्रिया है जो बच्चों या बड़ों में बोलने की या इससे संबंधित कोई परेशानी होने पर उसका इलाज करने के लिए की जाती है।

इसमें बोलने में उपयोग होने वाली मांसपेशियों को मजबूत करने के लिए एक्सरसाइज करवाने से लेकर बोलने में स्पष्टता के लिए अभ्यास तथा अभिव्यक्ति में सुधार करने के लिए ध्वनि निकालने का अभ्यास आदि तकनीकि शामिल हो सकती है।

**स्पीच थैरेपी के तरीके (Methods of speech therapy)**

जिन वयस्क लोगों के लिए स्पीच थेरेपी की जरूरत पड़ती है उनको निगलने में परेशानी, बोलने में कुछ ध्वनियों को निकालने में परेशानी, भाषा को समझने और उपयोग करने में परेशानी इत्यादि परेशानियाँ हो सकती हैं। इनके लिए निम्न तकनीकों का उपयोग किया जा सकता है, जैसे कि—

- फ्लैग कार्ड का उपयोग
- आईने में देख कर अभ्यास करने की तकनीक
- जबड़ों का व्यायाम
- टंग टुईस्टर (Tongue twister) का प्रयोग करना।
- आर्टिकुलेशन थैरेपी (Articulation therapy)

**स्पीच थेरेपी के फायदे (Benefits of speech therapy)**

- स्पीच थैरेपी से व्यक्ति साफ–साफ बोलना सीखता है।
- व्यक्ति में अधिक आत्मविश्वास आता है।
- वह दूसरों से बात करते समय कम असहजता महसूस करता है।
- यह बच्चों को उनके सामाजिक, भावनात्मक तथा शैक्षणिक तौर पर लाभ प्रदान करता है।
- यह डिस्लेक्सिया (Dyslexia) के बच्चों के लिए लाभकारी होता है।

**4.4** **Explain about the conjunctivitis and its prevention.** (नेत्रश्लेष्मलाशोथ और इसकी रोकथाम के बारे में बताएं)।

उत्तर **नेत्रश्लेष्मलाशोथ (Conjunctivitis)**

यह आँखों की एक बीमारी है, जिसे आँख आना या pink eye भी कहते हैं। इसमें आँखों के लाल होने के साथ उनमें सूजन भी आ जाती है। इसमें कंजक्टिवा (Conjunctiva) में संक्रमण या एलर्जी इसका कारण होता है।

**Conjunctivitis के निवारक उपाय (Preventive measures for conjunctivitis)**

- Conjunctivitis के रोगी को संक्रमित आँख को ढक कर रखने के लिए कहें।
- हाथों को अच्छी तरह से साफ करने के लिए कहें।
- अलग–अलग या Disposable तौलिये का प्रयोग करें।
- Conjunctivitis direct contact से भी फैलता है इसलिए संक्रमित रोगी से दूर रहें।
- संक्रमित रोगी को Swimming pool प्रयोग नहीं करना चाहिए क्योंकि viral conjunctivitis इसके माध्यम से भी फैल सकता है।
- बार–बार संक्रमित आँख को नहीं छूना चाहिए।
- स्त्रियों को आँखों के Cosmetic आपस में share नहीं करने चाहिए।
- प्रयोग में लाए जाने वाले कवर, चादर, तौलिये को गरम पानी से धोना चाहिए।

- संक्रमण के दौरान प्रयोग किये गये चश्मा, लेंस एवं cosmetics को ठीक होने के बाद बदल देना चाहिए।

**4.5  Write about handwashing technique:**
**हाथ धोने की तकनीक के बारे में लिखें।**

**उत्तर** हाथ धोने की तकनीक (Handwashing technique):

7 steps:

1. हाथों को साफ अधिमानतः बहते पानी से गीला करें।
2. हाथों और कलाइयों की सभी सतहों को ढकने के लिए पर्याप्त साबुन लगाएँ।
3. हाथों पर तेजी से और अच्छी तरह से झाग बनाएं और रगड़े। अपने हाथों, उंगलियों, नाखूनों और कलाइयों की सभी सतहों को साफ करना सुनिश्चित करें
4. हाथों और कलाइयों को कम से कम २० सेकंड तक रगड़ें।
5. हाथों और कलाइयों को साफ बहते पानी से अच्छी तरह धोएं।
6. हाथों और कलाइयों को साफ तौलिए से सुखाएं या उन्हें हवा में सूखने दें।
7. नल बंद करने के लिए तौलिए का प्रयोग करें।

या

**12 चरणों में हाथ धोने की तकनीक (12 steps of handwashing)**

1. हाथों को पानी से गीला कर लें।
2. हाथ की सभी सतहों को ढकने के लिए पर्याप्त साबुन लगाएँ।
3. हाथों को हथेली से हथेली तक रगड़ें।
4. दाहिनी हथेली बाएँ पृष्ठ भाग के ऊपर, उँगलियाँ आपस में जुड़ी हुई और इसके विपरीत।
5. उँगलियों को आपस में मिला कर हथेली से हथेली।
6. अंगुलियों के पिछले भाग को विपरीत हथेलियों से जोड़कर अंगुलियों को आपस में मिला लें।
7. दाहिनी हथेली में बाँए अंगूठे को घुमाकर रगड़ना और इसके विपरीत।
8. दाएं हाथ की उंगलियों को बायीं हथेली में फंसाकर, पीछे और आगे की ओर घूर्णी रूप से रगड़े और इसके विपरीत।
9. हाथों को पानी से धोएं।
10. एक बार प्रयोग होने वाले तौलिये से अच्छी तरह सुखा लें।
11. नल बंद करने के लिए तौलिये का प्रयोग करें।
12. आपके हाथ अब सुरक्षित हैं।

**4.6  Laryngitis. (लेरिन्जाइटिस।)**

**उत्तर  लेरिन्जाइटिस**

लैरिंक्स (Larynx) या स्वर यंत्र में होने वाली सूजन, जो इसके अत्यधिक प्रयोग या संक्रमण के कारण होती है, लेरिन्जाइटिस कहलाती है।

**कारण (Causes)**

- ऊपरी श्वसन तंत्र संक्रमण (Upper respiratory tract infection)
- सर्दी जुकाम (Cough and cold)
- गाने या चिल्लाने के कारण स्वर तंत्रियों का ज्यादा प्रयोग
- Gastroesophagcal reflex disease (GERD)

**लक्षण (Symptoms)**

- सूखी खांसी (Dry cough)
- गले में खराश (Itching in throat)
- ऊपरी श्वसन तंत्र संक्रमण (Upper respiratory tract infection)
- बुखार (Fever)
- गर्दन में स्थित लिम्फ नोड्स में सूजन (Swalling in lymph nodes of neck)
- निगलने में दर्द होना (Difficulty in swollowing)
- गले या गर्दन में सूजन (Edema in neck)
- बहती नाक (Running nose)
- आवाज बंद होना (Difficulty in making noise)

**बचाव के उपाय (Preventive measures)**

- शराब या कैफीन का सीमित मात्रा में सेवन
- धूम्रपान न करना
- खूब पानी पिएँ।
- पौष्टिक आहार लें।
- मसालेदार भोजन से बचें।
- हाथों को समय–समय पर धोएँ एवं हाथों की सफाई पर विशेष ध्यान दें।

**उपचार (Treatment)**

- Nebulization प्रदान करें।
- पर्याप्त मात्रा में तरल पदार्थ पिएं और शरीर में पानी की कमी न होने दें।
- दर्द के लिए दर्द निवारक दवाएँ जैसे एसिटामिनोफेन (Acetaminophen) या इबुप्रोफेन (Ibuprofen) हैं।
- लेरिन्जाइटिस के इलाज के लिए डेक्सामिथासोन (Dexamethasone) की एक खुराक दी जा सकती है।

**5.1 Define tracheostomy. What are purposes of tracheostomy? Write about the care of tracheostomy.**

ट्रेकियोस्टोमी को परिभाषित करें। ट्रेकियोस्टोमी के उद्देश्य क्या हैं? ट्रेकियोस्टोमी की देखभाल के बारे में लिखें।

**उत्तर** **Tracheostomy की परिभाषा (Definition of tracheostomy)**

जब रोगी की श्वासनली (Trachea) में वायुमार्ग (Airway) की स्थापना करने के लिए कृत्रिम छेद बनाते हैं, तो उस प्रक्रिया को Tracheostomy कहते हैं।

**उद्देश्य (Purpose)**

- चिकित्सीय स्थितियाँ जिनमें लंबें समय तक सांस लेने की मशीन (Ventilator) के उपयोग की आवश्यकता होती है।

- चिकित्सा विकार जो रोगी के वायुमार्ग को संकीर्ण या अवरुद्ध करते हैं, जैसे गले का कैंसर या वोकल कॉर्ड का पक्षाघात।

- ठीक होने के दौरान रोगी की सांस लेने में सहायता के लिए गर्दन या सिर की सर्जरी की तैयारी।

- तंत्रिका-संबंधी विकार, पक्षाघात या अन्य स्थितियाँ जो खाँसी को गले से स्राव को मुश्किल बनाती हैं और वायुमार्ग को साफ करने के लिए श्वासनली के चूषण की आवश्यकता होती है।

- सिर या गर्दन पर दर्दनाक चोट के कारण सांस लेने में रुकावट होती है।

- अन्य आपातकालीन स्थितियाँ जिनमें श्वास बाधित होती है और श्वासनली को मुंह से श्वासनली में नहीं डाला जा सकता है।

**Tracheostomy का प्रबंधन (Management of tracheostomy)**

- **Airway को साफ एवं नम बनाए रखना (Keep airway clear and moist)**
  - रोगी की Tracheostomy पर गीला Gauze पीस डालना चाहिए, जिससे साँस लेते समय हवा में नमी बनी रहें।
  - Airway को साफ (Clear) रखने के लिए रोगी को–
    - भाप या Nebulization दें।
    - समय–समय पर नियमित रूप से Suctioning करें।
    - बलगम को बाहर लाने के लिए Chest physiotherapy दें।
  - रोगी को श्वसन में सहायता प्रदान करने के लिए Fowler's position दें।

- **Tracheostomy द्वारा संक्रमण की रोकथाम (Prevention of infection through tracheostomy)**
  - रोगी को tracheostomy care देते समय तथा Suction करते समय Sterile तकनीक का प्रयोग करें।
  - सदैव Gloves का प्रयोग करें।
  - रोगी के Tracheostomy के आस–पास के स्थान को साफ रखें।
  - रोगी के कमरे में धूल, धूम्रपान आदि नहीं होना चाहिए।

- समय–समय पर Tracheostomy के आस–पास तथा शरीर में संक्रमण के लक्षणों की जाँच करें।

- **Tracheostomy रोगी को भोजन कराना (Feeding the patient with tracheostomy)**
  - रोगी को IV fluid दें।
  - रोगी को चेतना अवस्था में ही मुख द्वारा पानी या खाना दें।
  - रोगी को खाना खिलाते समय सदा बिठाएं।
  - खाने के तुरंत बाद लिटाना नहीं चाहिए।

- **Tracheostomy की Suctioning एवं देखभाल**
  - हाथों को अच्छी तरह से साफ करें।
  - नए एवं Sterile suction catheter का प्रयोग करें।
  - अत्यधिक एवं अनावश्यक अवधि तक Suction न करें।
  - Suction के बाद Tracheostomy के Inner cannula को साफ कर, उसे उसके स्थान पर लगा दें।
  - Tracheostomy की पट्टी (Tie) को बदलकर साफ पट्टी लगाएँ।
  - प्रतिदिन कम से कम तीन बार Tracheostomy की देखभाल करें।

- **Tracheostomy के साथ बोलना (Speech with tracheostomy tube)**
  - रोगी को अलार्म की सुविधा दें ताकि वह अपनी आवश्यकताओं का संचार कर सकें।
  - शुरूआत में रोगी को लिखित संचार के लिए प्रेरित करें।
  - रोगी को Tracheostomy के साथ बोलने का प्रशिक्षण प्रदान करें।

**5.2    Define hemodialysis and indication for hemodialysis. What are the steps of procedure of hemodialysis?**

हीमोडायलिसिस को परिभाषित करें। हीमोडायलिसिस के लिए संकेत। हीमोडायलिसिस की प्रक्रिया के चरण क्या है?

**उत्तर** Definition अगस्त 2019 की प्रश्न संख्या 4.4 देखें।

**हीमोडायलिसिस के संकेत (Indications of hemodialysis)**

- तीव्र गुर्दे की विफलता (Acute kidney injury)
- यूरेमिक एनसिफेलोपेथी (Uremic encephalopathy)
- पेरीकार्डाइटिस (Pericarditis)
- जान लेवा हाइपरकेलीमिया (Life-threatening hyperkalemia)
- रिफरेक्ट्री एसिडोसिस (Refractory acidosis)
- अतिद्रव्यता (Hypervolemia)
- बढ़ने में विफलता (Failure to thrive) तथा कुपोषण (Malnutrition)
- लक्षण-रहित रोगी जिसका GFR 5 से 9 mL/min/1.73 m² है।
- कोई विषैली चीज का सेवन (toxic ingestion)

### हीमोडायलिसिस करने का प्रक्रिया (Procedure of hemodialysis)

- इस प्रक्रिया में रक्त को शरीर से बाहर एक फिल्टर में निकाला जाता है जिसे डायलाइजर कहा जाता है।
- उपचार से पहले नर्स दो सुईयों को रोगी की बाँह में ए. वी. फिस्ट्यूला (AV fistula) में लगाती है, यह वह जोड़ होता है, जहाँ धमनी और शिरा (Artery and vein) जुड़ी होती हैं।
- एक सुई धमनी में लगाई जाती है जहाँ से धमनी का रक्त बाहर निकलता है और दूसरी सुई एक शिरा में लगाई जाती है जहाँ से फिल्टर हुआ रक्त शरीर में जाता है।
- दोनों ही वहिकाएँ एक ट्यूब से जुड़ी होती हैं जो कि लंबी व पतली होती है। यह रक्त को शरीर से बाहर लगी हुई डायलिसिस मशीन तक ले जाती हैं।
- डायलिसिस मशीन रक्त को फिल्टर करती है। डायलिसिस मशीन में पतले फाइबर (Semipermeable membrane) लगे होते हैं, जो रक्त से अतिरिक्त पानी और अपशिष्ट पदार्थों को निकाल देते हैं।
- फिल्टर में डायलाइजिंग सोल्यूशन भी होता है। अपशिष्ट पदार्थ (Waste product) डायलाइजिंग सोल्यूशन में जाते हैं और जिस धारा से रक्त ट्यूब में आ रहा होता है उसकी विपरीत धारा में रक्त को भेजता है।
- इससे रक्त का शुद्धिकरण होता है।

### Hemodialysis के तीन सिद्धांत इस प्रकार हैं

1. डिफ्यूसन (Diffusion)–इसमें Solute अधिक घनत्व (Greater concentration) के क्षेत्र से कम घनत्व (lesser concentration) के क्षेत्र में चला जाता है।
2. ओसमोसिस (Osmosis)–इसमें fluid कम घनत्व वाले solute क्षेत्र से ज्यादा घनत्व वाले solute क्षेत्र में चला जाता है।
3. अल्ट्राफिल्ट्रेशन (Ultrafiltration)–जब झिल्ली (Membrane) के पार Osmotic gradient या pressure gradient होता है, तो यह प्रक्रिया होती है।

**5.3** **Define renal cyst. Write the causes and signs and symptoms. Write the management of renal cyst.**

वृक्क पुटी को परिभाषित करें। कारण और लक्षण लिखें। वृक्क पुटी का प्रबंधन लिखें।

उत्तर गुर्दे में सिस्ट की परिभाषा (Definition of renal cyst)

गुर्दे में सिस्ट तरल पदार्थ से भरी थैली होती है। यह तीन मुख्य प्रकार की होती है सरल, जटिल और अधिग्रहित (simple, complex and acquired)

### कारण

- लिंग (sex): यह पुरुषों, 50 वर्ष से अधिक आयु के लोगों में अधिक पाया जाता है।

- आयु (age): 60 वर्ष से अधिक उम्र वाले लोगों में यह हो सकता है।
- जन्मजात (Congenital): जन्म के दौरान ही यह रोग हो सकता है।
- जोखिम भरा व्यवहार (High-risk behavior): जैसे अधिक शराब पीना या सिगरेट पीना।
- रोग (Disease): कई रोग भी इसका कारण होते हैं।
- आनुवांशिकी (Hereditary): यह आनुवांशिकी बीमारियों के कारण होता है जैसे ऑटोसोमल, डोमिनेंट पॉलीसिस्टिक रोग (Autosomal dominant polycystic disease)
- जीवनशैली के कारक (Lifestyle factors): विभिन्न जीवन शैली कारक इसको प्रभावित करते हैं।
- बहुत समय तक मूत्र का किडनी में एकत्रित रहना।

### चिन्ह एवं लक्षण (Signs and symptoms)
- किडनी सिस्ट है तो पेशाब में खून आ सकता है। (hematuria)
- पेट में सूजन की समस्या (Swelling in abdomen)
- पेट में दर्द (Abdominal pain)
- बुखार (fever)
- पसलियों एवं श्रोणि के बीच दर्द (Pain between ribs and pelvis)
- मूत्र संबंधित आदतों में परिवर्तन

### गुर्दे के सिस्ट का प्रबंधन (Management of renal cyst)
- स्कलेरोथेरेपी (Sclerotherapy): इसे परक्यूटेनियस अल्कोहल एब्लेशन (Percutaneous alcohol ablation) के रूप में भी जाना जाता है। इसमें अल्ट्रासाउंड मार्गदर्शन के तहत त्वचा के माध्यम से और सिस्ट में एक लम्बी सुई डाली जाती है। सिस्ट को बाहर निकाल कर उसे alcohal आधारित घोल से भर देते हैं जिससे ऊतक सख्त और सिकुड़ जाते हैं, जिससे पुनरावृत्ति (repeat) की संभावना कम हो जाती है।
- सर्जरी (Surgery): बड़े सिस्ट के लिए एक चीरा लगाकर तथा लैप्रोस्कोप द्वारा सिस्ट तक पहुँचा जाता है तथा सिस्ट को काटकर बाहर निकाल दिया जाता है।

### नर्सिंग प्रबंधन (Nursing management)
- द्रव और इलेक्ट्रोलाइट संतुलन की निगरानी करना। नर्स विकार के सभी चरणों के दौरान रोगी के द्रव और इलेक्ट्रोलाइट स्तर और संभावित जटिलताओं के भौतिक संकेतकों (Physical signs) की निगरानी करती है।
- चयापचय दर (Metabolic rate) कम करना, बिस्तर पर आराम को प्रोत्साहित किया जाता है और बुखार और संक्रमण को रोका जाता है या तुरंत इलाज किया जाता है।

- फुफ्फुसीय कार्य (Pulmonary function) को बढ़ावा देना। एटेलेक्टैसिस (Atelectasis) तथा वसन पथ के संक्रमण को रोकने के लिए रोगी को बार–बार करवट लेने, खांसने और गहरी सांस लेने में सहायता करना।
- संक्रमण को रोकना, संक्रमण और बढ़े हुए चयापचय के जोखिम को कम करने के लिए ऐसेप्सिस तकनीकों का प्रयोग करना।
- त्वचा की देखभाल प्रदान करना।
- डिस्चार्ज एवं गृह देखभाल के बारे में निर्देशित करना। इसमें निम्नलिखित शामिल है–
  - पोषण – आवश्यक आहार परिवर्तन करना एवं स्वस्थ जीवन शैली अपनाना
  - शराब एवं धूम्रपान न करना
  - रिर्पोट करने योग्य लक्षण एवं समस्याओं के बारे में बताना।
  - अनुवर्ती परीक्षाएँ (Adverse result), बदलती शारीरिक स्थिति और गुदा की कार्यप्रणाली के कारण रोगी और परिवार के लिए अनुवर्ती परीक्षाओं और उपचार के महत्त्व पर जोर दिया जाता है।

**5.4** **Define diabetes mellitus. Write the signs and symptoms of diabetes mellitus. Write in detail about the complications occur due to diabetes mellitus.**

मधुमेह मेलेटस को परिभाषित करें। मधुमेह मेलिटस के लक्षण। जटिलताओं के बारे में विस्तार से लिखिए, एवं लक्षण लिखिए। मधुमेह के कारण होने वाली जटिलताओं के बारे में लिखो।

**उत्तर** Diabetes mellitus की परिभाषा–

यह एक बहुतंत्र (multisystem) रोग है जिसका संबंध असामान्य insulin के उत्पादन या असामान्य insulin प्रयोग या दोनों से होता है।

**मधुमेह की नैदानिक अभिव्यक्ति एवं प्रकार (Clinical manifestation along with types of diabetes mellitus)**

**प्रकार (Types)**
- **Types 1 Diabetes Mellitus (Insulin-dependent diabetes mellitus—IDDM)**
  - यह अधिकतर 30 साल की आयु से कम आयु के लोगों में होती है।
  - यह रोग Pancreas के Beta cells के विकार के कारण होता है, जिसमें insulin का उत्पाद कम हो जाता है।
  - इसकी शुरूआत 11 से 13 वर्ष की आयु में होती है।
  - इस प्रकार के रोगी अधिकतर दुबले–पतले होते हैं।

- **Clinical Manifestations (नैदानिक अभिव्यक्ति)**
  - अधिक मात्रा में मूत्र आना (Polyuria)
  - अत्यधिक प्यास लगना (Polydipsia)
  - अत्यधिक भूख लगना (Polyphagia)
  - वजन का घटना (Weight loss)
  - कमजोरी एवं थकान (Weakness and fatigue)
  - ketoacidosis
  - मुँह का सूखना (Dryness of mouth)
  - संवेदना की कमी (Paresthesia)
- **Type 2 diabetes mellitus (Noninsulin dependent diabetes mellitus—NIDDM)**
  - यह अधिक पाये जाने वाले प्रकार की Diabetes है।
  - यह अधिकतर 40 वर्ष की आयु से अधिक आयु के लोगों में पायी जाती है।
  - इस स्थिति में या तो insulin का उत्पाद कम मात्रा में होता है या insulin की मात्रा उपयुक्त होती है लेकिन टिसू (tissues) द्वारा उसका प्रयोग ठीक प्रकार से नहीं हो पाता है।

### नैदानिक अभिव्यक्ति (Clinical Manifestation)

- Polyuria
- Polydipsia
- Polyphagia
- थकान (fatigue)
- बार–बार संक्रमण (Recurrent infection)
- घाव भरने में समय लगना (Prolonged wound healing)
- दृष्टि में बदलाव (Visual changes)
- खुजली (Pruritus)
- योनि संक्रमण (Vaginal infection)

जटिलता फरवरी 2020 की प्रश्न संख्या 5.1 देखें।

**5.5** **Define cholecystectomy. What are the indications of cholecystectomy? Write postoperative nursing management of patient with cholecystectomy.**

कोलेसिस्टेक्टोमी को परिभाषित करें। कोलेसिस्टेक्टोमी के संकेत क्या हैं। कोलेसिस्टेक्टोमी वाले रोगी के ऑपरेशन के बाद के नर्सिंग प्रबंधन को लिखें।

**उत्तर** कोलेसिस्टेक्टोमी (Cholecystectomy): पित्ताशय की थैली हटाने की सर्जरी को कोलेसिस्टेक्टोमी कहते हैं।

या

यदि पित्ताशय की थैली में बार-बार पथरी हो या उसमें कोई अन्य गंभीर विकार हो जाए और उसे दवाओं या अन्य किसी थेरेपी से ठीक करना मुश्किल हो जाए तो इस स्थिति में पित्ताशय की थैली यानि gallbladder को सर्जरी द्वारा निकाल दिया जाता है। इस सर्जरी को कोलेसिस्टेक्टोमी कहते हैं।

कोलेसिस्टेक्टोमी के संकेत (Indications of cholecystectomy)

- पित्ताशय की पथरी (Gallbladder stone)
- पित्ताशय में सूजन (Inflammation or swelling in gallbladder)
- पित्ताशय का संक्रमण (Infection or swelling of gallbladder)
- पित्ताशय में कैंसर (Gallbladder cancer)

## कोलेसिस्टेक्टोमी के ऑपरेशन के बाद की नर्सिंग देखभाल (Postoperative nursing management)

- दर्द से राहत दें और आराम से बढ़ावा दें (Pain relief and rest)
    - दर्द का आंकलन करें। स्थान, गंभीरता और दर्द की प्रकृति का निरीक्षण एवं रिकॉर्ड करें।
    - बेडरेस्ट को बढ़ावा दें, जिससे दर्द में आराम मिल सके।
    - ध्यान भटकाना। विश्राम तकनीकों (relaxation technique) के उपयोग को प्रोत्साहित करें और विविध गतिविधियाँ प्रदान करें।
    - संचार (Communication) – रोगी की बात सुनने और इसके साथ लगातार संपर्क बनाए रखने के लिए समय निकालें।
- द्रव एवं इलेक्ट्रोलाइट संतुलन बनाए रखें (Maintain fluid and electro-lyte balance)
    - द्रव एवं इलेक्ट्रोलाइट के स्तर का आंकलन करें।
    - रोगी को पर्याप्त मात्रा में, डॉक्टर के आदेशानुसार, IV fluid प्रदान करें।
    - निर्जलीकरण (Dehydration) के लक्षणों पर ध्यान दें।
    - रोगी के intake-output chart को सख्ती के साथ मॉनीटर करें।
    - शरीर में द्रव एवं इलेक्ट्रोलाइट की मात्रा में कमी के लक्षणों की सूचना तुरंत डॉक्टर को दें।
- पोषण का ध्यान रखें (Maintain nutrition):
    - पोषण-संबंधित कमियों या जरुरतों की पहचान करें।
    - आवश्यकता अनुसार कैलेरी की गणना करें।
    - रोगों को पसंद – नापसंद के अनुसार एवं शारीरिक आवश्यकता अनुसार उसके खाने की सूची बनाएँ।
    - भूख को बढ़ावा दें जैसे शारीरिक चालकता (Physical mobility),
    - भोजन के समय सुखद वातावरण आदि।
    - थोड़े–थोड़े समय पर छोटे भोजन की मात्रा प्रदान करें।
    - लैब रिपोर्ट की निगरानी रखें तथा BUN, albumin, total protein, bilirubin आदि पर नजर रखें।

- जटिलताओं को रोकें (Prevention of complications)
  - रोगी में ऑपरेशन के बाद होने वालो जटिलताओं का आंकलन करें।
  - किसी भी प्रकार की जटिलता को होने से रोकें।
  - समय–समय पर रोगी का अवलोकन एवं मूल्यांकन करें।
  - ऑपरेशन के घाव की साफ-सफाई पर विशेष ध्यान दें।
- डिस्चार्ज एवं गृह देखभाल दिशानिर्देश (Discharge and home care instructions)
  - कोलेसिस्टाइटिस के रोगियों को उनकी बीमारी के कारणों, उपचार न किए जाने पर होने वाली जटिलताओं और चिकित्सा एवं शल्य-चिकित्सा (surgery) विकल्पों के बारे में शिक्षित किया जाता है।
  - रोगी को उसकी सहनशीलता के अनुसार आगे बढ़े और गतिविधि बढ़ाएँ।
  - व्यक्तिगत पोषण-संबंधी आवश्यकताओं को स्थापित करने के लिए आहार विशेषज्ञ या पोषण-संबंधी सहायता से परामर्श लें।

**5.6** **Define jaundice. Enumerate its causes. Explain the nursing management of jaundice.**

**पीलिया को परिभाषित करें। इसके कारण गिनाइये। पीलिया के नर्सिंग प्रबंधन की व्याख्या करें।**

**उत्तर** पीलिया (Jaundice): पीलिया वह रोग है जिसमें टोटल सीरम बिलिरुबिन (Total serum bilirubin) का स्तर 3 मिलीग्राम प्रति डेसीलीटर (mg/dL) से ऊपर हो जाता है।

या

जब बिलिरुबिन किसी परिस्थिती के कारण लिवर से फिल्टर होकर शरीर से बाहर नहीं जा पाता तथा इसकी सीरम में मात्रा 3 mg/dL या इससे अधिक हो जाती है, उसे पीलिया कहते हैं।

**पीलिया के कारण (Causes of jaundice)**

- लिवर में घाव (Liver cirrhosis)
- पित्ताशय की पथरी (Gallbladder stone)
- हेपेटाइटिस (Hepatitis)
- किसी दवाई की अधिक मात्रा से विपरीत प्रतिक्रिया होना ।
- कुछ बीमारियाँ जिनमें रक्त टूटने से बिलिरुबिन में वृद्धि होती है जैसे
  - मलेरिया (Malaria)
  - थैलेसीमिया (Thalasemia)
  - सिकल सेल एनीमिया (Sickle cell anemia)
- लीवर की कोशिकाओं में नुकसान (Injury to liver vessels)
- ज्यादा शराब पीना (Excessive alcohol consumption)
- समयपूर्व जन्म (Premature birth of baby)

**पीलिया का नर्सिंग प्रबंधन (Nursing management of jaundice)**

- **उचित आहार (Proper diet):** पीलिया में रोगी के आहार पर विशेष ध्यान दिया जाता है।
    - आसानी से पचने वाला भोजन प्रदान करें।
    - मिर्च – मसाले एवं तेल की मात्रा को निम्न करें।
    - स्वाद में कड़वी सब्जियों के जूस (जैसे करेला) का सेवन करने को कहें।
    - शराब सेवन बिल्कुल बन्द करें।
    - दिन में 4–5 बार थोड़ा–थोड़ा भोजन करें, ताकि इसके पाचन में आराम हो।
- **दवाएँ (Medication):**
    - जिस भी कारण से पीलिया का रोग है उस कारण को ठीक करने के लिए डॉक्टर द्वारा बताई गई दवाओं को नियमित रूप से दें।
    - यदि कारण संक्रमण है तो एंटीबायोटिक दवाओं का प्रयोग करें।
    - व्यक्ति को अपनी मर्जी से बिना डॉक्टर की सलाह के (Over the counter) दवाएँ न लेने की सलाह दें।
- **शरीर में द्रव की मात्रा संतुलित रखना (Maintaining the fluid level in body)**
    - रोगी को दिन में 2–3 लीटर पानी पीने की सलाह दे एवं प्रोत्साहित करें।
    - चाय या कॉफी जैसे पदार्थ लेने से मना करें।
    - जूस एवं द्रव की मात्रा को बनाए रखने का निर्देश दें।
- **त्वचा की नियमितता का बदलना (Impaired skin integrity)**
    - रोगी की त्वचा एवं आँखों (Sclera) का आंकलन कर पीलिया की डिग्री का अनुमान करें।
    - व्यक्ति की त्वचा के रंग में परिवर्तन के प्रति घबराहट को कम करें। तथा उसके प्रश्नों के सही–सही उत्तर प्रदान करें।
    - अत्यधिक खुजली होने पर डॉक्टर द्वारा बताए गए लोशन को शरीर पर लगाने की सलाह दें। व्यक्ति को बार–बार खुजली ना करने की सलाह दें।

# MEDICAL SURGICAL NURSING–I

## November 2022

**Course:** General Nursing and Midwifery     **Year:** Second

**Subject:** Medical Surgical Nursing-I     **Code:** 4506

**Time:** 3 hours     **M. Marks:** 75

---

1. **Four options of answer of each question are given. Only one option is correct. Choose and write only correct option after writing question no:** 5

1.1 **Normal saline is (सामान्य खारा एक)**

    (a) Isotonic solution (आइसोटोनिक तरल)

    (b) Hypertonic solution (हाइपरटोनिक)

    (c) Hypotonic solution (हाइपोटोनिक)

    (d) None of the above (उपरोक्त में से कोई नहीं)

उत्तर (a) Isotonic solution (आइसोटोनिक तरल)     1

1.2 **In biomedical waste management RED Bag is used for:**
**(बायोमेडिकल वेस्ट मैनेजमेंट में रेड बैग का उपयोग किया जाता है)**

    (a) Organic waste (जैविक अपशिष्ट)

    (b) Infected plastic waste (संक्रमित प्लास्टिक)

    (c) General waste (सामान्य अपशिष्ट)

    (d) Glassware (कांच के बने पदार्थ)

उत्तर (b) Infected plastic waste (संक्रमित प्लास्टिक)     1

1.3 **Hemiplegia is: (हेमिप्लेजिया है)**

    (a) Paralysis of half of body (शरीर के आधे हिस्से का पक्षाघात)

    (b) Paralysis of full body (पूरे शरीर का पक्षाघात)

    (c) Paralysis of lower body (निचले शरीर का पक्षाघात)

    (d) None of the above (इनमे से कोई भी नहीं)

उत्तर (a) Paralysis of half of body (शरीर के आधे हिस्से का पक्षाघात)     1

1.4 **The term anesthesia means (एनेस्थीसिया शब्द का अर्थ है)**

    (a) No pain (कोई दर्द नहीं)

    (b) No sensation (कोई संवेदना नहीं)

    (c) Pain (दर्द)

    (d) Sensation (संवेदना)

उत्तर (a) No pain (कोई दर्द नहीं)     1

**1.5** **Pharyngitis is:** (ग्रसनीशोथ है)

    (a) Inflammation of pharynx (ग्रसनी की सूजन)

    (b) Inflammation of larynx (स्वर यंत्र की सूजन)

    (c) Inflammation of trachea (श्वास नली की सूजन)

    (d) Inflammation of epiglottis (एपिग्लॉटिस की सूजन)

**उत्तर** (a) Inflammation of pharynx (ग्रसनी की सूजन)    1

**2.** **Choose right and wrong in the following statements:**    5

**2.1** **Hyperglycemia is symptom of diabetes insipidus:**
(हाइपरग्लाइकेमिया मधुमेह इन्सिपिडस का लक्षण है।)

**उत्तर** गलत    1

**2.2** **Halitosis means bad breath**
(हैलिटोसिस का अर्थ है सांसों की दुर्गंध।)

**उत्तर** सही    1

**2.3** **Epistaxis means bleeding from ear:**
(पिस्टेक्सिस का अर्थ है कान से खून बहना।)

**उत्तर** गलत    1

**2.4** **Gingivitis is the inflammation of gums:**
(जिन्जवाइटिस मसूड़ों की सूजन है।)

**उत्तर** सही    1

**2.5** **DOTS is provided to leprosy patients**
(कुछ रोगियों को डॉट्स प्रदान किए जाते हैं।)

**उत्तर** गलत    1

**3.** **Fill up the blanks:**    5

**3.1** .................. **Therapy is given to prevent dehydration:**
निर्जलीकरण को रोकने के लिए थेरेपी दी जाती है।

**उत्तर** ORS    1

**3.2** ..................... **is an endoscopic technique used to visualize inside of airway:**
उपयोग वायुमार्ग जिसका एक एंड्रोस्कोपिक तकनीक है ...................... के अंदर की कल्पना करने के लिए किया जाता है।

**उत्तर** Bronchoscopy    1

**3.3** **Normal lifespan of RBC is..........................days**
(RBC का सामान्य जीवन ...............................काल दिन।)

**उत्तर** 120    1

**3.4** **Urine output less than 100 mL/24 hrs is known as........................**
24 घंटे मे 100 मि.ली. से कम मूत्र उत्पादन के रूप में जाना जाता है।.............
...............

**उत्तर** Anuria    1

**3.5**  **Surgical removal of ...............is called cholecystectomy**
(सर्जिकल ................... हटाने को कोलेसिस्टेक्टोमी कहा जाता है।)

**उत्तर**  Gallbladder                                                              1

**4.**  **Write short notes on any 4 of the following**

**4.1**  **Common geriatric problems: (सामान्य जराचिकित्सा समस्या)**

**उत्तर**  सामान्य वृध्दावस्या की समस्याएँ

- **ऑस्टियोपोरोसिस (osteoporosis):** ऑस्टियोपोरोसिस, वृद्ध लोगों में सबसे ज्यादा होने वाली बीमारी है जो कि शरीर की हड्डियों के कमजोर होने से होती है। इससे हड्डियों का घनत्व कम हो जाता है जिससे हड्डी टूटने पर मुश्किल से सही होती है।

- **मस्कुलर डिजेनरेशन (Muscular degeneration):** वृद्ध लोगों में मस्कुलर डिजेनरेशन सबसे ज्यादा होने वाली समस्याओं में से एक है। इस स्थिति में बुढ़ापे में सबसे ज्यादा दिक्कत होती है।

- **कम सुनाई देना (Hearing loss):** बुजुर्ग लोगों को कम सुनाई देने लगता है। इसके लिए लोगों को सुनने वाली डिवाइस आराम दिलाती है।

- **ग्लूकोमा (Glucoma):** ग्लूकोमा आँखों में होने वाला रोग है, जो आँखों के भीतरी हिस्से में तरल पदार्थ के बढ़ने के कारण होने वाले दबाव से होती है।

- **कागनेटिव इम्पेयरमेंट (Cognitive impairment):** संजनात्मक हानि, मेमोरी (Memory) कम होने की वजह से होती है। वृद्धावस्था में लोग वस्तुओं एवं व्यक्तियों से आसानी से संबंध स्थापित नहीं कर पाते।

- **असंयम (Impatient):** वृद्धावस्था में लोगों में असंयम आ जाता है, वह अक्सर बात–बात पर खीजने लगते हैं।

- **आर्थराइटिस (Arthritis):** गठिया एक ऐसा रोग है जो हर व्यक्ति को होता है। यह बीमारी मुख्य रूप से शरीर के जोड़ों में होती है। गठिया रोग में शरीर की उंगुलियों, घुटनों, हिप्स, कलाइयों और रीढ़ की हड्डी पर प्रभाव पड़ता है।

- **मेटाबोलिक डिस्ऑर्डर (Metabolic disorder):** वृद्धावस्था में मोटापा, डायबिटीज, हृदय रोग तथा रक्तचाप जैसी बीमारियाँ हो जाती हैं जो कि मेटाबोलिज़्म धीमा होने के कारण होता है।

- **भावनात्मक समस्याएँ (Emotional problem):** वृद्धावस्था में सिर्फ स्वास्थ समस्या ही नहीं बल्कि भावनात्मक समस्याएँ भी होती हैं। इस अवस्था में व्यक्ति अत्यधिक भावुक हो जाता है।

- **अल्जाइमर रोग (Alzheimer's disease):** यह वृद्धावस्था में होना आम है इस बीमारी में लोगों की याद करने की क्षमता या बातों को याद रख पाने की क्षमता बहुत कम हो जाती है।

**4.2    Apendicitis अपेंडिक्स की सूजन**

उत्तर  Appendicitis

**परिभाषा**

Appendix के प्रदाह (Inflammation) को Appendicitis कहते हैं। Appendix एक अंधी नली (Blind tube) होती है जो cecum के निचले हिस्से में होती है।

**लक्षण  (Signs and symptoms)**

- तीव्र पीड़ा (Severe pain):
  - Periumbilical pain होता है
  - यह लगातार बना रहता है।
  - धीरे–धीरे यह पीड़ा right lower quadrant की तरफ स्थित हो जाती है।
  - Right lower quadrant पर पीड़ा के स्थान को Mcburney's point कहते हैं।
  - पीड़ा को हाथ से छूने पर तकलीफ होती है। (Rebound tenderness)
  - रोगी पीड़ा के स्थान पर हाथ रखे रहता है। (Muscle guarding)
- मिचली एवं वमन (Nausea and vomiting)
- भूख लगना (Anorexia)
- हल्का बुखार (Low-grade fever)
- रोगी लेटना पसंद करता है, जिसमें वह हिलता डुलता नहीं है तथा दाएं पैर को मोड़कर उसे आराम मिलता है।

**नैदानिक जाँच (Diagnostic Test)**

- संपूर्ण इतिवृत्ति एवं शारीरिक जाँच (Complete history and physical examination)
- Differential leukocyte count (DLC)
- मूत्र समीक्षा (Urinalysis) - अन्य कारणों को अलग करने के लिए।

**Appendicitis रोगी का नर्सिंग प्रबंधन (Nursing management of patient with appendicitis)**

- **आपरेशन से पहले की देखभाल (Preoperative care)**
  - रोगी को शल्य चिकित्सा के लिए तैयार करें।
  - उसे मुँह से कुछ न खाने की सूचना दें एवं उसे NPO रखें।
  - इस काल में रोगी को IV fluid शुरू करें।
  - दर्द की तीव्रता, प्रवृति, अवधि आदि का आंकलन कर, नोट करें।
  - रोगी को आरामदायक स्थिति (Right lateral position) दें।
  - रोगी को Antibiotic दवाएँ दें ताकि किसी प्रकार के संक्रमण को रोका जा सके।

- **आपरेशन के बाद की देखभाल (Postoperative care)**
  - जब तक Doctor का आदेश न हो रोगी को मुँह द्वारा कुछ भी खाने–पीने न दें।
  - रोगी को IV fluid देते रहें ताकि द्रव संतुलन बना रहे।
  - रोगी के Vital parameters को नियमित रूप से जाँचें एवं रिकॉर्ड करें।
  - रोगी को Surgical wound के कारण हो रहे दर्द के लिए IV analgesics दवाएं दें।
  - संक्रमण की रोकथाम के लिए IV antibiotics दें।
  - शल्य–चिकित्सा की जटिलताओं (Complication) के लक्षणों की जाँच करें तथा उनका समय पर प्रबंधन करें।
  - प्रति दो घण्टे में रोगी की स्थिति (Position) को बदलें। यदि संभव हो तो रोगी को चलने के लिए प्रोत्साहित करें।
  - रोगी के Drainage के कार्य, Drainage के रंग एवं मात्रा को रिकॉर्ड करें।
  - रोगी को पूर्ण आराम प्रदान करें तथा शारीरिक क्रिया सीमित करें।

## 4.3  Lumber puncture (रीढ़ पंचर)

**उत्तर लम्बर पंक्चर (Lumbar Puncture)**

**परिभाषा (Definition)**– जब spinal cord के lumbar भाग में सुई डालते हैं तो उस प्रक्रिया को लम्बर पंक्चर कहते हैं।

**काठ के पंचर के प्रयोजन (Purpose of lumbar puncture):**

- यह किसी प्रकार के दिमागी संक्रमण का कारण जानने (जैसे–Meningitis, प्रदाह (inflammation) का कारण जानने, या दिमाग एवं spinal cord के आस–पास रक्त स्राव (Bleeding) के कारण को जानने के लिये प्रयोग किया जाता है। (To detect cause of infection, inflammation or bleeding in brain and spinal cord)
- कुछ रोगों के निदान के लिये जैसे Multiple sclerosis (To diagnose certain diseases like multiple sclerosis)
- Intracranial pressure को नापने के लिए। (To measure ICP)
- Intra cranial pressure को कम करने के लिए। (To reduce ICP)
- यह बेहोशी की दवा देने के लिए भी प्रयोग किया जाता है। (Used to administer anesthetic drugs)
- इसके द्वारा कुछ विशेष रोगों की दवा भी दी जाती है जैसे Leukemia या किसी प्रकार के central nervous system कैंसर के केस में।
- Myelogram की प्रक्रिया में spinal cord एवं brain को X-ray द्वारा साफ देखने के लिए lumbar puncture द्वारा Dye भी डालने का कार्य किया जाता है। (To inject dye for myelogram procedure)

### जटिलताएँ (Complications)

- Spinal nerves को क्षति।
- संक्रमण (Infection)।
- तीव्र सिरदर्द (Severe headache)
- Intervertebral disc की क्षति।
- Puncture site पर दर्द, सूजन, hematoma का पाया जाना।
- शारीरिक तापमान का बढ़ना (increased body temperature).
- CSF का leak होना।
- Hernia होने की संभावना।

### नर्सिंग उत्तरदायित्व (Nursing responsibility)

- प्रक्रिया से पहले की देखभाल (Care before procedure)
  - रोगी को प्रक्रिया एवं उसकी आवश्यकता की संपूर्ण जानकारी प्रदान करें तथा रोगी का विश्वास एवं सहयोग प्राप्त करें।
  - रोगी की लिखित अनुमति प्राप्त करें।
  - रोगी को अस्पताल के आरामदायक वस्त्र दें।
  - रोगी को प्रक्रिया से पहले मूत्र त्याग करने के लिए कहें।
  - रोगी की घबराहट एवं भय को जानकारी देकर दूर करने का प्रयास करें।
  - रोगी को क्रिया के दौरान हिलने–डुलने से मना करें।
  - रोगी को लम्बर पंक्चर के लिए उचित स्थिति में बिठाएं। रोगी को बिस्तर पर लिटाकर, knee-chest position दें। यदि रोगी बैठा है, तो उसके सिर एवं गर्दन को आगे की ओर झुकाया जाए।
  - प्रक्रिया से पहले रोगी vital signs लें तथा इन्हें रिकॉर्ड करें।
  - प्रक्रिया को Aseptic तकनीक द्वारा ही करें।

## 4.4 Neurological assessment (न्यूरोलॉजिकल मूल्यांकन)

**उत्तर** न्यूरोलॉजिकल आंकलन (Neurological assessment)

**परिभाषा (Definition):** न्यूरोलॉजिकल परीक्षा में मस्तिष्क (Brain), रीढ़ की हड्डी (Spinal cord) और तंत्रिकाओं (Nervous system) को प्रभावित करने वाले विकारों के संकेतों की पहचान करने के लिए एक शारीरिक परीक्षा होती है।

### निर्देश (Indication)

- कोमा सहित चेतना की परिवर्तित अवस्था
- भ्रम, स्मृति हानि गिरावट (Memory loss) या व्यवहार में परिवर्तन सहित संज्ञानात्मक गिरवाट।
- धुंधली या दोहरी दृष्टि (double vision), खराब सुनवाई (poor hearing) या गंध की भावना का नुकसान।
- बोलने में कठिनाई (Dysarthria)

- संतुलन या समन्वय में कठिनाई
- चक्कर आना
- सिरदर्द
- मांसपेशियों में कमजोरी
- आपकी बाहों और पैरों में सुन्नता या झुनझुनी
- दौरे पड़ना (Seizures)

### मूल्यांकन के तत्व (Components of assessment)
- मानसिक स्थिति या भाषण (Cognition state and speech)
- कपाल तंत्रिका (Cranial nerve) कार्य की जाँच।
- शक्ति, समन्वय और मांसपेशी टोन (Strength, coordintion and muscle tone)
- सजगता (Reflexes) जैसे घुटने का झटका (Deep tendon reflex)
- स्पर्श और कंपन जैसे विभिन्न उत्तेजनाओं के लिए आपके शरीर के विभिन्न हिस्सों में महसूस करने की धारणा।
- चाल और गतिशीलता (Gait and coordination)
- रीढ़ की हड्डी (Spinal cord)
- चेतना का स्तर (Level of consciousness)

## 4.5  Biomedical waste management (बायोमेडिकल वेस्ट मैनेजमेंट)

**उत्तर** बायोमेडिकल वेस्ट प्रबंधन (Biomedical waste management)

**परिभाषाः** अस्पताल से निकलने वाला कचरा या अपशिष्ट, जिसमें संभावित रूप से संक्रामक सामग्री होती है उसे बायोमेडिकल कचरा कहते हैं। इस कचरे का प्रबंधन विशेष रूप से किया जाता है जिसे बायोमेडिकल कचरा प्रबंधन कहते हैं।

### स्त्रोत (Sources)
- अस्पताल (Hospital)
- स्वास्थ क्लीनिक (Health clinic)
- आपातकालीन चिकित्सा सेवाएँ (Emergency medical services)
- चिकित्सा अनुसंधान प्रयोगशालाएँ (Medical research laboratory)
- चिकित्सकों के कार्यालय (Doctor's clinic)
- दंत चिकित्सक (Dentist)
- पशु चिकित्सक (Veterinary doctor)

### बायोमेडिकल अपशिष्ट प्रबंधन (Biomedical waste management)
- **पीला (Yellow):** इस प्रकार के अपशिष्टों का उपचार एवं निपटान भस्मीकरण, प्लाज्मा पायरोलिसिस, गहरे गड्ढे में दफनाकर किया जाता है।

- **लाल (Red):** इस प्रकार के अपशिष्टों का उपचार एवं निपटान आटोक्लेविंग/ माइक्रोवेविंग, रासायनिक कीटाणुशोधन द्वारा किया जाता है।
- **सफेद (White):** इस प्रकार के अपशिष्टों का उपचार एवं निपटान कीटाणु शोधन और कतरन, एन्कैप्सुलेशन (Encapsulation) के माध्यम से कंक्रीट के गढ्ढे में दफनाने एवं रीसाइक्लिंग (Recycling) के बाद कीटाणुशोधन कर किया जाता है।
- **नीले रंग (blue) के काँच के अपशिष्टः** इस प्रकार के अपशिष्टों का उपचार एवं निपटान रीसाइक्लिंग के बाद धुलाई, कीटाणुशोधन द्वारा किया जाता है।

**WHO** के अनुसार इस कचरे को निम्न वर्गों में बाँटा जाता हैः
- औषधीय पदार्थः इसमें बची–खुची और पुरानी व खराब दवाएँ आती हैं।
- रोगयुक्त पदार्थः इसमें रोगी का मल–मूत्र, उल्टी, मानव अंग आदि आते हैं।
- रेडियोधर्मी पदार्थः इसमें विभिन्न रेडियोधर्मी पदार्थ जैसे कि रेडियम, एक्स-रे तथा कोबाल्ट आदि आते हैं।
- रासायनिक पदार्थः इसमें बैटरी व लैब में प्रयुक्त होने वाले विभिन्न रासायनिक पदार्थ आते हैं।

### बायोमेडिकल कचरे से खतरा (Dangers of biomedical waste)

अस्पतालों से निकलने वाला कचरा काफी घातक होता है। खुले में फैलने से प्रयोग की गई सुई और दूसरे उपकरणों के पुनः इस्तेमाल से संक्रामक बीमारियों का खतरा बना रहता है। सामान्य तापमान में इसे जलाकर खत्म भी नहीं किया जा सकता हैं।

### 4.6 Hypoglycemia (हाइपोग्लाइसीमिया)

उत्तर **परिभाषा (Definition):** जब रक्त में शर्करा (Sugar) का स्तर गिर जाता है, उस स्थिति को हाइपोग्लायसीमिया (Hypoglycemia) कहा जाता है।

### लक्षण (Symptoms)

- दिल में घबराहट महसूस होना (Palpitations)
- थकान (Fatigue)
- त्वचा पीली पड़ना (Paleness of skin)
- कांपना (Shivering)
- चिंता (Anxiety)
- पसीना आना (Perspiration)
- भूख लगना (Anorexia)
- चिड़चिड़ापन (Irritation)
- मुँह के चारों ओर झुनझुनी और संवेदना महसूस होना (tingling and numbness around mouth)
- नींद के दौरान रोना

## स्थिति बिगड़ने पर

- व्यवहार में असामान्यता या भ्रामकता या फिर दोनों।
- देखने में परेशानी जैसे धुंधला दिखाई देना।
- दौरा (Seizures)
- चेतना में कमी (Loss of consciousness)

## कारण (Causes)

- यह स्थिति ज्यादातर मधुमेह के रोगियों में पाई जाती है। उनके उपचार और दवा की खुराक उनके भोजन, दैनिक कार्यक्रम आदि से जुड़ी होती है, यदि रोगी गलत समय पर गलत भोजन खाता है तो इसके परिणामस्वरूप निम्न रक्त शर्करा (hypoglycemia) की तकलीफ हो सकती है।
- अन्य कारणों में शराब पीना, भोजन के बीच लंबा अंतराल या गलत खाना जैसे जंक फूड शामिल हैं।
- आहार में महत्वपूर्ण परिवर्तन करना
- धूम्रपान तथा शराब
- गलत डायबेटिक दवाएँ खाना

## बचाव (Prevention)

- अपने शर्करा की नियमित निगरानी रखें। आपनी दवाओं के आधार पर सप्ताह में या दिन में कई बार अपनी रक्त शर्करा या शुगर लेवल का रिकार्ड रखें।
- भोजन या नाश्ते को कभी स्किप या देरी से न करें। यदि व्यक्ति इंसुलिन या डाइबिटीज की दवाइयाँ लेता है तो अपने खाने की मात्रा और नाश्ते के समय को एक समान रखें।
- यदि व्यक्ति अपनी शारीरिक गतिविधि या व्यायाम बढ़ाता है तो अपनी दवा को उसके अनुसार बदले और कुछ खाने में अवश्य खाएँ।
- व्यक्ति को उसके मधुमेह में योगदान करने वाले कारणों व पैटर्ण की पहचान करने में मदद करें ताकि वह इसका समय पर प्रबंधन कर सके।
- 3 बार भोजन के बजाय प्रतिदिन 5 से 6 बार छोटी मील (Meal) लें।
- प्रतिदिन समान मात्रा में कार्बोहाइड्रेट का सेवन करें।
- रिफाइन्ड कार्बोहाइड्रेट जैसे ब्रेड, पेस्ट्री, केक, सिरप, सोडा आदि न लें।
- ज्यादा कैफीन वाले पदार्थों का सेवन न करें जैसे काफी, चाय या कई प्रकार के सोडा।
- खाने में प्रोटीन व सब्जियों को शामिल करें।
- शराब का सेवन न करें।

## उपचार (Treatment)

यदि व्यक्ति को हाइपोग्लायसीमिया के लक्षण दिखे या महसूस हों तो निम्नलिखित करें–

- 15 से 20 ग्राम फास्ट एक्टिंग कार्बोहाइड्रेट खाएँ या पिए।
- इसके 15 मिनट के बाद रक्त शर्करा के स्तर की दोबारा जाँच करें। यदि blood sugar 70 mg/dL है या इससे कम है, तो अन्य 15 से 20 ग्राम फास्ट एक्टिंग कार्बोहाइड्रेट खाएँ या पिएँ।
- इस चरण को तब तक दोहराएँ जब तक blood sugar 70 mg/dL से ऊपर न उठे।

### जटिलताएँ (Complications)

- सीजर (Seizure)
- बेहोशी (Loss of consciousness)
- मृत्यु (Death)

**5.** **Write in details of any 4 of the following:**

**5.1** सीओपीडी की नैदानिक अभिव्यक्ति का वर्णन करें। सीओपीडी वाले रोगी का नर्सिंग प्रबंधन लिखिए।

**Describe the clinical manifestation of COPD. Write the nursing management of patient with COPD.**

**उत्तर** नैदानिक लक्षण (Clinical Manifestation)

- **Emphysema**
    - साँस लेने में तकलीफ (Dyspnea)
    - कार्य करते समय साँस लेने में तकलीफ (Dyspnea on exertion)
    - कम खाँसी (Minimal coughing)
    - ढोलक जैसी छाती (Barrel chest)
    - कम वज़न (Underweight)
    - Hypoxemia
- **Chronic Bronchitis**
    - जल्दी-जल्दी होने वाली उत्पादक खाँसी (Frequent productive cough)
    - Bronchospasm
    - संक्रमण (Infection)
    - कार्य करते समय साँस की तकलीफ (Dyspnea on exertion)
    - Hypoxemia एवं Hypercapnia
    - हाथों एवं पैरों का नीला पड़ना (Cyanosis)
    - साँस लेते समय आवाज (Rhonchi with breathing)

सीओपीडी वाले रोगी का नर्सिंग प्रबंधन —August 2019 की प्रश्न संख्या 5.1 देखें।

**5.2** मानव शरीर में जल के कार्य लिखिए। हाइपोवोल्मिया के कारणों को सूचीबद्ध करें। हाइपोवोल्मिया के प्रबंधन की व्याख्या करें।

**Write functions of water in body. Enlist cause of hypovolemia. Explain the management of hypovolemia.**

**उत्तर** शरीर में पानी का कार्य (Functions of water in human body)

- यह मुँह, नाक और आँखों जैसे ऊतकों को नम करता है।
- यह शरीर के तापमान को नियंत्रित करता है।
- यह सही चयापचय गतिविधि को बनाए रखते हुए ऊतकों की रक्षा करने में मदद करता है।
- यह शरीर की तरलता की स्थिति को बनाए रखते हुए कब्ज को रोकने में मदद करता है।
- यह कोशिकाओं को पोषक तत्व और ऑक्सीजन पहुँचाता है।
- यह अपशिष्ट (Waste) उत्पादों को बाहर निकालकर गुर्दे और यकृत पर बोझ को कम करता है।

### अल्पद्रवता/हाइपोवोलेमया के कारण (Causes of hypovolemia)

- पर्याप्त मात्रा में तरल पदार्थ न लेना भी हाइपोवोल्मिया का कारण बन सकता है, जो आमतौर पर निम्न के कारण हो सकता है:
  - कम मात्रा में पानी पीना
  - अधिक पसीना आना
  - अधिक गर्म मौसम में रहना जैसे की धूप
  - लंबे समय से दस्त या उल्टी रहना
  - शरीर का पाचन प्रणाली खराब हो जाना
- चोट लगने के कारण अधिक रक्त निकलना। (Bleeding because of injury)
- शरीर के अंदर कहीं रक्तस्राव होना (Internal bleeding)
- मसूड़ों से खून आना
- मल में खून आना
- पेशाब में खून आना (नकसीर)
- खून की उल्टी होना।

### हाइपोवोल्मिया का प्रबंध (Management of hypovolemia)

- इस स्थिति को जल्द–जल्द प्रबंधित करना चाहिए।
- इसका लक्ष्य शरीर में रक्त या द्रव में हुई कमी की पूर्ति करना और दोबारा कमी होने से रोकना होता है।
- इसका इलाज उसके अंदरुनी कारणों के अनुसार अलग–अलग तरीके से भी करना पड़ सकता है।
- हाइपोवोलेमिया के इलाज में आमतौर पर निम्न उपचार प्रक्रियाओं की आवश्यकता पड़ती है:
  - ब्लड प्लाज्मा ट्रांसफ्यूजन (खून चढ़ाना)
  - क्रायोप्रीसिपिटेट ट्रांसफ्यूजन (जिसमें फाइब्रिनोजन दिया जाता है)
  - इंट्रावेनस क्रिस्टेलॉइड्स (Intravenous crystalloid)

- प्लेटलेट ट्रांसफ्यूजन (Platelet transfusion)
- रेड ब्लड सेल्स ट्रांसफ्यूजन (Red blood cells transfusion)
- यदि दुर्घटना है तो सर्जरी द्वारा उसे ठीक करेंगे।
- यदि संक्रमण है तो उसका उपचार करें।
- व्यक्ति को यदि साँस लेने में समस्या है तो उसे ऑक्सीजन प्रदान करें।
- व्यक्ति के vital जैसे TPR, BP एवं oxygen saturation की जाँच करें।

**5.3  शॉक को परिभाषित कीजिए। सदमे के साथ रोगी का नर्सिंग प्रबंधन लिखिए।**
**Define shock. Write the nursing management of the patient with shock.**

**उत्तर** शॉक (Shock)

शॉक एक सिंड्रोम है जिसमें cells स्तर पर अदला–बदली (Perfusion) तथा चयापचय (Metabolism) में कमी आती है। यह अवस्था cells को ऑक्सीजन एवं पोषण न मिलने के कारण होती है।

**नर्सिंग प्रबंधन (Nursing Management)**

- Cardiac output को बढ़ावा देना (Increase cardiac output)
    - रोगी के vital signs को मॉनीटर करें।
    - उसका CVP एवं pulmonary artery pressure प्रति 15 मिनट से 1 घंटे में मापें।
    - द्रव मात्रा को सामान्य बनाए रखने के लिए रोगी को colloid एवं crystalloid द्रव दें।
    - BP को सामान्य स्तर पर लाने के लिए Drug therapy दें।
    - रोगी का strict intake/output chart बनाएँ।
    - रोगी के पैर को हृदय स्तर से ऊँचा उठाएँ ताकि cardiac output बढ़ सके।
    - Perfusion को बढ़ावा देने के लिए Oxygen प्रदान करें।
    - रोगी के शरीर के तापमान को सामान्य स्तर पर बनाए रखें।
- घबराहट एवं डर का निवारण करें (Prevent anxiety and fear)
    - रोगी को अपनी घबराहट एवं डर को व्यक्त करने दें।
    - रोगी की भावनाओं का आदर करें।
    - रोगी की बातों को ध्यानपूर्वक सुनें।
    - रोगी को शांत करें तथा आश्वासन प्रदान करें।
    - रोगी के लिए किए जाने वाले उपचार एवं हस्तक्षेप की जानकारी उसे एवं उसके परिवार को दें।

**5.4** ऑस्टियोआर्थ्राइटिस क्या है? ऑस्टियोआर्थ्राइटिस के लक्षण लिखिए। ऑस्टियोआर्थ्राइटिस से पीड़ित महिला का प्रबंधन लिखिए।

**What is osteoarthritis? Write the medical, surgical and nursing management of the women suffering with osteoarthritis.**

**उत्तर** ऑस्टियोआर्थ्राइटिस (Osteoarthritis)

## परिभाषा (Definition):

यह एक धीरे विकसित होने वाला degenerative विकार है, जिसमें मुख्यतः भार वहन करने वाले जोड़ों की Articular cartilage प्रभावित होती है। यह सामान्यतः वृद्ध लोगों में अधिक होता है।

## नैदानिक लक्षण (Clinical Features)

- जोड़ो में दर्द
- आराम पर भी दर्द होना
- जोड़ो की गतिविधि कम होना
- सुबह बिस्तर से उठने पर जोड़ों का अधिक दर्द करना
- चलते समय घर्षण की आवाज
- शुरू में पीड़ा कभी–कभी होती है लेकिन बाद में निरंतर बनी रहती है।
- जोड़ों में सूजन
- अंगुलियों के जोड़ों में गांठ बनना
- जोड़ों से जुड़ी पेशियों में पीड़ा
- दीर्घकालिक अवस्था में रोगी बिस्तर पर आश्रित हो जाता है।

## चिकित्सकीय एवं नर्सिंग प्रबंधन (Medical and nursing management)

मुख्यतः Osteoarthritis का कोई उपचार नहीं है। इसलिए इसमें लक्षण से आराम तथा विकारों से मुक्ति तथा जोड़ों की क्रियाशीलता को सुधारने के उपाय किए जाते हैं।

- आराम एवं जोड़ों की देखभाल (Rest and joint protection)
    - जोड़ों को तीव्र पीड़ा के समय पूर्ण आराम प्रदान करना।
    - Splint एवं braces द्वारा जोड़ों की क्रियाशीलता बनाए रखना।
    - क्रियाओं को इस तरह नियोजित करना कि जोड़ो पर तनाव कम पड़े।
    - सहायक उपकरणों जैसे cane, walker या crutches आदि का प्रयोग करना।
- गर्म एवं ठंडे का प्रयोग (Hot and cold application)
    - इनके उपयोग से जोड़ों के दर्द एवं ऐठन को कम किया जा सकता है।
    - Hot pack, Paraffin wax both इस पीड़ा के निवारण में सहायक होते हैं।

- पोषण एवं व्यायाम (Nutrition and exercise)
    - रोगी को वज़न घटाने की सलाह देना।
    - जोड़ों की क्रियाशीलता बढ़ाने के लिए रोगी को Physiotherapy देना।
    - रोगी को दर्द होने पर व्यायाम न करने की सलाह देना।
    - रोगी को संपूर्ण भोजन प्रदान करना।
    - उसे आहार में प्रोटीन, विटामिन एवं फाइबर युक्त भोजन प्रदान करना।
    - रोगी की समर्थता के अनुसार उसे खाने के बर्तन प्रदान करना।
- दवाएँ (Drugs)
    - Salicylate – यह पीड़ा एवं प्रदाह (Inflammation) को कम करने के लिए दिया जाता है। E.g. Aspirin
    - Nonsteroidal anti-inflammatory drugs (NSAIDs) –यह भी पीड़ा एवं प्रदाह को कम करने में सहायक होता है, e.g. Ibuprofen, indomethacin, diclofenac
    - Nonopioid analgesics; Acetaminophen 1000 mg QID प्रतिदिन
    - Corticosteroid – यह प्रदाह को कम करने में विशेषकर सहायक होते हैं, e.g. Methylprednisolone acetate, hydrocortisone

**5.5**  पेप्टिक अल्सर को परिभाषित कीजिए। पेप्टिक अल्सर के रोगी का चिकित्सा, शल्य चिकित्सा और नर्सिंग प्रबंधन लिखिए।

**Define peptic ulcer. Write the medical, surgical and nursing management of patient with peptic ulcer.**

**उत्तर** परिभाषा (Definition):

यह एक स्थिति होती है जिसमें पेट में बनने वाले HCl एवं pepsin की क्रिया (action) के कारण पेट की म्यूकस झिल्ली में घाव बन जाते हैं।

**चिकित्सकीय प्रबंधन (Medical management)**

पेप्टिक अल्सर के चिकित्सकीय प्रबंधन में शामिल है–

- प्रोटॉन पंप इनहिबिटर Proton pump inhibitors (PPI): ये दवाएँ एसिड को कम करती हैं, जिससे अल्सर ठीक हो जाता है।
- हिस्टामाइन रिसेप्टर ब्लॉकर्स (H2 blockers)– ये दवाएँ एसिड उत्पादन को भी कम करती हैं।
- एंटीबायोटिक्स (Antibiotics) दवाएँ बैक्टीरिया को मारती हैं। इसमें शामिल हैं टेट्रासाइक्लिन (Tetracycline), लेवोफ्लॉक्सासिन (levo-floxacin), मेट्रोनिडाजोल (Metronidazole), टिनिडाजोल (Tinidazole), एमॉक्सिसिलीन (amoxicillin) आदि।
- सुरक्षात्मक दवाएँ (Protective medications): ये दवाएँ पाचन एसिड और एंजाइमों से होने वाले नुकसान को रोकने के लिए अल्सर को एक सुरक्षात्मक परत में कवर करती हैं।

- खान–पान एवं जीवन शैली में परिवर्तन (Diet and lifestyle changes)
  - पेट में irritation करने वाले भोजन से बचना या परहेज करना।
  - धूम्रपान न करना
  - मदिरापान न करना
  - Anti-inflammatory दवाओं के सेवन को सीमित करना

## शल्य चिकित्सकीय प्रबंधन (Surgical management)

- गेस्ट्रेक्टोमी (Gastrectomy), सब टोटल गेस्ट्रेक्टोमी (Subtotal gastrec-tomy), पार्सियल गेस्ट्रेक्टोमी (Partial gastrectomy) जिसमें पेट के भाग को निकाल दिया जाता है।
- वेगोटमी (Vagotomy): इसमें वेगस तंत्रिका (Vagas nerve) को काट दिया जाता है, जिससे पेट में अम्लों का स्राव कम हो जाता है।
- एन्ट्रेक्टोमी (Antrectomy): इसमें पेट के एन्ट्रम (Antrum) भाग को निकाल दिया जाता है। यह भाग पेट में बनने वाले digestive juice को secret करने वाला हार्मोन बनाता है।
- पायलोरोप्लास्टी (Pyloroplasty): इसे वेगोटमी के साथ किया जाता है। इसमें डियोडनम एवं छोटी आंत में खुलने वाले सिरे को बड़ा कर दिया जाता है, जिससे पेट जल्दी खाली हो सके।
- लेप्रोस्कोपिक सर्जरी (laparoscopic surgery): इसमें पेप्टिक अल्सर का पता लगाने का काम किया जाता है।

## नर्सिंग प्रबंधन (Nursing management)

## पीड़ा से आराम एवं आहार में सुधार लाना (Relieving pain and improving nutrition)

- डॉक्टर द्वारा बताई दवाओं को समय पर खिलाना
- निम्नलिखित खाद्य पदार्थों और दवाओं का परहेज करना जैसे
  - एस्प्रिन दवा (aspirin)
  - कोला
  - काफी
  - चाय
  - चॉकलेट
- रोगी को नियमित समय पर, कम अंतराल में भोजन करने के लिए प्रेरित करना (Small frequent meals)
- नियमित वजन की मॉनिटरिंग करना तथा खाने की आदतों में परिवर्तन करना
- आराम प्रदान करने वाली तकनीकों को बढ़ावा देना।

## घबराहट कम करना (Reducing anxiety)

- रोगी की घबराहट एवं ज्ञान के स्तर की जाँच करना।
- उसे अपने डर को व्यक्त करने के लिए प्रेरित करना।

- रोगी को इस रोग, इसके उपचार तथा परहेज आदि की पूर्ण जानकारी प्रदान करना
- रोगी में तनाव एवं घबराहट पैदा करने वाले कारकों का पता लगाना तथा उनका उपाय करना
- रोगी को घबराहट कम करने के लिए आरामदायक तकनीकें जैसे गहरी साँस लेना आदि सिखाना
- रोगी के इलाज में परिवार के सदस्यों को भागीदार बनाना।

## गृह प्रबंधन तथा स्वयं की देखभाल करना सिखाना (Home management and selfcare teaching)

- रोगी को उसको समस्या तथा समस्या बढ़ाने वाले कारकों से अवगत कराएँ।
- रोगी को बहुत समय तक खाली पेट न रहने की सलाह दें।
- समय पर दवा एवं भोजन करने की जानकारी प्रदान करें एवं इसके महत्त्व को समझाएँ।
- पेट में दर्द एवं जलन करने वाले खाद्य पदार्थों से दूर रहने की सलाह दें।
- अत्यधिक भोजन एक बार में न करने की सलाह दें।

**5.6** फुफ्फुसीय तपेदिक क्या है? फुफ्फुसीय तपेदिक के प्रबंधन के बारे में विस्तार से लिखें।

**What is pulmonary tuberculosis? Write in detail the management of pulmonary tuberculosis-**

**उत्तर** पल्मोनरी टीबी का प्रबंधन (Management of pulmonary TB)

टीबी के इलाज के लिए एंटीबायोटिक दवाओं का प्रयोग किया जाता है। इसमें शामिल दवाएँ हैं–

- आइसोनाइजिड (Isoniacid)
- इथेमब्यूटोल (Ethambutol)
- पायरिजिनामाइड (Pyrizinamide)
- रिफैम्पिन (Rifampin)

## सक्रिय टीबी का उपचार (Treatment of active tuberculosis)

- मल्टी ड्रग-रेसिस्टेंट टीबी (Multidrug resistance) की रोकथाम करने के लिए एक से अधिक दवाओं का इस्तेमाल करना। टीबी के लिए सामान्य उपचार को दो महीने के लिए चार प्रकार की दवाओं के रूप में शुरू किया जाता है।
- आवश्यकता पड़ने पर इसकी अवधि नौ महीने तक बढ़ा देना या उससे भी अधिक कर देना।
- ड्रग प्रतिरोधी (Drug resistance) होने के कारण अगर उपचार काम न करे तो अलग प्रकार की हवाओं के संयोजन का उपयोग करना।

**लेटेंट टीवी का उपचार (Treatment of latent tuberculosis)**

सक्रिय टीबी से बचने के लिए और टीबी के बैक्टीरिया को मारने के लिए एक दवाई का उपयोग करना।

- Isoniazid (आइसोनाइजिड) एक मानक उपचार होता है, जो 1 महीने के लिए दिया जाता है।
- चार महीने के लिए रिफैम्पिन (Rifampin) का उपचार कराना।
- बैक्टीरिया की समाप्ति के लिए 12 हफ्तों तक एंटीबायोटिक्स लेना।
- इस उपचार में हर antibiotic को डॉक्टर या स्वास्थ पेशेवर (health worker) के निरीक्षण में दिया जाता है।

**आहार (Diet)**

- प्रोटीन युक्त भोजन खानाः टीबी के रोगी को प्रोटीन अधिक मात्रा में लेना चाहिए, यह शरीर के सेल के निर्माण में आवश्यक होता है। जैसे अंडा, पनीर, सोया, चंक मछली आदि।
- विटामिन A, C और E से भरपूर खाद्य पदार्थः टीबी के रोगियों को विटामिन्स की कमी दूर करने के लिए ऐसे फल एवं सब्जियाँ देनी चाहिए जिसमें विटामिन हों जैसे संतरा, मीठा कद्दू, आम, गाजर, आंवला आदि।
- बी-काम्पेक्स की कमी को दूर करने के लिए साबुत अनाज, मेवा, बीज, मछली आदि देना चाहिए।
- जिंक (Zinc) युक्त भोजन प्रदान करना चाहिए जैसे नन्ट्स, बीज (चिया, सूरजमुखी आदि)।

**Course:** General Nursing and Midwifery     **Year:** Second

**Subject:** Medical Surgical Nursing–I     **Code:** 4506

**Time:** 3 hours     **M. Marks:** 75

1. **Four options of answer of each question are given. Only one option is correct. Choose and write only correct option after writing question no.**    **5**

1.1 **After LP patient should be placed in:**
(एल.पी. के बाद मरीज को रखा जाना चाहिए)
   (a) Left lateral position (बांए पार्श्व की स्थिति)
   (b) Supine position (धित-स्थिति)
   (c) Trendelenburg's position (ट्रेन्डलेनवर्ग स्थिति)
   (d) Fowler's position (फाउलर्स स्थिति)

उत्तर (b) Supine position (धित-स्थिति)    1

1.2 **Increased level of potassium in blood is called:**
(रक्त में पोटेशियम की मात्रा बढ़ जाने को कहते हैं)
   (a) Hypocalcemia (हाइपोकैल्सिमिया)
   (b) Hyperkalemia (हाइपरकैलेमिया)
   (c) Hypernatremia (हाइपरनेट्रिमिया)
   (d) Hypercalcemia (हाइपरकेल्सिमिया)

उत्तर (b) Hyperkalemia (हाइपरकैलेमिया)    1

1.3 **Hypercortisolism is seen in which disease:**
(हाइपरकोरिर्टिसोलिस्म कौन सी बीमारी में दिखाई देता है?)
   (a) Cushing syndrome (कुशिंग सिन्ड्रोम)
   (b) Addison's disease (एडिसनस बीमारी)
   (c) Diabetes mellitus (मधुमेह)
   (d) Tetany (टेटनी)

उत्तर (a) Cushing syndrome (कुशिंगसिनड्रम)    1

**1.4**  **Loss of motion and sensation in the lower extremities is known as:**
(दोनों पैरों में गतिहीनता या संवेदनहीनता होती है, इसे कहते है)

(a)  Quadriplegia (क्वाडरीपीलिजिया)

(b)  Paraplegia (पैरापीलिजिया)

(c)  Hemiplegia (हैमीपीलिजिया)

(d)  Tetraplegia (टैटरापीलिजिया)

**उत्तर**  (b) Paraplegia (पैरापीलिजिया)  1

**1.5**  **Loss of appetite is called:** (भूख की कमी कहलाती है)

(a)  Anorexia (एनराक्सिया)

(b)  Anoxia (एनॉक्सिया)

(c)  Asphyxia (एसफेक्सिया)

(d)  Anemia (एनीमियां)

**उत्तर**  (a) Anorexia (एनराक्सिया)  1

**2.**  **Choose right and wrong in the following statements:**  5
**2.1**  **Normal serum glucose level is 72–108 mg/dL**
(सामान्य सीरमग्लूकोज स्तर 72-108 mg/dL होता है।)

**उत्तर**  सही  1

**2.2**  **Decreased level of sodium in blood is known as hypokalemia**
(रक्त में सोडियम की मात्रा कम होने को हाइपोकेलिमिया कहते हैं।)

**उत्तर**  सही  1

**2.3**  **Inflammation of nasal mucosa is known as rhinitis.**
(ऊपरी श्वसननाल की क्यूक्समेम्ब्रेन में सूजन आने को रायनाइटिस कहते हैं।)

**उत्तर**  सही  1

**2.4**  **Fluid collection in the alveoli of the lungs is called empyema.**
(फेफड़ों में अलवियोली में द्रव संग्रह को इंफीमा कहा जाता है।)

**उत्तर**  गलत  1

**2.5**  **Principle of steam under pressure is used in filtration.**
(दबाव में भाप के सिद्धान्त का प्रयोग निस्पंदन में किया जाता है।)

**उत्तर**  गलत  1

**3.**  **Fill up the blanks:**  5
**3.1**  **Bleeding from nose is called.........................**
नाक से रक्त स्राव को............................ कहा जाता है।

**उत्तर**  Epistaxis  1

**3.2**  **Insulin is secreted by....................**

इन्सुलिन....................से निकलती है।

**उत्तर**  Beta cells of pancreas                                           1

**3.3**  **Full form of EEG is.............................**

ई०ई०जी० का पूरा नाम.........................................है।

**उत्तर**  Electro encephalography                                        1

**3.4**  **McBurney's point is associated with.....................**

मैकसीबर्नी तथ्य ................................................ के साथ जुड़ा होता है।

**उत्तर**  Appendicitis                                                  1

**3.5**  **Presence of stone in the kidney is known as............**

गुर्दे में पथरी पड़ने को................................................कहते हैं।

**उत्तर**  Renal calculi                                                 1

**4.**  **Write short notes on any 4 of the following:**

**4.1**  **Acute nephritis** (एक्यूट नेफ्राइटिस)

**उत्तर**  Nephritis

**परिभाषा** (Definition): यह गुर्दे (Kidney) में होने वाला संक्रमण है जो सूजन (Edema), उच्च–रक्तचाप (Hypertension) तथा मूत्र अल्पता (Oliguria) उत्पन्न करता है।

**कारण (Etiology)**

- Streptococci संक्रमण
- हिपेटाईटिस बी (Hepatitis-B)
- Mumps virus

**नैदानिक लक्षण (Clinical features)**

- मूत्र की मात्रा में कमी (Oliguria)
- उच्च रक्तचाप (Hypertension)
- शारीरिक सूजन (Body edema)
- चेहरे पर सूजन (Facial edema)
- मूत्र में रक्त आना (Hematuria)
- हल्का बुखार (Mild fever)
- पेट दर्द (Stomachache)
- मिचली एवं उल्टी (Nausea and vomiting)
- घबराहट (Anxiety)
- हृदय की धड़कन का प्रतीत होना (Palpitation)

**नैदानिक जाँच (Diagnostic test)**

- मूत्र जाँच (Urine test)
  - Urine analysis
  - मात्रा 600 mL प्रतिदिन
  - मूत्र में प्रोटीन उपस्थित होना

- रक्त जाँच (Blood test)
  - Complete blood count
  - Leukocyte count
  - Renal function test

**प्रबंधन (Management)**
- **दवाएं (Drugs)**
  - Antibiotics – Penicillin 6 से 7 दिन तक देंगे।
  - Analgesics – पीड़ा से आराम के लिए।
- **पोषण (Nutrition)**
  - रोगी को कम प्रोटीन, कम वसा तथा नमक-रहित भोजन देंगे।
  - उसे सीमित द्रव पदार्थ देंगे।
  - उसे उपयुक्त कैलोरी प्रदान करें।
  - अत्यधिक मसालेदार भोजन को प्रतिबंधित करें।
  - शराब, काफी या चाय का सेवन सीमित करें।
- **सूजन का उपचार (Treatment of edema)**
  - द्रव की मात्रा को सीमित करें।
  - प्रतिदिन रोगी का वज़न करें।
  - Strict intake/output chart मॉनीटर करें।
- **संक्रमण की रोकथाम (Infection control)**
  - रोगी को अन्य रोगियों से अलग रखें।
  - रोगी की व्यक्तिगत स्वच्छता बनाएं रखें।
  - Antibiotic दवाएँ दें।
  - रोगी को संक्रमण की रोकथाम के उपाय की जानकारी दें।

## 4.2   Pneumonia (निमोनिया)

**उत्तर** निमोनिया (Pneumonia)

**परिभाषा (Definition)**

सूक्ष्म जीवाणुओं द्वारा उतपन्न किए गए Lung parenchyma के तीव्र प्रदाह (Inflammation) को निमोनिया कहते हैं।

**कारण (Causes/Etiology)**
- आयु–यह कम आयु में अधिक होता है।
- वायु प्रदूषण।
- घटती रोग क्षमता (Decreased immunity)
- दीर्घकालिक रोग (Chronic diseases), जैसे Diabetes mellitus, cancer
- चेतना में परिवर्तन (Altered consciousness)
- धूम्रपान (Smoking)
- दीर्घकालिक अगतिशीलता (Prolonged immmobility)
- Human immunodeficiency virus (HIV) संक्रमण

- रोगक्षमता को कम करने वाली दवाएँ।
- Aspiration
- Intestinal एवं gastric feeding
- कुपोषण।
- संक्रमण (Infection)
  - *Mycoplasma pneumoniae*
  - *Staphylococcus aureus*
  - Fungal
  - *Klebsiella*
  - *Enterobacter*
  - *Chlamydia pneumoniae*

## Pneumonia के प्रकार (Types of Pneumonia)

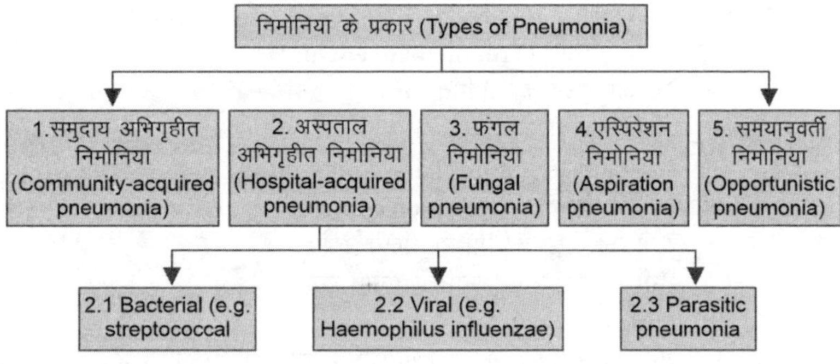


## लक्षण (Clinical Manifestations)

- बुखार (Fever)
- कंपन (Chills)
- बलगम (Productive cough)
- साँस लेने में तकलीफ (Dyspnea)
- सीने में तीव्र पीड़ा (Pleuritic chest pain)
- भ्रम (Confusion)
- Crackles
- सिरदर्द (Headache)
- शरीरिक पीड़ा (Myalgia)
- थकान (Fatigue)
- गले में सूजन (Sore throat)
- मिचली एवं वमन (Nausea and vomiting)
- अतिसार (Diarrhea)

### जटिलताएँ (Complications)

- Pleurisy–प्लूरा का प्रदाह
- Pleural effusion
- Atelectasis (Alveoli का हवा-रहित होना एवं पिचकना)
- फेफडों में घाव बनना (Lung abscess)
- Empyema–प्लूरल गुहा में पस इकट्ठा होना
- Meningitis –दिमागी बुखार

### नैदानिक जाँच (Diagnostic test)

- संपूर्ण शारीरिक जाँच एवं इतिवृति
- छाती का X-ray – जो छाती पर सफेद रंग के धब्बे दर्शाता है।
- बलगम का Gram stain
- बलगम की culture एवं sensitivity जाँच
- Pulse oxymetry
- Arterial blood gas analysis
- रक्त जाँच (Blood test)
    - Complete blood count (CBC)
    - Blood culture

### प्रबंधन (Management)

चिकित्सकीय (Medical)

- Drug therapy
    - Antibiotic drugs
        - ये Drugs bacterial pneumonia के उपचार के लिए दिए जाते हैं।
        - ये दवाएं रोगी को blood culture के लिए रक्त निकालने के बाद तुरंत शुरू कर दी जाती हैं।
        - Culture report आने पर इन्हें उपयुक्त तरीके से दिया जाता हे।
    - Antiviral drugs – इसमें Amantadine एवं Rimantadine दिये जाते हैं।
    - Analgesics – रोगी की पीड़ा को कम करने के लिए इन्हें देंगे। उदाहरण– Paracetamol
    - Antipyretic – रोगी का बुखार कम करने के लिए देंगे। उदाहरण– Paracetamol
- Oxygen therapy – रोगी की साँस की तकलीफ कम करने तथा उसकी श्वसन क्रिया को सामान्य करने के लिए उसे 4–6 L/min oxygen देंगे।
- रोगी की क्रियाओं को सीमित करेंगे तथा उसे संपूर्ण आराम प्रदान करेंगें।

- द्रव पदार्थ (Fluid intake) – रोगी को प्रतिदिन 3 liter पानी दें। यदि मौखिक रूप से संभव न हो तो उसे IV fluid दें।
- पोषण थेरेपी (Nutritional therapy) – रोगी को प्रतिदिन 1500 कैलोरी देंगे, ताकि उसकी पोषण आवश्यकता पूरी हो सके। रोगी को छोटी एवं शीघ्र खाने की जानकारी दें।

## नार्सिंग प्रबंधन (Nursing management)

| नर्सिंग निदान<br>*(Nursing diagnosis)* | अपेक्षित परिणाम<br>*(Expected outcome)* | नर्सिंग हस्तक्षेप<br>*(Nursing intervention)* |
|---|---|---|
| • अप्रभावी श्वसन पैटर्न जिसका संबंध पीड़ा एवं प्रदाह से है। (Ineffective breathing pattern related to pain and inflammation) | श्वसन पैटर्न को सामान्य रूप से स्थापित करना। | • रोगी की श्वसन एवं ऑक्सीजन स्तर की जाँच करें।<br>• रोगी के vitals signs जाँचें।<br>• रोगी के फेफड़ो में श्वसन ध्वनि तथा वायु के प्रवेश को auscultate करें।<br>• रोगी को उचित स्थिति (Fowler's position) प्रदान करें<br>• रोगी का $SpO_2$ जाँचे।<br>• रोगी को Oxygen 4–5 L/min की दर से प्रदान करें।<br>• रोगी के श्वसन मार्ग को क्रियाशील रखने के लिए दवाएँ दें। |
| • तीव्र पीडा जिसका संबंध प्रदाह एवं अप्रभावी पीड़ा प्रबंधन से है। (Acute pain related to inflammation and ineffective pain management) | रोगी की पीड़ा को समाप्त करना या कम करना। | • रोगी की पीड़ा का आंकलन करें तथा उसे pain scale पर नापें।<br>• रोगी को analgesic दवाएँ दें।<br>• उचित पीड़ा निवारक उपाय करें।<br>• रोगी को Nonpharmacological तकनीक सिखाएं।<br>• रोगी को आराम प्रदान करें।<br>• रोगी को oxygen प्रदान करें ताकि पीड़ा में भी आराम मिले। |
| • क्रिया अक्षमता जिसका संबंध रोग एवं नींद चक्र के बिगड़ने, साँस की तकलीफ आदि से है। (Activity intolerance related to interrupted sleep-wake cycle, dyspnea etc.) | रोगी की कार्य क्षमता को अधिकतम बढ़ाना। | • रोगी की शारीरिक क्षमता की सीमा का आंकलन करें।<br>• रोगी की cardiorespiratory प्रतिक्रिया का आंकलन करें।<br>• रोगी में साँस की तकलीफ के लक्षण का आंकलन करें।<br>• लक्षणों की सीमा एवं आधार पर रोगी की क्रिया एवं आराम की तालिका बनाएं।<br>• रोगी को क्रियाओं के बीच उचित आराम प्रदान करें। |

**4.3    Emphysema (एम्फीसेमा)**

**उत्तर** फरवरी 2020 की प्रश्न संख्या 4.3 देखें।

**4.4    Dehydration (निर्जलीकरण)**

**उत्तर** फरवरी 2020 की प्रश्न संख्या 4.1 देखें।

**4.5    Operation Theater (आपरेशन थियेटर)**

**उत्तर** फरवरी 2020 की प्रश्न संख्या 4.2 देखें।

**5.    Write in details of any 4 of the following:**

**5.1** निश्चेतना की परिभाषा एवं वर्गीकरण लिखिए। परिचर्या के निश्चेतना के दौरान उत्तरदायित्व के बारे में वर्णन कीजिए।

**Define anesthesia and its type, Explain the role of nurse in anesthesia**

**उत्तर** Anesthesia

**परिभाषा** (Definition)

किसी शल्य क्रिया (surgery) या प्रक्रिया (procedure) से पहले रोगी की आंशिक या पूर्ण चेतना को कुछ समय के लिए कम करने के लिए किए गए दवाओं के प्रयोग को anesthesia कहते हैं।

**एनेस्थीसिया के प्रकार (Types of Anesthesia)**

एनेस्थीसिया के प्रकार निम्नलिखित हैं

- लोकल एनेस्थीसिया (Local anesthesia): इस प्रकार का एनेस्थीसिया मामूली सर्जरी से पहले दिया जाता है, जैसे कि पैर के नाखून को हटाना। यह शरीर के एक छोटे, केंद्रित क्षेत्र में दर्द को कम करता है लेकिन उपचार करने वाला व्यक्ति सचेत रहता है।

- क्षेत्रीय संज्ञाहरण (Systemic anesthesia): यह प्रकार शरीर के पूरे हिस्से को सुन्न कर देता है और दर्द की अनुभूति को रोकता है, जैसे कि बच्चे के जन्म के दौरान शरीर के निचले हिस्से में।

  - स्पाइनल संज्ञाहरण (Spinal anesthesia): इस प्रकार का उपयोग निचले अंगों और पेट की सर्जरी के लिए किया जाता है। एनेस्थेटिक देने वाला पेशेवर इसे पीठ के निचले हिस्से में इंजेक्ट करता है और निचले शरीर को सुन्न कर देता है।

  - एपिड्यूरल एनेस्थीसिया (Epidural anesthesia): इस प्रकार के एनेस्थीसिया का इस्तेमाल अक्सर बच्चे के जन्म और निचले अंगों की सर्जरी के दर्द को कम करने के लिए किया जाता है। यह एक सुई इंजेक्शन के बजाय एक छोटे कैथेटर के माध्यम से रीढ़ की हड्डी के आसपास के क्षेत्र में प्रसारित किया जाता है।

- जनरल एनेस्थीसिया (General anesthesia): इस प्रकार के एनेस्थीसिया में व्यक्ति को दवाओं की मदद से पूरी तरह से बेहोश किया जाता है। इसलिए, सर्जरी या ऑपरेशन के दौरान मरीज पूरी तरह इस बात से अनजान रहता है कि उसके साथ क्या हो रहा है।

**Anesthesia देते समय नर्स के कार्य**

**Anesthesia देने से पूर्व कार्य (Role before giving anesthesia)**

- रोगी को Anesthesia एवं उसके प्रभाव के बारे में जानकारी दें।
- रोगी से Anesthesia देने की लिखित अनुमति प्राप्त करें।
- रोगी का Pre-anesthetic checkup (PAC) कराएं तथा उसकी History तथा किसी प्रकार की दवा से allergy आदि की जानकारी एकत्रित करें।
- रोगी को निम्नलिखित वस्तुओं को निकालने या हटाने का निर्देश दें–
    - Nail polish
    - गहने
    - Denture
    - चश्मा या लेंस
- रोगी को Anesthesia देने के लिए anesthesia trolley एवं OT टेबल व्यवस्थित करें।
- रोगी को मानसिक सहयोग एवं आश्वासन दें।
- रोगी को दिय जाने वाले Anesthesia के अनुसार position प्रदान करें।
- रोगी की सुरक्षा (Safety) के प्रबंध पहले से ही करके रखें।

**Anesthesia के पश्चात नर्स के कार्य (Role of nurse after anesthesia)**

- रोगी के Vital parameters (TPR, Blood pressure) जाँचे।
- Anesthesia से उत्पन्न तत्कालिक जटिलताओं (Immediate complication) की जाँच करें।
- रोगी को सुरक्षित वातावरण दें, क्योंकि जब वह बेहोशी की अवस्था से बाहर आता है तो disoriented रहता है।
- जब तक रोगी का Gag reflex वापस न आए उसे मुँह से कुछ न दें।
- उसके चेतना स्तर (Level of consciousness) का आंकलन करें।
- रोगी की त्वचा का रंग, जीभ की स्थिति आदि की जाचं करें, जिससे blood circulation एवं perfusion का पता चलता है।
- रोगी को कम्बल या warmer लगा कर गर्म रखें क्योंकि Anesthesia के प्रभाव के कारण शरीर ठंडा हो जाता है।
- रोगी का Urine output रिकॉर्ड करें।
- रोगी के आंकलन एवं जाँच के डाटा को रिकॉर्ड करें।

**5.2** निमोनिया की परिभाषा लिखिए। निमोनिया के प्रकार लिखिए। निमोनिया पीड़ित मरीज की नर्सिंग सेवा योजना, पाँच नर्सिंग रोग निदान की प्राथमिकताएं अनुसार लिखिए।

**Define pneumonia. Write the types of pneumonia. Make nursing care plan of a patient with pneumonia based on 5 priority nursing diagnosis.**

**उत्तर** दिसम्बर 2021 की प्रश्न संख्या 4.2 देखें।

**5.3** पैन्क्रियाटाइटिस की परिभाषा लिखिये, तीव्र पैन्क्रियाटाइटिस के लक्षण की सूची बनाइये। पैन्क्रियाटाइटिस के मेडिकल और सर्जिकल प्रबंधन का लिखिये।

**Define pancreatitis. List down the causes and clinical manifestation of acute pancreatitis. Write the medical surgical management of pancreatitis-**

**उत्तर** अगस्त 2019 की प्रश्न संख्या 5.3 देखें।

**5.4** दमा से आप क्या समझते है। 50 वर्षीय मोहन बिन्दरा दमा से पीड़ित है। इसके लक्षण, उपचार एवं नर्सिंग प्रबंधन का विस्तृत् वर्णन लिखिए।

**What do you understand by Asthma? 50 years old Mohan Bindra is suffering from asthma. Write Clinical features, treatment and nursing management for him.**

**उत्तर** फरवरी 2020 की प्रश्न संख्या 5.5 देखें।

**5.5.** हार्निया क्या है? इसका वर्गीकरण, चिन्ह, लक्षण तथा नर्सिंग प्रबंधन का विस्तृत वर्णन लिखिए।

**What is hernia/Describe its classification, clinical feature with nursing management.**

**उत्तर** अगस्त 2019 की प्रश्न संख्या 5.2 देखें।

**5.6** मस्तिष्कवाहिकीय दुर्घटना को परिभाषित कीजिए इसके चिन्ह एवं लक्षण बताते हुए उपचार व नर्सिंग प्रबंधन लिखिए।

**Define cerebrovascular accident. Describe clinical feature, Treatment and nursing management of cerebrovascular accidents.**

**उत्तर** **Cerebrovascular Accidents/Stroke** की परिभाषा—

यह एक सिंड्रोम हैं, जो तब उत्पन्न होता है, जब दिमाग में रक्त संचरण उपयुक्त मात्रा में नहीं होता, जिसके कारण ischemia हो जाता है या दिमाग में क्षति के कारण रक्तस्त्राव (Hemorrhage) शुरू हो जाता है, जिससे neurological deficit के लक्षण उत्पन्न होते हैं।

### CVA के चिह्न और लक्षण (Signs and symptoms of CVA)

- सिरदर्द (Headache)
- लडखड़ा कर चलना (Ataxia)
- गर्दन में अकड़न (Nuchal rigidity)
- बोलने में कठिनाई (Dysarthria)
- निगलने में असमर्थता (Dysphagia)
- संवेदना की कमी (Decreased sensation)
- पशचात (Paralysis)
- मुँह का एक तरफ झुकना (Facial drooping)
- बोलने में असमर्थता (Aphasia)
- आधा दृश्य दिखना (Hemianopsia)
- पहचानने में असमर्थता (Agnosia)
- धीमी पल्स (Slow pulse)
- चेन-स्ट्रोक श्वसन (Cheyne-Stokes respiration)
- मिचली एवं वमन (Nausea/Vomiting)
- उच्च रक्तचाप (Hypertension)
- देखने की क्षमता में बदलाव (Visual changes)

### चिकित्सा प्रबंधन (Medical Management)
### रोकथाम (Prevention)

- उच्च रक्तचाप के रोग का उचित प्रबंधन एवं नियंत्रण करें।
- मधुमेह रोग को नियंत्रण करें।
- Atrial fibrillation वाले रोगी को anticoagulation therapy देना।
- धूम्रपान एवं मदिरा सेवन का त्याग करना।
- स्वस्थ्य आहार लेना (खासकर वसा रहित)।
- वजन पर नियंत्रण करना।
- नियमित व्यायाम करना।
- नियमित रूप से स्वास्थ्य परीक्षण कराना।
- दवाएँ (Drugs)
    - Antiplatelet दवाएँ देना
    - Aspirin
    - Warfarin
    - Clopidogrel
    - Ticlopidine
- शल्य चिकित्सा (Surgical therapy)
    - Transluminal angioplasty – यदि artery में stenosis है तो यह सर्जरी की जाती है।

**तीव्र स्थिति में देखभाल (Care during acute phase)**

- रोगी के श्वसन नली को Patent रखें।
- उपयुक्त मात्रा में ऑक्सीजन प्रदान करें।
- Antihypertensive दवाएँ दें।
- Fluid एवं electrolyte संतुलन को बनाए रखें।
- प्रतिदिन 1500 से 2000 mL fluid दें।
- बढ़े Intracranial pressure को कम करने के लिए निम्नलिखित दवाएँ दें।
  - Mannitol
  - Furosemide (Lasix)
- Thrombosis के कारण उत्पन्न Stroke के लिए Recombinant tissue plasminogen activator (tPA) दें।
- Anticoagulant दें
  - Heparin
  - Warfarin
  - Clopidogrel आदि।
- शल्य चिकित्सा (Surgery)
  - Clipping, wrapping or coiling of aneurysm
  - Gamma knife surgery

**नर्सिंग प्रबंधन (Nursing management)**

- Cerebral tissue perfusion को बनाएँ रखना
  - रोगी के Neurological status (ICP, LOC) का आंकलन करें।
  - रोगी के ICP को मॉनीटर करें।
  - ICP कम करने के लिए दवाओं का उपयोग करें, जैसे Mannitol
  - रोगी को Fowler या Sitting position दें ताकि ICP कम हो सके।
  - यदि कारण Thrombus है तो anticoagulant दवाएँ दें।
- शारीरिक क्रिया को बनाए रखना (Maintaining physical mobility)
  - रोगी की शारीरिक क्षमता तथा (range of motion) का आंकलन करें।
  - रोगी को comfort measures (तकिया एवं footboard) द्वारा उचित स्थिति प्रदान करें।
  - रोगी को स्वयं व्यायाम करने दें।
  - रोगी को व्यायाम करने के लिए प्रोत्साहित करें।
  - रोगी को आरामदायक वातावरण प्रदान करें।
  - परिवार के सदस्यों को रोगी की देखभाल में सक्रिय रूप से शामिल करें।
- पुनर्वासन संबंधित देखभाल (Rehabilitation care)
  - रोगी से बात करते समय अप्रभावित भाग की तरफ खड़े हों।
  - रोगी को उसकी कार्य क्षमता के अनुसार कार्य करने को प्रोत्साहित करें।
  - रोगी के पोषण स्तर का ध्यान रखें।

- रोगी को अपने भय व्यक्त करने दें तथा उसकी घबराहट को कम करने के लिए उसे उसकी स्थिति से अवगत कराएँ एवं रोग के बारे में उचित जानकारी प्रदान करें।
- रोगी को आवश्यकतानुसार निम्नलिखित थेरेपी दें:
  - ◯ स्पीच थैरेपी (Speech therapy)
  - ◯ चलना सिखाना (Gait therapy)
  - ◯ व्यवसायिक थैरेपी (Occupational therapy)

**Course:** General Nursing and Midwifery      **Year:** Second

**Subject:** Medical Surgical Nursing-I      **Code:** 4506

**Time:** 3 hours      **M. Marks:** 75

1. **Four options of answer of each question are given. Only one option is correct. Choose and write only correct option after writing question no.**    5

1.1 **Hypercortisolism is seen in which disease?** (हाइपरकोर्टिसोलिज्म कौन सी बीमारी में दिखाई देता है)

     (a) Cushing syndrome (कुशिंग सिन्ड्रोम)

     (b) Facial nerve (फेशियल तंत्रिका)

     (c) Addison's disease (असिनस बीमारी)

     (d) Olfactory nerve (ओलफैक्ट्री तंत्रिका)

उत्तर  (a) Cushing syndrome (कुशिंग सिन्ड्रोम)     1

1.2 **Polyurea means:** (पॉलीयूरिया का मतलब है)

     (a) Excessive intake (अत्यधिक सेवन)

     (b) Excessive excretion (अत्यधिक उत्सर्जन)

     (c) Excessive thrust (अत्यधिक थ्रस्ट)

     (d) None (कोई नहीं)

उत्तर  (b) Excessive excretion (अत्यधिक उत्सर्जन)     1

1.3 **Loss of appetite is called** (भूख की कमी):

     (a) Anorexia (एनोरेक्सिया)

     (b) Anoxia

     (c) Asphyxia (एसफेक्सिया)

     (d) Anemia (एनीमिया)

उत्तर  (a) Anorexia (एनोरेक्सिया)     1

1.4 **Vitamin K injection administration:** (विटामिन K इन्जेक्शन एडमिनिस्ट्रेशन है)

     (a) Corrects fluid electrolyte balance (द्रव इलेक्ट्रोलाइट संतुलन सही करता है।)

(b) Corrects alkalosis (क्षारमयता सही करता है)

(c) Prothrombin (का स्तर बढ़ता है।)

(d) Corrects acidosis (अम्लीयता सही करता है)

**उत्तर** (c) Prothrombin (का स्तर बढ़ता है।)  1

**1.5 Presence of air in the pleural cavity is known as:**
(प्लयूरल कैविटी में वायु की उपस्थिति को कहते हैं)

(a) Hemothorax (हिमोथोरेक्स)

(b) Empyema (एम्पयेमा)

(c) Hydrothorax (हाइड्रोथोरेक्स)

(d) Pneumothorax (न्यूमोथोरेक्स)

**उत्तर** (d) Pneumothorax (न्यूमोथोरेक्स)  1

**2. Choose right and wrong in the following statements:**  5

**2.1 Inflammation of nasal mucosa is known as rhinitis:**
ऊपरी श्वान नाल की न्यूक्स मेम्ब्रेन में सूजन आने को रायनाइटिस कहते हैं।

**उत्तर** सही  1

**2.2 Drugs which increase urine formation is known as detergent:**
मूत्र प्रवाह में वृद्धि करने वाली दवाइयों को डिटर्जेन्ट्स कहते हैं।

**उत्तर** गलत  1

**2.3 Inflammation of urinary bladder is known as cystitis:**
मूत्राशय की प्रदाह को सिस्टाइटिस कहते हैं।

**उत्तर** सही  1

**2.4 Hematuria means blood in vomitus.**
हीमेटयूरिया का अर्थ उल्टी में रक्त का आना है।

**उत्तर** गलत  1

**2.5 Thyroxine is a thyroid hormone:**
थाइरोक्सिन एक थायरॉयड हार्मोन हैं।

**उत्तर** सही  1

**3. Fill in the blanks :**  5

**3.1 Presence of stone in the kidney is known as........................**
गुर्दे में पथरी को....................कहते हैं।

**उत्तर** Urolithiasis  1

**3.2 Full form of ECG........................**
ई.सी.जी. का पूरा नाम..............है।

**उत्तर** Electroencephalogram  1

**3.3 Paraplegia means........................**
पराप्लेजिया का मतलब है........................

**उत्तर** Paralysis of lower body and legs  1

**3.4** **Hematuria means..................**

हीमेट्यूरिया का मतलब है.....................

**उत्तर** Blood in the urine     1

**3.5** **GERD stands for......................**

जी.ई.आर.डी. का पूरा नाम........है।

**उत्तर** Gastro esophageal reflux disease     1

**4.** **Write short notes on any 4 of the following:**

**4.1** **Dehydration: निर्जलीकरण।**

**उत्तर** पानी की कमी होना, या किसी चीज से, विशेषकर किसी व्यक्ति के शरीर से पानी की कमी हो जाने को dehydration कहते हैं। Dehydration तब होता है जब हमारा शरीर जितना आर्थिक तरल पदार्थ प्राप्त करता है उससे अधिक खो देता है।

**कारण:**

- पर्याप्त पानी का सेवन किए बिना
- अत्यधिक पसीने के साथ लंबे समय तक शारिरिक गतिविधि, विशेष रूप से गर्म वातावरण में,
- उल्टी करना
- दस्त होना
- कैफीन या अन्य उत्तेजक पदार्थों का अत्धिक उपयोग।
- लम्बे समय तक व्रत रहना
- शराब का अत्यधिक सेवन करना
- कॉलरा (Cholera)
- गैस्ट्रोएंट्राइटिस (Gastroenteritis)
- Typhoid fever
- Yellow fever
- Jaundice
- Malaria

**लक्षण**

- थकान
- प्यास
- सूखी त्वचा और होंठ
- पीला Urine, dark yellow urine
- Muscles में ऐंठन
- चक्कर आना, बेहोश होना
- धड़कनों का तेज होना

### उपचार (Management)

- **(Home management) घरेलू उपायः**

  **मौसमी फूल और सब्जियाँ:** इन दिनों मिलने वाली सब्जियाँ एवं फल जैसे तरबूज, खरबूजा, खीरा, ककड़ी खाएं। सब्जी में तोरी, टमाटर आदि का सेवन लाभकारी होगा।

  **केलाः** केले में पोटैशियम अधिक होता है। डिहाइड्रेशन होने पर शरीर में Potassium की मात्रा कम हो जाती है ऐसे में रोज दो केले खाने चाहिए।

  **नारियल पानी:** एक ग्लास नारियल पानी पीने से शरीर में पानी की कमी दूर होती है। इसमें कैलोरी की मात्र कम होती है जिससे वजन बढ़ने का भी डर नहीं रहता।

### चिकित्सा प्रबंध (Medical Management)

#### Mild dehydration (हल्का निर्जलीकरण)

**Dehydration** के कारण चीनी, नमक और पानी की हानि होती है। इसका इलाज अक्सर ORS पीकर किया जाता है, जिसमें इलेक्ट्रोलाइट्स होते हैं और Sodium और Potassium जैसे Electrolytes जैसे ORS (Oral rehydration solution)

#### Severe Dehydration (गंभीर निर्जलीकरण)

Severe dehydration के लिए, Intravenous fluid की आवश्यकता हो सकती है। Severe dehydration एक Medical emergency है। इसका इलाज तुरन्त अस्पताल में IV fluid से किया जाना चाहिए।

### 4.2  Operation Theater (ऑपरेशन थियेटर)।

**उत्तर** Definition परिभाषा

एक Operation theater जिसे operating room (OR) या Operation suite भी कहा जाता है। अस्पताल के भीतर एक सुविधा है जहां सर्जिकल ऑपरेशन (Surgical operation) एक Aseptic environment में किया जाता है।

**Physical Set-up:** OT के Physical set-up की विशेषता है कि इसके अनेक service-wise, रूम कॉरिडोर द्वारा जुड़े रहते हैं।

इस unit में surgery से जुड़े सभी कार्य जैसे: Sterilization, X-ray, Article supply room, anesthesia room, scrubbing, laundry facility होते हैं।

- Changing room
- Office room (Nurse's station)
- Scrubbing room
- Anesthetic room
- Utility room
- Storeroom
- X-ray room
- Laundry room
- Operating room

### OT में इस्तेमाल किए जाने वाले उपकरण (Equipment)

- OT की लाइट (Operation theater light): Operation करने के लिए High quality light की जरूरत पड़ती है इसलिए OT लाइट का प्रयोग किया जाता है।
- OT टेबल: सामान्य और जटिल दोनों सर्जिकल प्रक्रियाओं के लिए उपयोग किया जाता है, ऑपरेशन टेबल को सर्जिकल टेबल के रूप में भी जाना जाता है।
- Anesthesia machine: सबसे महत्वपूर्ण OT उपकरणों में से एक, Anaesthesia machine मरीजों को Anesthesia और जीवनदायी गैसों का संतुलित मिश्रण प्रदान करती है।
- Suction machine: सक्शन machine एक पम्प है जिसका उपयोग मुंह, गले या फेफड़ों से स्राव को हटाकर वायुमार्ग को बनाए रखने के लिए किया जाता है।
- Sterilizer machine: किसी भी चिकित्सा प्रक्रिया (Medical procedure) से पहले और विशेष रूप से ऑपरेशन थिएटर में Sterilization आवश्यक है।
- Defibrillator: Arrhythmia को रोकने या ठीक करने के लिए उपयोग किया जाता है, दिल की धड़कन असमान होती है या बहुत धीमी या बहुत तेज होती है।
- Oxygen apparatus: (Oxygen concentrators): Oxygen Concentrators OT के अंदर आई हुई वायु से Oxygen को फिल्टर कर के Oxygen का उत्पादन करते हैं।
- C-arm machine: C-arm machine system का उपयोग आदर्श रूप सी उन जगह पर किया जाता है जहा अधिक लचीलेपन की आवश्यकता होती है।
- इलेक्ट्रोसर्जिकल यूनिट: इलेक्ट्रोसर्जिकल यूनिट OT उपकरण का एक अनिवार्य हिस्सा है।

## 4.3 Emphysema

**उत्तर** Emphysema यह एक असामान्य एवं स्थायी रूप से विस्तारित होने की स्थिति होती है। यह air space की Terminal bronchi के अंतिम सिरे तथा उनसे जुड़ी Alveoli पर होते हैं।

### कारण (Etiology)

- धूम्रपान (Cigarette smoking)
- संक्रमण (Infection)
  - *Hemophilus influenzae*
  - *Streptococcus pneumoniae*
  - *Moraxella catarrhalis*

- वंशानुगत (Hereditary)– यह α1-antitrypsin की कमी के कारण होता हैं।
- बढ़ती आयु (Aging)

### नैदानिक लक्षण (Clinical Manifestation)

**Emphysema**

- साँस लेने में तकलीफ (Dyspnea)
- कार्य करते समय साँस लेने में तकलीफ (Dyspnea on exertion)
- कम खाँसी (Minimal coughing)
- ढोलक जैसी छाती (Barrel chest)
- कम वज़न (Underweight)
- Hypoxemia

### प्रबंधन (Management)

### चिकित्सा प्रबंधन (Medical Management)

- रोगी को संपूर्ण आराम प्रदान करें एवं क्रिया सीमित करें।
- यदि आवश्यकता हो तो Oxygen के 2–3 liter/min की दर पर दें। Oxygen की मात्रा को कम रखें।
- दवाएँ (Drugs)
    - Antibiotics: किसी प्रकार के संक्रमण के लिए।
    - Bronchodilator दवाएँ
    - Anticholinergics, उदाहरण Iprotropium
    - Methylxanthine, उदाहरण Aminophylline
    - Corticosteroids, e.g. Methylprednisolone.
- Chest physiotherapy एवं Postural drainage प्रदान करें।
- पोषण थेरेपी (Nutritional therapy)
    - रोगी को पर्याप्त एवं संपूर्ण आहार दें।
    - उसे थोड़ी–थोड़ी देर में छोटा आहार खाने को दें।
    - खाना, आराम करने से दो घंटे पहले खाने की सलाह दें।
    - उच्च प्रोटीन एवं कैलोरी आहार प्रदान करें।
    - रोगी को प्रतिदिन 3 लीटर द्रव लेने के लिए प्रोत्साहित करें।

### 4.4 Pancreatitis (अग्नाशय प्रदाह)।

**उत्तर** वर्ष 2019 की प्रश्न संख्या 5.3 देखें।

### 4.5 Addison's Disease (एडीसन रोग)।

**उत्तर** परिभाषा (Definition) एडिसन रोग तब होता है जब अधिवृक्क ग्रंथियों (Adrenal glands) शरीर की आवश्यकतानुसार पर्याप्त हार्मोन का उत्पादन नहीं करती हैं। यह एक Autoimmune बीमारी के परिणामस्वरूप होता है।

**लक्षण (Symptoms)**

- अत्यधिक थकान (Excessive fatigue)
- वजन कम होना या भूख कम लगना (Loss of weight and anorexia)
- त्वचा का काला पड़ना (Darkening of skin)
- निम्न रक्तचाप (Low blood pressure)
- बेहोशी होना (Losing consciousnessl)
- नमक खाने की लालसा (Craking to eat salt)
- निम रक्त शर्करा (Low blood sugar)
- मचली, दस्त या उल्टी होना (Nausea, vomiting and diarrhea)
- पेट में दर्द (Abdominal pain)
- मांसपेशियों या जोड़ों में दर्द (Pain in muscles and joints)
- चिड़चिड़ापन (Irritation)
- अवसाद या अन्य व्यवहार–संबंधी लक्षण (Depression and other related symptoms)
- शरीर के बालों का झड़ना (Alopecia)
- महिलाओं में यौन रोग (Sexual disease in females)

**जोखिम कारक (Risk factors)**

- आटोइम्यून बीमारियाँ (Autoimmune diseases)
- क्षय रोग (Tuberculosis)
- पारिवारिक इतिहास (Family history)
- उम्र और लिंग (Age and sex)
- कैंसर (Cancer)

**एडिसन रोग का निदान (Diagnosis of Addison disease)**

- चिकित्सा इतिहास और शारीरिक परीक्षण
- ACTH उत्तेजना परीक्षण (ACTH stimulation test)
- ऑटोएंटीबॉडी टेस्ट (Autoantibody test)
- इमेजिंग टेस्ट्स (Imaging test)

**रोकथाम (Prevention)**

- स्ट्रेस मैनेजमेंट (Stress management): फिजिकल स्ट्रेस से एडिसन रोग वाले लोगों में, एड्रेनल से संबंधित समस्याएँ पैदा हो सकती हैं इसलिए जितना संभव हो सके तनावपूर्ण स्थितियों से बचना आवश्यक है।
- नियमित जाँच (Regular checkup): हार्मोन के स्तर की जाँच करने के लिए और आवश्यकतानुसार दवाई की खुराक को एडजस्ट करने के लिए नियमित चिकित्सा जाँच आवश्यक है।
- मेडिकल अलर्ट डिटेक्शन (Medical alert detection): मेडिकल अलर्ट ब्रेसलेट पहनने से आपातकालीन स्थिति में स्वास्थ देखभाल पेशेवरों को

रोगी की स्थिति के बारे में सूचित किया जा सकता है, जिससे रोगी का तुरंत उपचार किया जा सकता है।

- दवाई का पूरा कोर्स (Full course of medicine): दवाई का पूरा कोर्स करने से एड्रेनल से संबंधित समस्याओं और एडिसन रोग के लक्षणों को प्रभावी ढंग से प्रबंधित किया जा सकता है।

### इलाज (Treatment)

- कोर्टिसोल रिप्लेसमेंट (Cortisol replacement): शरीर के कोर्टिसोल को बदलने के लिए हाइड्रोकार्टिसोन (Hydrocortisone), प्रेडनिसोन (Prednisone) या कोर्टिसोन (cortisone) निर्धारित किये जा सकते हैं।

- एल्डोस्टेरोन रिप्लेसमेंट (Aldosterone replacement): फ्लुड्रोकार्टिसोन दवा का उपयोग एल्डोस्टेरोन को बदलने के लिए किया जा सकता है, जो शरीर में सोडियम और पानी के संतुलन को बनाये और ब्लड प्रेशर को कंट्रोल करने में मदद करता है।

- एंड्रोजन रिप्लेसमेंट (Androgen replacement): एडिसन रोग से पीड़ित महिलाओं के लिए डीहाइड्रोएपियनड्रोस्ट्रेरोन (DHER) की सिफारिश की जा सकती है, यह हार्मोन आम–तौर पर एड्रेनल ग्लैंड्स द्वारा निर्मित होता है और संपूर्ण स्वास्थ, मनोदशा (Mood) और कामुकता (Sexuality) में सुधार कर सकता है।

- अधिवृक्क संकट का प्रबंधन (Management of adrenal crisis): अधिवृक्क संकट की स्थिति में, तत्काल चिकित्सा देखभाल की आवश्यकता पड़ सकती है। अधिवृक्क संकट के प्रबंधन में अक्सर हाइड्रोकार्टिसोन, सेलाइन और डेक्सट्रोज के इंजेक्शन शामिल किए जा सकते हैं।

5. **Answer in detail any 4 of the following:**

5.1 **A 65 years old patient is admitted with type 2 diabetes mellitus. Enlist the possible complications of this disease. What education will you give to the patient to prevent these complications?**

65 वर्षीय टाइप 2 डायबिटीज मेलाइटस से पीड़ित एक मरीज वार्ड में भर्ती है। इस बिमारी की संभावित जंटिलताओं की सूची बनाइये। इन जटिलताओं की रोकथाम के लिए आप मरीज को क्या शिक्षा देंगें।

**उत्तर** Diabetes Mellitus की जटिलताएँ (Complications of Diabetes Mellitus)

- Diabetes ketoacidosis (DKA)

  इसमें रोगी को insulin की कमी के कारण यह लक्षण होते हैं।
  - Hyperglycemia
  - Ketosis
  - Acidosis
  - Dehydration

- Hyperglycemia शरीर में Glucose की कमी।
- Diabetic retinopathy अधिक hyperglycemia के कारण रेटिना को क्षति होती है।
- Nephropathy इसमें Kidney को Blood supply करने वाली छोटी Blood vessels की क्षति (Damage) होती है, जिस कारण Kidney failure में चली जाती हैं।
- Nephropathy इसमें रोगी को Sensory nephropathy हो जाती है, जिसमें रोगी की Sensory संवेदा (Sensation) चली जाती है।
- संक्रमण (Infection)
- Diabetic foot
- Angiopathy
- Hyperosmolar hyperglycemic non-ketotic syndrome.

**मधुमेह रोगी को स्वास्थ्य शिक्षा (Health education to patient with diabetes mellitus)**

- Blood sugar स्तर का नियंत्रण (Regulation of blood sugar level):
  - रोगी का नियमित एवं निरंतर (Regular and continuous) रूप से Blood sugar level जाचें।
  - रोगी को समय पर दवा (Oral hypoglycemic or insulin) लेने की शिक्षा दें एवं रोगी को इसके फायदे समझाएं।
  - रोगी को insulin लेने के विभिन्न स्थान (Sites) के बारे मे विस्तृत रूप से जानकारी दें।
  - रोगी को hypoglycemia के लक्षण एवं उसके उपचार कें बारे मे भी जानकारी दें।
- पोषण (Nutrition)
  - रोगी को नियमित एवं संतुलित पोषण प्रदान करें।
  - रोगी को कम Carbohydrate युक्त भोजन दें।
  - प्रतिदिन Sugar की मात्रा सीमित रखें।
  - रोगी को छोटी मात्रा मे कई बार खाने की सलाह दें (Small frequent meals)।
  - रोगी को अधिक सब्जियाँ, फल आदि खाने की सलाह दें।
  - रोगी को अधिक तरल पदार्थ या पानी पीने की सलाह दें।
- व्यायाम (Exercise):
  - मधुमेह रोगी के व्यायाम करने से उसके Blood sugar level में कमी होती है।
  - व्यायाम मधुमेह के कारण होने वाली जटिलताओं को भी कम करने में साहयता प्रदान करता है।
  - रोगी को प्रतिदिन व्यायाम करने की सलाह दी जाती है।

- पैरों की देखभाल (Footcare):
  - पैरों को साफ एवं नरम रखने की सलाह दें।
  - कसे जूते न पहनने की सलाह दें।
  - समय–समय पर पैरों की जाँच करने एवं किसी प्रकार के बदलाव की सूचना डॉक्टर को दें।
  - पैनी या धारदार वस्तुओं को सही जगह पर निष्कासित (Dispose) करें।
  - नंगे पैर न घूमें।
- फॉलो-अप (Follow-up)
  - मधुमेह रोगी को नियमित फॉलो-अप के लिए आने को प्रोत्साहित करें।
  - उसे अपने वजन को नियंत्रित रखने की सलाह दें।
  - रोगी को फॉलो-अप के दौरान ऊपर लिखी बातों की समय-समय पर याद दिलाएँ एवं उन्हें अपनाने के लिए प्रोत्साहित करें।

**5.2** **What is acute renal failure? Describe its causes, pathophysiology, precautions, treatment and nursing management.**

तीव्र गुर्दीय विफलता क्या है? इसके कारणों, लक्षणों, पैथॉर्फिजियोलॉजी, सावधानियों, उपचार एवं नर्सिंग प्रबंधन का विवरण लिखे।

**उत्तर** परिभाषा

तीव्र गुर्दे की विफलता एक नैदानिक सिंड्रोम (Clinical syndrome) है, जिसकी विशेषता होती है गुर्दे की क्रियाशीलता की तीव्र हानि के साथ–साथ प्रगतिशील एजोटीमिया (Azotemia) होना एवं Serum creatinine के स्तर का बढ़ना।

**Acute renal failure** के कारणों को तीन अवस्थाओं में वर्गीकृत किया गया है, यह अवस्थायें निम्न हैं–

- Prerenal
- Intrarenal
- Postrenal

**Prerenal कारण**

- रक्त की कमी (Hypovolemia)
- रक्तस्राव (Bleeding)
- निर्जलीकरण (Dehydration)
- जलना (Burns)
- अतिसार एवं वमन (Diarrhea and vomiting)
- हृदय रोग जैसे– Congestive cardiac failure, Myocardial infarction, pulmonary edema
- सेप्टिक शॉक (Septic shock)
- अत्यधिक डायुरेटिक का प्रयोग (Excessive use of diuretics)
- Anaphylaxis

### Intrarenal कारण

- एक्यूट ग्लोमेरूलोनेफ्राइटिस (Acute glomerulonephritis)
- लम्बी अवधि का Prerenal ischemia (Prolonged renal ischemia)
- Blood transfusion reaction
- Systemic lupus erythematosus (SLE)
- संक्रमण (Infections) जैसे Acute pyelonephritis
- Thrombotic disorder
- Toxemia of pregnancy

### Postrenal कारण

- Benign prostatic hyperplasia
- Bladder cancer
- पथरी बनना (Calculi formation)
- Neuromuscular disorder

### Acute renal failure की pathophysiology

किडनी खराब होना या Acute renal failure तब होता है जब आपके गुर्दे रक्त से अपशिष्ट उत्पादों को फिल्टर करना अचानक बंद कर देते हैं। जब गुर्दों की रक्त छानने की क्षमता नष्ट हो जाती है, तो रक्त में अपशिष्ट पदार्थ (Waste product) खतरनाक स्तर पर जमा होने लगते हैं और इससे रक्त की रासायनिक संरचना असंतुलित हो जाती है। यह कुछ घंटे या कुछ दिनों में तेजी से विकसित हो सकता है। ऐसे लोग जो पहले से ही अस्पताल में भर्ती हैं और गंभीर रूप से बीमार हैं, जिन्हें ज्यादा care की आवश्यकता होती है, उनमें गुर्दे की खराबी सामान्य रूप से अधिक होती है।

### बचाव (Precaution)

- ओवर-द-काउंटर (OTC) दवाओं पर लिखे निर्देशों का पालन करें। व्यक्ति द्वारा ले जाने वाली कोई भी दवा सही खुराक या समय पर ली जानी चाहिए, जैसा कि डॉक्टर द्वारा निर्धारित किया गया है।
- मधुमेह या उच्च रक्तचाप जैसी स्थितियों से पीड़ित लोगों को अधिक मात्रा में दवाएं लेने से बचना चाहिए।
- शराब का सेवन सीमित करें।
- यदि आपको रक्तचाप और मधुमेह जैसी अन्य बीमारियों के साथ गुर्दे की समस्या है, जो तीव्र गुर्दे की विफलता के विकास के जोखिम को बढ़ा सकती है।
- खूब पानी पिएँ, वह शरीर से सोडियम, यूरिया और विषाक्त पदार्थों को साफ करने में मदद करता है।
- अपने खाने में सोडियम या नमक का सेवन नियंत्रण में रखें।
- वार्षिक रूप से Kidney function की जाँच कराएँ।
- नियमित व्यायाम करें।

### गुर्दे की विफलता का प्रबंध (Management of Acute Renal Failure)
### चिकित्सकीय प्रबंधन (Medical management)

- कारक का उपचार (Treatment of precipitating causes): यह रोग ठीक हो सकने (Reversible) वाला रोग है। इसलिए इस रोग के प्राथमिक उपचार का लक्ष्य है, इसको बढ़ावा देने वाले कारकों का उपचार करना तथा उपचार के दौरान गुर्दों को किसी प्रकार की जटिलताएँ उत्पन्न होने से बचाना।
- द्रव प्रबंधन (Fluid management)
  - गुर्दों में पर्याप्त Perfusion को सुनिश्चित करने के लिए रोगी के Cardiac output एवं Intravascular volume की जाँच करेंगे।
  - द्रव की मात्रा को प्रतिबंधित करेंगे। रोगी को कुल द्रव मात्रा 600 ml पिछले 24 घंटों में शरीर से हुई द्रव हानि जितना ही देंगे।
  - शरीर में द्रव की मात्रा की बढ़त को रोकने के लिए द्रव के साथ–साथ Diuretic therapy भी देंगे। इसमें रोगी को Loop diuretic दवाएँ देंगे जैसे Furosemide (Lasix), Bumetanide (Bumex) आदि।
  - लक्षणों को कम करने तथा जटिलताओं को रोकने के लिए, यदि आवश्यकता हो तो Dialysis भी करेंगे।
- पोषण थैरेपी (Nutritional therapy)
  - रोगी को पर्याप्त मात्रा में कैलोरी प्रदान करेंगे, ताकि प्रोटीन का टूटना रोका जा सके। प्रतिदिन उसे 30–35 kcal/kg of body weight कैलोरी प्रदान करेंगे।
  - रोगी को पर्याप्त मात्रा में प्रोटीन प्रदान करेंगे। उसे प्रतिदिन 0.6 से 2 gm/1kg प्रोटीन प्रदान करेंगे।
  - Potassium, phosphate तथा sodium को प्रतिबंधित करेंगे। यदि रोगी मुँह द्वारा भोजन लेने में असमर्थ है, तो उसे Total parenteral nutrition (TPN) देंगे।

### नर्सिंग प्रबंधन (Nursing management)

- द्रव प्रबंधन (Fluid management)
  - रोगी के शरीर में द्रव की पर्याप्त मात्रा का आँकलन करने के लिए उसके
    - ○ Urine output एवं Urine specific gravity को मॉनीटर करें।
    - ○ रोगी के input-output को सटीक मात्रा में चार्ट पर रिकार्ड करें।
    - ○ प्रतिदिन रोगी के वजन को नापें।
  - द्रव की अधिक मात्रा (Over load) या कम मात्रा (Dehydration) को रोकने के लिए द्रव की मात्रा को नियंत्रित रखें।
    - ○ रोगी को सिर्फ उतना ही द्रव दें, जो कि शारीरिक द्रव हानि की भरपाई कर सके।
    - ○ Sodium की मात्रा को भी सीमित कर दें।

- रोगी के सीरम एव Urine electrolytes की मात्रा की नियमित जाँच कराएँ ।
- नियमित रूप से रोगी का Blood pressure एवं TPR जाँचे ।
- शरीर में द्रव की अधिकता की जाँच के लिए निम्नलिखित की जाँच करें।
  ○ फेफड़ों की ध्वनि की जाँच करें।
  ○ गर्दन की veins को Engorgement के लिए जाचें।
  ○ शरीर के अन्य भागों को सूजन (Edema) के लक्षणों के लिए जाँचें।
- पोषण थैरेपी (Nutrition therapy)-
  - रोगी को डॉक्टर/डायटीशियन द्वारा सुझाई गई Diet ही लेने के लिए प्रेरित करें।
  - उसे अधिक Potassium युक्त आहार लेने से मना करें।
  - रोगी के शरीर में हो रहे प्रोटीन के Loss के अनुसार उसे प्रोटीन की मात्रा भी आहार में दें।
  - आहार में Carbohydrate की मात्रा पर्याप्त रखें ताकि रोगी के शरीर में प्रोटीन की हानि न हो।
  - प्रतिदिन रोगी का वजन मापें।
  - पोषण स्तर का पता लगाने के लिए रोगी का BUN, creatinine, electrolytes serum, albumin, prealbumin, total protein तथा transfusion की रक्त जाँच करें।
  - रोगी को अधिक रेशेदार आहार (High fiber diet) लेने के लिए प्रेरित करें। ऐसे फल एवं सब्जियाँ न दें जिनमें Potassium की मात्रा अधिक होती है।
- संक्रमण एवं अन्य जटिलताओं की रोकथाम (Prevention of infection and other complication)
  - रोगी में संक्रमण के लक्षणों की नियमित जाँच करें।
  - कोई भी प्रक्रिया करने से पहले एवं बाद में हाथों को अच्छी तरह antiseptic solution से साफ करें।
  - रोगी की देखभाल करते समय Barrier-nursing का प्रयोग करें।
  - Hypovolemia या Hypervolemia के लक्षणों को भी मॉनीटर करें।
  - Hyperkalemia के लक्षणों की भी जाँच करें तथा रक्त जाँच के द्वारा शरीर में potassium की मात्रा को मॉनीटर करें।
  - रोगी से मिलने वाले सदस्यों की संख्या एवं समय को सीमित करें।
- डायलिसिस (Dialysis)
  - यदि आवश्यकता हो, तो रोगी की dialysis करें।
  - Dialysis के दौरान Hyperkalemia की रोकथाम के लिए Blood transfusion करें।

- भावनात्मक सहयोग (Emotional support)
    - रोगी से सरल एवं समझ आने वाली भाषा में बात करें।
    - उसके सभी प्रश्नों का सही प्रकार से उत्तर करें।
    - उसे अस्पताल की क्रिया, स्टाफ तथा दिनचर्या से अवगत कराएँ ताकि अस्पताल के प्रति उस का भय कम हो सके।
    - रोगी से संबंधित कोई भी प्रक्रिया करने से पहले, उसके बारे में रोगों को समझाएँ एवं उसकी अनुमति एवं सहयोग प्राप्त करें।
    - रोगी को आरामदायक वातावरण प्रदान करें।

**5.3** **एक रोगी जो सिर की गंभीर चोट से पीड़ित है, उसका इलाज एवं नर्सिंग प्रबंधन का विस्तृत वर्णन लिखिए।**

**Discuss the nursing management and treatment of patient with severe head injury.**

**उत्तर** सिर में चोट लगने का नर्सिंग प्रबंधन (Nursing management of head injury)

- Intracranial nursing diagnosis– बहाव क्षमता में कमी (decreased intracranial adaptive capacity)

**प्रावधान (Intervention)**

- बिस्तर के सिरहाने को 30 डिग्री की ऊँचाई पर करें, इससे ICP में कमी आती है।
- नर्सिंग एवं चिकित्सकीय विधियों (Procedures) को सीमित करें, ताकि उत्तेजना से ICP में बढ़ोत्तरी न हो।
- व्यक्ति को उसके आस–पास के वातावरण के बारे में अवगत कराएँ ताकि उसकी घबराहट कम हो एवं ICP सामान्य बना रहे।
- प्रक्रिया (Valsalva maneuver) न करें क्योंकि यह ICP को वलसल्वा बढ़ाती है।
- Inj Mannitol डॉक्टर के निर्देशानुसार प्रदान करें।

**नर्सिंग निदान (Nursing diagnosis)**

इलेक्ट्रोलाइट असंतुलन का जोखिम (Risk for electrolyte imbalance)

**प्रावधान (Intervention)**

- सोडियम के स्तर एवं वजन को नियमित मॉनीटर करें।
- स्टर्नम पर Fingerprint एडीमा की जाँच करें।
- 24 घंटे के लिए द्रव के सेवन की मात्रा को 500–1000 ml तक सीमित कर दें।
- यदि आवश्यकता हो तो सोडियम रोगी को दें।
- सोडियम स्तर की जाँच के लिए नियमित रक्त की जाँच करायें।

### नर्सिंग निदान (Nursing diagnosis)

झटके आने का जोखिम (Risk for seizures)

### प्रावधान (Intervention)

- रोगी में किसी प्रकार के झटके की प्रतिक्रिया का अवलोकन करें।
- झटके आने को संभावित करते हुए सावधानियां लें जैसे बिस्तर की साइड रेल को ऊँचा कर दें।
- डाक्टर के आदेशानुसार Anticonvulsant दवाएँ प्रदान करें।
- यदि रोगी को झटके आ रहे हैं तो उसे कसके पकड़ने की कोशिश ना करें।
- उसकी श्वसन नली की निरंतरता को बनाए रखें।
- झटके समाप्त होने पर उसे एक करवट लिटा कर Suction करें एवं Oxygen लगाएँ।

### नर्सिंग निदान (Nursing diagnosis)

असंतुलित पोषण का जोखिम जो कि शारीरिक आवश्यकता से कम है।

### प्रावधान (Intervention)

- रोगी के पोषण के स्तर का आंकलन करें।
- उसे Nasogastric tube डाले तथा उसके द्वारा पोषक भोजन प्रदान करें।
- समय-समय पर कुपोषण के लक्षणों की जाँच करें।
- उच्च कैलोरी एवं उच्च Protein आहार प्रदान करें।
- रक्त की जाँच द्वारा पोषण के स्तर का अवलोकन करें।

### प्रबंधन (Management)

- आपातकालीन प्रबंधन (Emergency management)
  - रोगी के Airway को Patent रखें।
  - Cervical spine को स्थिर रखें तथा गर्दन को अनावश्यक हिलाए नहीं।
  - रोगी को Nasal cannula या Face mask द्वारा ऑक्सीजन दें।
  - दो बडे Bore के कैथेटर लगाएँ, जिनसे IV fluid दिया जा सके।
  - इनके द्वारा Normal saline एवं Ringer lactate solution दें।
  - बाहरी रक्त स्राव को दबाव द्वारा रोकें।
  - अन्य लक्षणों की जाँच करें। जैसे Rhinorrhea, otorrhea आदि
  - रोगी के शरीर से कसे एवं अनावश्यक कपड़े हटा दें
- बाद का उपचार (Ongoing treatment)
  - रोगी को गरम रखने के लिए कम्बल से ढंके।
  - रोगी को humidified oxygen दें।
  - Vital signs को प्रत्येक 15 मिनट में मॉनीटर करें।
  - चेतना के स्तर का आंकलन करें।
  - रोगी का oxygen saturation ($SpO_2$) जाँचे।
  - Glasgow coma scale द्वारा चेतना तथा क्षति के स्तर की जाँच करें।

– यदि Respiratory rate ठीक नहीं है, तो कृत्रिम ventilation दें।

– अत्यधिक IV fluid न दें।

– ICP के बढ़ने के लक्षणों की जाँच करें।

– ICP के बढ़ने से रोकथाम के उपाय करें।

**5.4** हॉर्निया क्या है? इसका वर्गीकरण, चिन्ह, लक्षण तथा नर्सिंग प्रबंधन का विस्तृत वर्णन लिखिए।

**What is hernia/Describe its classification, clinical feature with nursing management.**

**उत्तर** वर्ष 2019 की प्रश्न संख्या 5.2 देखें।

### नैदानिक लक्षण (Clinical features)

- Hernia मुख्यतः रोगी के खड़े होने या प्रभावित भाग पर जोर पड़ने पर दिखता है।
- असहजता (Discomfort)
- तीव्र-पीड़ा (Severe pain)
- ऑंत्र बाधा (Bowel obstruction)
- वमन (Vomiting)
- पेट फूलना (Distension)

### प्रबंधन (Management)

हर्निया का शल्य चिकित्सा द्वारा प्रबंधन किया जाता है। यह शल्य चिकित्सा है–

- Herniorrhaphy–हर्निया को शल्य-चिकित्सा द्वारा ठीक कर दिया जाता है।
- Hernioplasty में उदरीय कमजोर भाग को मजबूती प्रदान करने के लिए fascia, mesh या तार का उपयोग किया जाता है।
- Bowel resection– यदि हर्निया वाले भाग में Necrosis या Gangrene बन जाए तब यह प्रक्रिया की जाती है।

### नर्सिंग प्रबंधन (Nursing management)

- हर्निया के ऑपरेशन के बाद रोगी को उदर (Abdomen) पर चौड़ी बेल्ट बाँधने की सलाह दें।
- अधिक वजन उठाने से मना करें।
- दबाव उत्पन्न करने वाले कार्यों से दूर रहने की सलाह दें, जैसे– खाँसना, मल त्यागते समय दबाव का प्रयोग करना।
- रोगी को शल्य चिकित्सा तथा उसके महत्व के बारे में समझाएं।
- रोगी को सर्जरी के लिए तैयार करें।
- ऑपरेशन के बाद रोगी को मूत्र त्याग में समस्या उत्पन्न होती है इसलिए
  – मूत्राशय के फूलने (Bladder distension) की जाँच करें।
  – Intake-output chart बनाएँ।

- पुरूषों के केस में उन्हें scrotal, एडीमा की रोकथाम के लिए scrotal bandage बाँधने की सलाह दें। Scrotum पर ice-pack लगाने की सलाह दें।
- रोगी को गहरी साँस लेने को प्रोत्साहित करें।

**5.5** **दमा से आप क्या समझते हैं? 50 वर्षीय मोहन बिन्दरा दमा से पीड़ित है। इसके लक्षण उपचार एवं नसिंग प्रबंधन का विस्तृत् वर्णन लिखिए।**

**What do you understand by Asthma? 50 years old Mohan Bindra is suffering from. Write clinical features, treatment and nursing management for him.**

**उत्तर** **Asthma**

### परिभाषा (Definition)

यह एक दीर्घकालिक प्रदाह रोग है, जिसमें श्वसन नली में प्रदाह होता है, जिसके कारण उसमें बाधा उत्पन्न होती है एवं रोगी को साँस लेने में समस्या होती है।

**Clinical features**

- साँस लेने में तकलीफ (Dyspnea)
- हांफना (Panting)
- खाँसी (Cough)
- आगे की तरफ झुकना (Stooping forward)
- Tachypnea (Respiratory rate >25–40/min)
- Tachycardia (Pulse rate >130/min)
- घबराहट (Anxiety)
- स्राव (Secretions)

### उपचार (Treatment)

- अस्थमा उत्पन्न करने वाले एलर्जन (Allergens) एवं अन्य कारकों से दूर रहना।
- रोगी को उचित आराम देना। आराम देने के लिए Fowler's position बैठने की स्थिति प्रदान करें।
- साँस की समस्या को दूर करने के लिए Oxygen therapy दें। Oxygen की मात्रा 4–6 लीटर/मिनट की दर पर दें।

### दवाएँ (Drugs)

रोगी के श्वसन नली संबंधित जटिलताओं को कम करने के लिए निम्नलिखित दवाएँ दी जाती हैं—

- Anti-inflammatory agents—यह प्रदाह को कम करता है।
  - Hydrocortisone
  - Methylprednisolone
  - Beclomethasone

- Anticholinergics—यह Bronchodilation करते हैं।
  - Ipratropium
- Mucolytics– यह mucus को नरम कर निष्कासित करने में सहयोग करते हैं।
  - Acetylcysteine
- Sympathomimetics– यह Sympathetic nervous system को Depress कर Asthma के लक्षणों को कम करते हैं।
  - Adrenaline
  - Ephedrine
  - Salbutamol
- Methylxanthine – यह Bronchus की Smooth muscles को शिथिल करते हैं।
  - Aminophylline
  - Theophylline

इनमें दवाओं को मुख्यतः Inhaler pump या Aerochamber spacer द्वारा दिया जाता है।

## नर्सिंग प्रबंधन (Nursing management)

| नर्सिंग निदान<br>(Nursing diagnosis) | अपेक्षित परिणाम<br>(Expected outcome) | नर्सिंग हस्तक्षेप<br>(Nursing intervention) |
|---|---|---|
| • अप्रभावी श्वसन नली मार्ग जिसका संबंध Bronchospasm एवं अत्यधिक स्राव उत्पादन से है। (Ineffective airway clearance related to Bronchospasm and excessive secretion production) | • श्वसननली मार्ग को साफ एवं क्रियाशील बनाए रखना। | • रोगी की श्वसन मार्ग तथा स्राव के उत्पादन की स्थिति का आंकलन करें।<br>• रोगी को Fowler's या Sitting position में बिठाएं।<br>• रोगी को कफ द्वारा Secretion बाहर लाने को कहें, यदि संभव न हो तो Suction करें।<br>• रोगी को Bronchodilator दवाएँ दें।<br>• Oxygen 4–6 लीटर प्रतिमिनट की दर से प्रदान करें।<br>• Respiratory rate एवं $SpO_2$ मॉनीटर करें।<br>• रोगी की Lung sound सुने ताकि हस्तक्षेप के प्रभाव का आंकलन किया जा सके। |

| नर्सिंग निदान<br>(*Nursing diagnosis*) | अपेक्षित परिणाम<br>(*Expected outcome*) | नर्सिंग हस्तक्षेप<br>(*Nursing intervention*) |
|---|---|---|
| • घबराहट जिसका संबंध साँस लेने में समस्या या दम घुटने के डर से है। (Anxiety related to dyspnea and fear of suffocation) | • रोगी की घबराहट को समाप्त करना। | • रोगी की घबराहट के स्तर का आंकलन करें।<br>• रोगी को शांत करें तथा आश्वासन प्रदान करें।<br>• रोगी के साथ रहें या परिवार के सदस्य को रोगी के पास रहने दें।<br>• रोगी को अपने डर एवं तनावपूर्ण विचारों को व्यक्त करने के लिए प्रेरित करें।<br>• रोगी को relaxation तकनीक के प्रयोग के बारे में सिखाएँ। |
| • अप्रभावी चिकित्सा प्रणाली जिसका संबंध जानकारी के अभाव से हैं। (Ineffective therapeutic regimen related to lack of knowledge) | रोगी की जानकारी बढ़ाकर उसकी चिकित्सा प्रणाली को प्रभावी बनाना। | • रोगी की जानकारी के स्तर का आंकलन करे।<br>• रोगी को दवाओं के प्रभाव एवं दुष्प्रभाव की जानकारी दें।<br>• रोगी को प्रत्येक दवा के प्रयोग की उचित विधि समझाएँ।<br>• रोगी के परिवार को भी इस प्रक्रिया में शामिल करें। |

**5.6** **शल्यक्रिया की पूर्व देखभाल को परिभाषित करते हुये नर्स के कार्य लिखें।**
**Explain preoperative care and write role of nurse in it:**

**उत्तर** आपरेशन के पहले रोगी का नर्सिंग प्रबंधन (Nursing management of patient before surgery)

- रोगी को आपरेशन की विधि एवं उसके बाद की स्थिति के बारे में जानकारी दें।
- ऑपरेशन से पहले रोगी की लिखित अनुमति (Written consent) लें।
- रोगी की ऑपरेशन संबंधित सभी जाँच कराएं जैसे रक्त की जाँच (Blood test), Ultrasound, एवं X-ray
- ऑपरेशन से पहले Anesthesia के प्रभाव की क्षमता को जाँचने के लिए रोगी का Pre-anesthetic check-up (PAC) कराएं।
- रोगी को ऑपरेशन एवं उसके बाद हो सकने वाली संभावित जटिलताओं की जानकारी दें।
- ऑपरेशन के बाद रोगी द्वारा किए जाने वाले व्यायाम (Deep breathing exercise) का रोगी को प्रशिक्षण दें।
- रोगी की फाइल में सभी जरूरी दस्तावेज रख कर उसे तैयार करें।

- ऑपरेशन से एक रात पहले—
  - रोगी के शरीर को निप्पल से लेकर घुटनों तक shave करें।
  - रोगी को खाने की पाबन्दी करें।
  - रोगी को बस तरल पदार्थ दें, वो भी रात को सोने तक।
  - रोगी के पोषण स्तर को स्थिर रखें।
  - आदेशानुसार यदि रात में कोई दवा देनी है, तो सोने से पहले दें।
  - रोगी (स्त्री) को हाथों पर से Nail paint, गहने आदि हटाने के लिए कहें।
  - सुनिश्चित करें कि रोगी रात को ठीक प्रकार से सो पा रहा है। यदि नहीं तो Doctor के आदेशानुसार उसे सोने की दवा दें।
- ऑपरेशन की सुबह तैयारीः
  - रोगी को अच्छी तरह नहाने के लिए कहें। यदि संभव नहीं तो रोगी को Bed bath दें।
  - उसके शरीर से गहने, denture एवं चश्मा या लेंस हटा दें।
  - रोगी के vital signs जाँच कर रिकॉर्ड करें।
  - यदि ऑपरेशन से पूर्व कोई दवा देनी है तो उसे दें।
  - रोगी को अस्पताल का साफ गाउन पहना दें।
- रोगी को मानसिक सहयोग (Psychological support) एवं आश्वासन (Reassurance) दें।
- रोगी को सभी जाँच रिर्पोट एवं रिकार्ड के साथ OT भेज दें।

# MEDICAL SURGICAL NURSING–I

## August 2019

**Course:** General Nursing and Midwifery      **Year:** Second

**Subject:** Medical Surgical Nursing–I      **Code:** 4506

**Time:** 3 hours      **M. Marks:** 75

---

1. **Four options of answer of each question are given, only one option is correct. Choose and write only the correct option (1 × 5 = 5)**

1.1 **Example for an osmotic diuretic drug:**
ओसमोटिक डायुरेटिक दवा का एक उदाहरण है–
   (a) Paracetamol (पैरासिटामोल)
   (b) Deriphyllin (डेरीफिलिन)
   (c) Mannitol (मैनीटाल)
   (d) Phenergan (फेर्नगन)

उत्तर (c) Mannitol (मैनीटाल)      1

1.2 **Inflammation of joint is known as:**
जोड़ों की सूजन को कहते हैं–
   (a) Arthritis (गठिया)
   (b) Phlebitis (फ्लेबिटिस)
   (c) Cystitis (सिस्टाइटिस)
   (d) Rhinitis (राइनाईटिस)

उत्तर (a) Arthritis (गठिया)      1

1.3 **Normal serum potassium level is:**
सामान्य सीरम पोटाशियम स्तर है–
   (a) 6.2–7.8 mEq/L
   (b) 3.5–5.3 mEq/L
   (c) 2.5–3 mEq/L
   (d) 8–10 mEq/L

उत्तर (b) 3.5–5.3 mEq/L      1

1.4 **Inflammation of testis is known as :**
वृषण की सूजन को कहते हैं–
   (a) Hydrocele (हाइड्रोसेल)
   (b) Orchitis (ऑर्काइटिस)

(c) Phimasis (फिमोसिस)

(d) Prostatitis (प्रोसटाइटिस)

उत्तर (b) Orchitis (ऑर्कांइटिस)      1

**1.5 Bell's palsy is a disorder of which cranial nerve?**

**किस कार्नियल नर्व की गड़बड़ी से बेल्स पालसी होता है?**

(a) Cranial nerve I

(b) Cranial nerve V

(c) Cranial nerve VII

(d) Cranial nerve VIll

उत्तर (c) Cranial nerve VIl      1

**2. Write whether the following statements are true or false. (1 × 5 = 5)**

**2.1 Aging is a normal part of human development.**

**व्यक्ति के जीवन में बुढ़ापा आना एक सामान्य प्रक्रिया है।**

उत्तर सही      1

**2.2 Drug which reduces pain is known as analgesic**

**दर्द को कम करने वाली दवाईयों को अनेलजेसिक कहते हैं।**

उत्तर सही      1

**2.3 pH level of blood is low in metabolic alkalosis.**

**मेटाबोलिक आलकलोसिस में खून का पी० एच० कम होता है।**

उत्तर गलत      1

**2.4 Collection of blood in the pleural cavity is known as pyothorax.**

**फुफ्फुस गुहा में रक्त का संग्रह पायोथोरैक्स कहलाता है।**

उत्तर गलत      1

**2.5 Cushing syndrome is also known as hyper-cortisolism**

**कुशिंग सिंड्रोम को हाइपर कोर्टिसोलिज्म भी कहते है।**

उत्तर सही      1

**3. Fill up the blanks.**      **(1 × 5 = 5)**

**3.1 Decreased level of potassium in the blood is known as .....................**

**खून में पोटाशियम की कमी को.....................कहते हैं।**

उत्तर Hypokalemia      1

**3.2 Inflammation of liver is known as ..............................**

**यकृत में सूजन आने को ..................... कहते हैं।**

उत्तर Hepatitis      1

**3.3 Presence of stone in the kidney is known as..............................**

**गुर्दे में पथरी पड़ने को.............. कहते हैं।**

उत्तर Renal calculus      1

**3.4**   **Full form of EEG is...........................**

ई.ई.जी. का पूरा नाम ............... है।

**उत्तर**   Electroencephalogram                                                           1

**3.5**   **Paraplegia means....................**

पैराप्लेजिया का मतलब........................है।

**उत्तर**   Paralysis of lower body                                                        1

**4.**   **Write short notes on any 4 of the following.**

**4.1**   **Colonoscopy. (कोलोनोस्कोपी)**

**उत्तर**   Colonoscopy: कोलोनोस्कोपी

कोलोनोस्कोपी एक प्रक्रिया है, जिसका उपयोग बड़ी आँत (Colon), मलाशय, सूजन, पॉलीप्स या कैंसर जैसे परिवर्तनों को देखने के लिए किया जाता है। कोलोनोस्कोपी के दौरान एक लम्बी, लचीली ट्यूब (कोलोनोस्कोप) (Colono- scope) को मलाशय में डाला जाता है।

**Purpose (उद्देश्य)**

- कैंसर और बृहदान्त (Colon) से संबंधित अन्य समस्याओं की जाँच।
- अस्पष्टीकृत आंत्र आदत (Unexplained bowel habits) जैसी समस्याओं के कारणों का विश्लेषण (Analyze)।
- पेट दर्द या रक्तस्राव (Hemorrhage) के कारणों का निर्धारण।
- अस्पष्टीकृत वजन घटाने (Unexplained weight loss), दस्त (Diarrhea), कब्ज (Constipation) का कारण।

**Preparation (तैयारी)**

- प्रक्रिया की शुरुआत से पहले, डॉक्टर मरीज को प्रक्रिया से कम से कम 24 से 72 घंटे पहले स्पष्ट तरल आहार (Clear liquid diet) का सेवन करके आंत (Intestine) को तैयार करने का निर्देश देते हैं। इस आहार में शामिल होंगे–
    - सूप (Soup)
    - जेलाटीन (Gelatin)
    - जूस (गूदा के साथ) (Juice with pulp)
- मरीजों को लाल या बैगनी रंग का कोई भी पेय या तरल पदार्थ नहीं लेना चाहिए क्योंकि इससे कोलन का रंग खराब हो सकता है और निदान मे समस्या हो सकती है।
- साथ ही मरीज को उन सभी दवाओं सप्लीमेंट्स ड्रग्स आदि का खुलासा करना चाहिए' जिनका वे सेवन कर रहे हैं।
- ज्यादातर मामलों में डॉक्टर इन दवाओं को रोकने की सलाह देते हैं ताकि वे परिणामों में बदलाव न करें या जटिलताओं का खतरा न बढ़ाएं।

- प्रक्रिया के दिन केवल स्पष्ट तरल प्रदार्थ (Clean liquid) लेना है, प्रक्रिया के 2 घंटे पहले कोई भी भोजन या पेय (Drink) नहीं लेना चाहिए।
- प्रक्रिया के 3 दिन पहले आयरन.युक्त (Iron supplement) किसी भी दवा को बंद कर देना चाहिए। ऐसा इसलिए है क्योंकि यह stool/मल को काला और चिपचिपा बना देता है जिससे (Examination) के दौरान समस्या होती है।

### कोलोनोस्कोपी के बाद की देखभाल (Post-colonoscopy Care)

- Colonoscopy के बाद रोगी को एक घंटे या उससे भी अधिक समय तक Observation में एक रिकवरी रूम मे रखा जाता है, जब वो होश में आए।
- रोगी पेट में फूला हुआ महसूस कर सकता है और ऐंठन का अनुभव कर सकता है, यह आमतौर पर गैस की उपस्थिति के कारण होता है और आसानी से दूर हो जाता है।
- ऐसे में रोगी को घूमना–टहलना चहिए, इससे बहुत आराम मिलता है।
- Procedure के बाद पहले Stool में रोगी को थोड़ी मात्रा में रक्त दिखाई दे सकता है, यह सामान्य है।
- रोगी को गाड़ी नही चलानी चाहिए या body coordination वाले कोई भी काम नहीं करना चाहिए, क्योंकि वे अभी भी Anesthesia से ठीक हो रहें हैं।
- Discharge के बाद रोगी सामान्य रूप से खाना शुरू कर सकते हैं और डाक्टर की सलाह पर अपनी दवाएं शुरू कर सकते हैं।

### Risk (जोखिम)

Colonoscopy के दौरान कोई बड़ा जोखिम नहीं होता, कुछ मामले में निम्न समस्याएँ हो सकती हैं–

- परीक्षण examination के दौरान उपयोग की जाने वाली दवाओं के दुष्प्रभाव, बहुत नींद आना या जी मितलाना (Nausea)
- आघात (injury) के कारण रक्तस्त्राव
- Colon perforation कोलन में छेद होना।
- द्रव और electrolyte असंतुलन। (fluid and electrolyte imbalance)

## 4.2 DOTS (डॉट्स)

### उत्तर डॉट्स (DOTS)

RNTCP प्रोग्राम के अंतर्गत ट्यूबरक्लोसिस (Tuberculosis या क्षयरोग) के मरीजों का प्रभावकारी तरीके से इलाज करने के लिए भारत सरकार ने DOTS प्रोग्राम की शुआत की। इसका पूरा अर्थ है Directly observed treatment short course (डायरेक्टली ऑज़र्वड ट्रीटमेन्ट शॉर्ट कोर्स)

- इस कार्यक्रम के अर्न्तग्रत मरीज को दी गई दवाई को उसे किसी प्रशिक्षित स्वास्थ्य कार्यकर्ता के सामने खाना होता है।

## DOTS की दवाइयाँ

TB के इलाज के लिए निम्नलिखित 7 प्रकार की औशधियों का प्रयोग किया जाता है। जो हैं:–

- स्ट्रैप्टोमाइसीन (Streptomycin)
- आइसोनियाजिड (Isoniazid)
- पैरा–अमीनोसेलीसिलेट (Para-aminosalicylate and PAS)
- रिफैम्पीसिन (Rifampicin)
- पाइराजीनामाइड (Pyrazinamide)
- इथामब्यूटॉल (Ethambutol)
- थायासीटाजोन (Thiacetazone)

## DOTS के लाभ

- DOTS से सभी मरीजों के दवा लेने को नियंत्रित किया जा सकता है।
- यह TB को फैलने से रोकता है।
- DOTS के आधार पर औषधि लेने से शरीर में औषधि प्रतिरोधक (Drug resistance) क्षमता उत्पन्न नहीं होती है।
- DOTS के आधार पर औषधि लेने से उपचार के असफलता एवं पुनःपतन (relapse) को रोका या कम किया जा सकता है।

## DOTS (Directly observed therapy short-term courses)

डॉट्स का फुल फार्म है डायरेक्टली ऑज़र्वड थेरेपी शार्ट टर्म कोर्सेज है। टी.बी. के रोगी अपनी सारी दवा समय पर ले सकें यह सुनिश्चित करने की रणनीति को ही डाट्स कहा जाता है। रोगी को स्वीकार्य और स्वास्थ सिस्टम द्वारा निर्धारित एक 'पर्यवेक्षक (Supervisor) रोगी को दवा की हर खुराक लेने के लिए प्रोत्साहित करता है और स्वास्थ्य सिस्टम द्वारा निगरानी के लिए इसका रिकॉर्ड रखा जाता है।

## डॉट्स उपचार प्रक्रिया (DOTS)

डॉट्स में निम्नलिखित बातें शामिल हैं:–

- डॉक्टर द्वारा निर्धारित दवा रोगी को देना।
- दवा से किसी प्रकार के साइड इफेक्ट के लिए जाँच करना।
- रोगी को दवा लेने के लिए प्रोत्साहित करना और अगर भूल जाता है तो याद दिलाना।
- डॉक्टर या इलाज केन्द्र पर रोगी के आने–जाने के दस्तावेज तैयार करना।
- रोगी के सवाल का जवाब देना तथा निगरानी एवं रिपोर्टिंग करना।

### डॉट्स के फायदे (Benefits of DOTS)

- डॉट्स थेरेपी का उपयोग करने से ठीक होने वाले लोगों के प्रतिशत में वृद्धि होती है।
- टीबी नियंत्रित होने के कारण थेरेपी से गुजरने वाले मरीज द्वारा अन्य लोगों को संक्रमित करने का जोखिम कम हो गया।
- जिन लोगों को डॉट्स के तहत दवा दी जाती है, उससे वास्तव में उन्हें प्रेरित रहने में मदद मिलती है।
- डॉट्स यह भी सुनिश्चित करता है कि रोगी का टीबी पूरी तरह से ठीक हो गया है।

## 4.3　Inflammation (सूजन)

**उत्तर**　Inflammation (सूजन)

Inflammation का अर्थ है शरीर के अंग की वो अवस्था जिसमें वह लाल, तकलीफदेह और सूजनयुक्त हो जाता है।

### कारण:

- तनाव किसी भी रूप में सूजन पैदा कर सकता है।
- प्रदूषक (Pollutant): मूल रूप से pollutant कहीं भी हो सकते हैं, हम जिस हवा में सांस लेते हैं और जो पानी हम पीते हैं, वह बहु अधिक सूजन का कारण बनता है।
- Inflammation तब होता है जब हड्डी टूटती है।
- Infection: वायरल इन्फेक्शन, बैक्टीरियल इंफेक्शन और शरीर के भीतर इंफेक्शन से हो सकता है, ये सभी सूजन का कारण होते हैं।
- क्रोनिक डिजीज: अगर रोगी पहले ही टाइप 2 डायबिटीज, हाई ब्लड प्रेशर या किसी प्रकार के गठिया के दर्द से पीड़ित हैं, तो शरीर पहले से ही सूजन से जूझ रहा होता है।

### लक्षण (Clinical Manifestations)

- लालपन
- शरीर का सूजा हुआ हिस्सा जो छूने पर गर्म लगे।
- जोड़ों का दर्द
- एक जोड़ जो उतना काम नहीं करता
- बुखार
- ठंड लगना
- थकान
- सिर दर्द
- भूख में कमी
- मांसपेशियों की जकड़न

### उपचार (Management):

सूजन को काम करने के लिए आराम, बर्फ ओर घाव की अच्छी देखभाल, अक्सर कुछ दिनों में असुविधा से राहत दिलाती है।

- Supplement: कुछ विटामिन (Vitamin A, C, D) और जिंक (zinc) सूजन को कम कर सकते हैं और मरम्मत को बढ़ा सकते हैं।
- नॉनस्टेरॉइडल एंटी–इंफ्लेमेटरी दवाएँ (Non-steroidal anti inflammatory drugs) (NSAIDs)– ये ओवर-काउंटर दवाएं सूजन को कम करती हैं। आपका स्वास्थ्य सेवा प्रदाता, Ibuprofen, एस्पिरिन (Aspirin) का इस्तेमाल कर सकता है।
- स्टेरॉयड इंजेक्शनः कॉर्टिकोस्टेरॉयड शॉट्स (Corticosteroid Shots) एक विशिष्ट जोड़ या मांसपेशी सूजन को कम करते हैं।

## 4.4  Hemodialysis. (हीमोडायलिसिस)

**उत्तर** Hemodialysis (हीमोडायलिसिस)

### परिभाषा (Definition):

Hemodialysis रक्त शुद्धिकरण (Blood filtration) की एक प्रक्रिया हैं, जिसमें रोगी का रक्त एक fluid chamber से गुजरता है एवं Semipermeable membrane द्वारा इसके पदार्थों का movement दूसरे chamber में होता है तथा रक्त के अनचाहे पदार्थ (Unwanted substance) रक्त से निकल जाते हैं।

### उद्देश्य (Objectives)

- यह रक्त में प्रस्तुत अनचाहे/व्यर्थ पदार्थ (Waste products) को निकालता है।
- यह प्रोटीन के व्यर्थ पदार्थ जैसे यूरिया, क्रियेटिनिन आदि को भी रक्त से निकालकर रक्त में इनकी तथा nitrogen की मात्रा नियंत्रित रखता है।
- यह शरीर के लिए Buffer-system का कार्य करता है तथा शरीर का pH सामान्य बनाये रखता है।
- यह शरीर में electrolytes के संतुलन को स्थापित करता है।

### Hemodialysis के तीन सिद्धांत इस प्रकार हैं–

1. डिफ्यूसन (Diffusion)–इसमें solute अधिक घनत्व (greater concentration) के क्षेत्र से कम घनत्व (lesser concentration) के क्षेत्र में चला जाता है।
2. ओसमोसिस (Osmosis)–इसमें fluid कम घनत्व वाले solute क्षेत्र से ज्यादा घनत्व वाले solute क्षेत्र में चला जाता है।
3. अल्ट्राफिल्ट्रेशन (Ultrafiltration)–जब झिल्ली (membranes) के पार Osmotic gradient या pressure gradient होता है, तो यह प्रक्रिया होती है।

### जटिलताएं (Complications)

- निम्न रक्तचाप (Hypotension)
- संक्रमण (Infection)
- शॉक (Shock)
- रक्त की कमी (Hypovolemia)
- रक्त हानि (Blood loss)
- मांसपेशीय पीड़ा (Muscle cramp)
- इलेक्ट्रोलाइट असंतुलन (Electrolyte imbalance)

### हीमोडायलिसिस के बाद मरीज की देखभाल (Care of the patient after hemodialysis)

- सामान्य देखभाल (General care):
  - Dialysis के बाद रोगी का TPR एवं blood pressure जांचे एवं रिकॉर्ड करें।
  - रोगी के निम्न रक्त चाप (Hypotension) के चिन्ह नोट करें। यदि ऐसा है तो रोगी का उपयुक्त उपचार करें।
  - रोगी का Blood sample, electrolyte की जाँच के लिए भेजें एवं उसके electrolyte को रिकॉर्ड करें।
  - रोगी के वजन की जाँच करें। उपचार के दौरान रोगी का वजन 1 से 1–5 कि.ग्रा. से अधिक नहीं बढ़ना चाहिए।
  - रोगी को आरामदायक वातावरण प्रदान करें।
- फिस्टुला की देखभाल (Care of fistula):
  - Fistula की ऊपरी त्वचा को अच्छे से साफ करें।
  - Fistula के स्थान पर पीड़ा (pain), लालपन (Redness) एवं सूजन (Swelling) के चिन्ह नोट करें।
  - Fistula वाले हाथ से रक्त का नमूना या blood pressure न लें, यह Fistula को नुकसान पहुँचा सकता है।
- पोषक आहार (Nutritious diet).
  - रोगी को निम्न सोडियम, निम्न पौटेशियम एवं निम्न प्रोटीन (low sodium, low potassium and low protein) आहार दें।
  - आहार को fiber युक्त रखें।
  - पानी को सीमित मात्रा में दें।
  - चाय एवं कॉफी की मात्रा भी सीमित रखें।
- जटिलताओं के चिन्ह (Signs of complications)
  यदि रोगी को कोई भी निम्नलिखित लक्षण होते हैं, तो डॉक्टर को तुरंत सूचित करें।

ये चिन्ह हैं–

- बुखार (Fever)
- कंपन, खाँसी, कमजोरी (Chills, cough and weakness)
- त्वचा में खुजली या दाने (Skin itching or rashes)
- पट्टी में अत्यधिक रक्तस्राव (Exessive blood loss through bandage)
- मिचली एवं वमन (Nausea and vomiting)
- सिरदर्द एवं घबराहट (Headache and anxiety)
- शरीर में फड़कन एवं झटके लगना (Twitching and jerking)
- मिर्गी (Seizure)

## 4.5   Diabetes insipidus (डायबिटीज इन्सिपिडस)

**उत्तर परिभाषा (Definition)**– मधुमेह इन्सिपिडस, जिसे जल मधुमेह भी कहा जाता है, एक असामान्य लेकिन प्रबंधनीय स्थिति है, जिसमें शरीर अतिरिक्त मूत्र उत्पन्न करता है और पानी को ठीक से बनाए नहीं रख सकता है।

### प्रकार (Types)

- नेफ्रोजेनिक डायबिटीज इन्सिपिडस (Nephrogenic diabetes insipidus)
- सेन्ट्रल डायबिटीज इन्सिपिडस (Central diabetes insipidus)

### लक्षण (Symptoms)

- अत्यधिक प्यास लगना (Polydypsia)
- लगातार पेशाब आना (Polyuria)
- पेशाब करने के लिए रात में बार–बार जागना
- बिस्तर गीला होना (Bedwetting)
- सूखी त्वचा (Dry skin)
- कब्ज (Constipation)
- कमजोर मांसपेशियां (Weak muscles)

### जोखिम कारक (Risk factors)

- पारिवारिक इतिहास होना (Family history)
- मस्तिष्क की सर्जरी या सिर की बड़ी चोट के मामले।
- दवाएं जो किडनी की समस्या पैदा कर सकती हैं।
- चयापचय की स्थिति में (उच्च रक्त कैल्शियम या निम्न रक्त पोटेशियम का स्तर)
- सारकॉइडोसिस (ग्रैनुलोमा)
- ट्यूमर जो हाइपोथैलेमस या पिट्यूटरी ग्रंथि को प्रभावित करते हैं।
- एक ऑटोइम्यून प्रतिक्रिया जो आपकी प्रतिरक्षा प्रणाली को एंटीडायूरेटिक हार्मोन (ADH) बनाने वाली स्वस्थ कोशिकाओं को नुकसान पहुंचाती है।

### निदान (Diagnosis)

- पानी की कमी का परीक्षण (Water deprivation test)
- Magnetic resonance imaging (MRI)
- मूत्र परीक्षण (Urine test)
- रक्त परीक्षण (Blood test)
- उत्तेजना परीक्षण (Excitement test)

### इलाज (Treatment)

पर्याप्त पानी पीने से हल्के डायबिटिक इन्सिपिडस को प्रतिबंधित करने और शरीर को हाइड्रेटेड रखने में मदद मिल सकती है।

- अन्य दवाओं में, वैसोप्रेसिन से संबंधित हार्मोन, मूत्रवर्धक, ऐंठनरोधी और मधुमेहरोधी दवाएं सेंट्रल डायबिटीक इन्सिपिडस का इलाज करती है।
- नॉनस्टेरॉइडल ऐंटी-इंफ्लेमेटरी (Non-steroidal anti-inflammatory) दवाएँ भी एक तरह की थेरेपी के रूप में उपयोग की जाती हैं।
- इलेक्ट्रोलाइट असंतुलन और पानी के नशे के संकेतो को देखने के लिए उपचार प्रक्रिया के दौरान नियमित रूप से रोगियों की निगरानी करना आवश्यक है।

## 4.6 Promotion of health behavior in the older adults (वृद्धावस्था में स्वास्थ्य को प्रोत्साहन)

**उत्तर** Geriatric nursing बुजुर्गों की देखभाल में माहिर हैं। वृद्धावस्था नर्सिंग एक वृद्ध व्यक्ति की शारिरिक, विकासात्मक (Developmental), मनोवैज्ञानिक (Psychological), सामाजिक आर्थिक (Socioeconomical) सांस्कृतिक और आध्यात्मिक आवश्यकताओं को सम्बोधिक करती है।

### Nursing Assessment:

- गतिशीलता मे कमी (Decreased mobility)
- Balance issues
- याद्दाश्त या स्मृति में परिवर्तन
- थकान बढ़ना
- भूख में बदलाव
- वजन घटना
- नींद में खलल
- मनोदशा में बदलाव
- दृष्टी में कमी
- संक्रमण के प्रति संवेदनशीलता में वृद्धि

**Nursing Problem Priorities (नर्सिंग समस्या प्राथमिकताएँ)**

- मूल्यांकन करें (Perform Assessment)
- पुरानी स्थितियों को प्रबंधित करें (Manage chronic conditions)
- दवाएँ और उपचार का प्रबंध करें।
- रोजमर्रा की जिंदगी की activities में सहायता प्रदान करना और Mobility को promote करना।
- Interdisciplinary teams और community resources के साथ सहयोग करें।
- गिरने से बचाने या रोकथाम की रणनीतियों की लागू करें और एक सुरक्षित वातावरण सुनिश्चित करें।
- भावनात्मक समर्थन (Emotional support) और परामर्श (Counseling) प्रदान करें।

## नर्सिंग निदान (Nursing Diagnosis)

Assessment के बाद नर्स के निर्णय और रोगी की अद्वितीय (unique) स्वास्थ स्थिति की समझ के आधार पर बुढ़ापे से जुड़ी चुनौतियों का विशेष रूप से समाधान करने के लिए एक नर्सिंग निदान (Nursing assessment) तैयार किया जाता है।

## नर्सिंग लक्ष्य (Nursing Goals)

- रोगी को गिरने से मुक्ति मिल जाएगी।
- रोगी और देखभाल कर्ता सुरक्षा बढ़ाने और घर में गिरने से रोकने के उपाय लागू करेंगे।
- रोगी का Respiratory pattern और Mental status उसके लिए सामान्य होगा।
- रोगी की पल्स Oxymeter या ABG (Arterial blood gas) के पारिणाम रोगी की सामान्य सीमा के भीतर रहेंगे।
- रोगी का तापमान और मेंटल स्टेटस, रोगी की नॉर्मल लिमिट्स के भीतर रहेगा या हस्तक्षेप के बाद वे 1°F/घंटा की दर से रोगी सामान्य सीमा पर वापस आ जाएंगे।
- रोगी को पर्याप्त आराम मिलेगा रोगी की मानसिक स्थिति ठीक रहेगी।
- रोगी का मल नरम दिखाई देगा।
- रोगी बिना घुटे स्वतंत्र रूप से निगल लेगा।
- रोगी का Wind pipe (airway) ठीक हो जायगा और खाने से पहले और खाने के बाद Auscultation करने पर फेफड़े साफ हो जाएंगे।

5.      **Write in detail of any 4 of the following.**

5.1      **Define COPD. Write pathophysiology of COPD. Prepare nursing care plan for a patient with COPD.**

सी.ओ.पी.डी. को परिभाषित करें। सी.ओ.पी.डी. की पैथोफिजियोलॉजी लिखिये। सी.ओ.पी.डी. से ग्रसित मरीज का नर्सिंग केयर प्लान लिखिये।

**उत्तर Chronic obstructive pulmonary disease**

### परिभाषा (Definition)

COPD एक दीर्घकालिक (Chronic), प्रग्रतिशील (Progressive) रोग है, जिसमें व्यक्ति को साँस की तकलीफ होती है। यह रोग समय के साथ रोगी की स्थिति और खराब कर देता है।

### COPD की पैथोफिजियोलॉजी (Pathophysiology of COPD)

क्रोनिक ऑब्सट्रक्टिव पल्मोनरी डिजीज (Chronic obstructive pulmonary disease) फेफड़े से संबंधित रोगों का एक समूह होता है। यह रोग साँसों को अवरुद्ध करता है और इससे साँस लेने में मुश्किल होती है।

वातस्फीति (Emphysema) और क्रोनिक ब्रोंकाइटिस (Chronic bronchitis) COPD में बनने वाली दो सबसे आम परिस्थितियाँ हैं। क्रोनिक ब्रोन्काइटिस ब्रोन्कियल ट्यूब्स (Bronchial tubes) की सूजन होती है, यह ब्रोन्कियल ट्यूस फेफड़ों तक हवा ले जाने का काम करती हैं। एम्पायसीमा तब होती है जब फेफड़ों की सबसे छोटे हवा के अंश से बनी थैली (ब्रोन्कोइल) धीरे–धीरे नष्ट होती है। COPD से फेफड़ों में होने वाले नुकसान को दोबारा ठीक नहीं किया जा सकता है।

### नर्सिंग प्रबंधन (Nursing Management)

| नर्सिंग निदान<br>(Nursing diagnosis) | अपेक्षित परिणाम<br>(Expected outcome) | नर्सिंग हस्तक्षेप<br>(Nursing interventions) |
|---|---|---|
| अप्रभावी श्वसन नली मार्ग जिसका संबंध Bronchospasm एवं अत्यधिक स्राव उत्पादन से है। (Ineffective airway clearance related to Bronchospasm and excessive secretion production) | श्वसन नली मार्ग को साफ एवं क्रियाशील बना, रखना। | • रोगी की श्वसन मार्ग तथा स्राव के उत्पादन की स्थिति का ऑकलन करें।<br>• रोगी को Fowler's या Sitting position में बिठाएं।<br>• रोगी को कफ द्वारा Secretion बाहर लाने को कहें, यदि संभव न हो तो Suction करें।<br>• रोगी को Bronchodilator दवाएँ दें।<br>• Oxygen 4-6 लीटर प्रतिमिनट की दर से प्रदान करें।<br>• Respiratory rate एवं $SpO_2$ मॉनीटर करें।<br>• रोगी की Lung sound सुनें ताकि हस्तक्षेप के प्रभाव का आंकलन किया जा सके। |

| नर्सिंग निदान<br>(Nursing diagnosis) | अपेक्षित परिणाम<br>(Expected outcome) | नर्सिंग हस्तक्षेप<br>(Nursing interventions) |
|---|---|---|
| • अप्रभावी गैस की अदला–बदली जिसका संबंध alveolar hypoventilation से हैं। (Impaired gas exchange related to alveolar hypoventila-tion) | गैस की अदला–बदली की प्रक्रिया को प्रभावी बनाना। | • रोगी को Pursed lip साँस लेने की विधि समझाएँ।<br>• रोगी को उचित स्थिति प्रदान करें।<br>• श्वसन नली को Patent रखने के लिए Bronchodilators दवाओं का प्रयोग करें।<br>• रोगी को कम दर पर Oxygen दें।<br>• क्रियाओं को सीमित करें तथा आराम को बढ़ावा दें। |
| • सोने के पैटर्न में गड़बड़ी जिसका संबंध घबराहट, साँस की तकलीफ से है। Disturbed sleep pattern related to anxiety and dyspnea- | रोगी को आरामदायक रूप से सोने में सहायता प्रदान करना। | • रागी के सोने की आदतों का ऑकलन करें।<br>• सोते समय साँस बंद होना, आदि लक्षणों का ऑकलन करें।<br>• रोगी को Fowler's या sitting position में सोने की सलाह दें। सोने से आधा घंटा पहले खाना खाने की सलाह दें।<br>• सोने से पहले Deep breathing तथा Relaxation exercise कराएं।<br>• आरामदायक वातावरण प्रदान करें। |

**5.2** **Define hernia. Describe different types of hernia. Write down pre-operative care of hernioplasty.** (हर्निया को परिभाषित करें। हर्निया कितने प्रकार की होती है। हर्नियोप्लास्टी शल्य क्रिया के पूर्व देखभाल को लिखिये।)

उत्तर हर्निया **(Hernia)**

परिभाषा (Definition)

असामान्य छिद्र (Opening) या कमजोर भाग के द्वारा viscera का बाहर की ओर गुहा (Cavity) में निकलने की प्रक्रिया को हर्निया (Hernia) कहते हैं।

प्रकार **(Type)**
- Inguinal hernia
    - यह सबसे अधिक पाया जाने वाला हर्निया है।
    - इसमें पुरुष के spermatic cord तथा स्त्री के Round ligament के द्वारा viscera कमजोर उदरीय दीवार से बाहर की तरफ आ जाता है।
- Femoral hernia
    - इसमें Femoral ring द्वारा Femoral canal में हर्निया होता है।
    - यह स्त्रियों में अधिकतर पाया जाता है।
- Umbilical hernia
    - इसमें उदर की Rectus sheath कमजोर होने के कारण हर्निया होता है।

- Incisional hernia
  - यह हर्निया ऑपरेशन के लिए दिए गए चीरे (Incision) के स्थान पर होता है।
  - यह अधिकतर मोटे (obese) लोगों में पाया जाता है।

## हर्निया से पहले किए जाने वाले प्रबंधन (Preoperative management of hernioplasty)

- सर्जरी से पहले किए जाने वाले टेस्टः
  - एक्सरे (X-ray)
  - ई सी जी (ECG)
  - एम आर आई (MRI)
  - रक्त की जाँच (Blood test)
  - सभी बड़े अंगों की जाँच
  - शारीरिक परीक्षा (Physical examination)
  - मूत्र–विश्लेषण (Urine analysis)
- सर्जरी से पहले एनेस्थीसिया की जाँच (Anesthesia test before surgery)
- सर्जन और रोगी के लिए पूर्व तैयारी, वास्तविक सर्जरी, इसके फायदे और नुकसान, सर्जरी के बाद की जाने वाली देखभाल और अन्य संबंधित कारकों की चर्चा करनी जरूरी है।
- रोगी को खून पतला करने वाली दवाओं (Blood thinner) को रोकने को कहें।
- डाक्टर के द्वारा व्यक्ति को सभी रोगों की जानकारी प्राप्त करनी चाहिए जैसे गर्भावस्था, मधुमेह, रक्तचाप आदि।
- व्यक्ति के सर्जरी वाले भाग की तैयारी करें तथा उसकी सेविंग करें।
- सर्जरी से पहले निर्धारित की गई दवाइयाँ जैसे Antacid आदि प्रदान करें।
- सर्जरी से पहले फास्टिंग करें तथा रोगी को खाली पेट रखें।
- सर्जरी के लिए व्यक्ति से एक सहमति पत्र (Consent form) पर हस्ताक्षर करवाएँ।
- सर्जरी से पहले सामान्य सलाहः
  - सर्जरी से पहले धूम्रपान या मदिरा सेवन न करें।
  - अपने साथ किसी परिवार वाले या करीबी को जरूर देखें।
  - किसी प्रकार का मानसिक या शारीरिक तनाव न लें।
  - अपना गहना और अन्य कीमती सामान घर पर ही छोड़ आएँ।

**5.3** **Define pancreatitis. List down the causes and clinical features of acute pancreatitis. Write the medical and surgical management of pancreatitis.**

पेन्क्रियाटाइटिस की परिभाषा लिखिये। तीव्र पैन्क्रियाटाइटिस के लक्षण की सूची बनाइये। पैन्क्रियाटाइटिस के मेडिकल और सर्जिकल प्रबंधन को लिखिये।

**उत्तर** **Pancreatitis**

### परिभाषा (Definition)

जब Pancreatic tissue में प्रदाह उत्पन्न होता है, तो उस स्थिति को Pancreatitis कहते हैं।

### कारण (Etiology)

- Biliary tract disease
- मदिरा सेवन (Alcoholism)
- क्षति (Trauma)
- Viral संक्रमण (mumps, coxsackie virus-B)
- Penetrating duodenal ulcer
- Abscess
- Cystic fibrosis
- Kaposi sarcoma
- दवाएँ (corticosteroids, thiazide diuretics, oral contraceptives, sulfonamides, NSAIDs)
- चयापचय विकार (Metabolic disorder)
- Hyperlipidemia

### नैदानिक अभिव्यक्ति (Clinical Manifestation)

- तीव्र उदरीय पीड़ा (Abdominal pain)—यह दाएं ऊपरी quadrant में होती है तथा यह पीठ तक Radiate होती है।
- पेट में छूने पर दर्द का आभास (Abdominal tenderness)
- मिचली एवं वमन (Nausea and vomiting)
- वज़न का घटना (Weight loss)
- निम्न बुखार (Low-grade fever)
- निम्न रक्तचाप (Hypotension)
- उच्च नाड़ी दर (Tachycardia)
- पीलिया (Jaundice)
- Cullen sign - Umbilicus के चारों ओर नीलापन
- Turner's sign - Flank भाग में नीलापन
- Bowel movement का कम होना
- अधिक मात्रा में वसायुक्त मल (Bulky stool/steatorrhea)
- साँस लेने में तकलीफ (Breathlessness)

### प्रबंधन (Management)

- सामान्य देखभाल (General care)
  - रोगी को आराम प्रदान करें।
  - रोगी को NPO रखें।
  - उल्टी तथा उदरीय विस्तार को मिटाने के लिए Nasogastric suction का प्रयोग करें।
  - Pancreatitis की पीड़ा को कम करने के लिए knee chest position दें।
- पीड़ा से आराम (Pain relief)
  - पीड़ा से आराम देने के लिए रोगी को यह दवाएं दें–
  - Meperidine
  - IV morphine
  - Nitroglycerin
- Shock का प्रबंधन
  - Fluid एवं electrolyte स्तर को संतुलित करें तथा रोगी को isotonic IV fluids दें।
  - Volume बढ़ाने वाले fluid दें, जैसे Dextran या albumin.
- शल्य चिकित्सा (Surgical therapy)
  - ERCP तथा Endoscopic sphincterotomy की जाती है।
  - Laparoscopic cholecystectomy भी की जा सकती है, ताकि इसे बार–बार होने से रोका जा सकें।
- दवाएँ (Drugs)
  - Meperidine– पीड़ा से आराम दिलाने के लिए।
  - Nitroglycerin– Smooth muscles को शिथिल करने तथा पीड़ा से आराम दिलाने के लिए सहायक होती हैं।
  - Antispasmodic (Propantheline bromide) - यह pancreatic outflow को रोककर pancreas को आराम प्रदान करती है।
  - Antacids - Gastric HCl के स्राव को कम करने एवं neutralize करने के लिए।
- पोषण थेरेपी (Nutritional therapy)
  - रोगी को NPO रखें।
  - खाद्य पदार्थ देने की शुरूआत थोड़ी–थोड़ी एवं छोटी मील से करें।
  - आहार को कार्बोहाइड्रेट युक्त रखें, ताकि यह pancreas के secretion को प्रभावित न करे।
  - Bland diet प्रदान करें।
  - Caffeine एवं Alcohol का सेवन प्रतिबंधित करें।

**5.4** **Enlist the different positions used for various surgeries. Discuss the procedure of scrubbing.**

सर्जरी के दौरान मरीज के प्रयोग की जाने वाली स्थितिया क्या हैं? इसकी सूची बनाइये। स्क्रबिंग विधि के बारे में विस्तार-पूर्वक लिखिये।

**उत्तर** स्थितियों के प्रकार (Types of position):

- अधोमुख या उल्टी स्थिति (Prone position)
- करवट की स्थिति (Side-lying or lateral position/Sims lateral position)
- लिथोटोमी स्थिति (Lithotomy position)
- घुटने–छाती की स्थिति (Knee chest position)
- ट्रेन्डेलेनबर्ग स्थिति (Tredelenburg position)
- उल्टी ट्रेन्डेलेनबर्ग स्थिति (Reverse Trendelenburg position)
- लिथोटामी स्थिति (Lithotomy position)
- जैकनाइफ स्थिति (Jack knife position)

### स्क्रबिंग की प्रक्रिया (Procedure of scrubbing)

सर्जिकल स्क्रबिंग में निम्नलिखित स्टेप्स किए जाते है, इन स्टेप्स को आरंभ करने से पहले व्यक्ति को अपने हाथ एवं कोहनियाँ ऊपर की तरफ रखना चाहिए।

- **1 स्टेप (1 Step):** अपने हाथ और हथेलियों को गीला करें, हाथों पर antimicrobial साबुन लगाएँ तथा उसे दोनों हाथों में रगड़कर छाग बनाएँ।
- **2 स्टेप (2 Step):** दाएँ हाथ की हथेली को बाएं हाथ के पीछे की तरफ रगड़े एवं बाएँ को दाएं पर।
- **3 स्टेप (3 Step):** हाथों की आपस में अंगुलियाँ फसा कर रगड़े।
- **4 स्टेप (4 Step):** अंगुलियों को आपस में फंसा कर आगे पीछे की तरफ रगड़ें।
- **5 स्टेप (5 Step):** अपने दाएँ अंगूठे को बाएँ हाथ से पकड़कर रगड़े एवं बाएँ अँगूठे को दाएँ से।
- **6 स्टेप (6 Step):** दाएँ हाथ की अंगुलियों को बाएँ हाथ पर रगड़े तथा बाएँ हाथ की अंगुलियों को दाएँ हाथ पर।
- **7 स्टेप (7 Step):** अब हाथों से एक दूसरे को गोलाकार मोशन में ऊपर से कोहनी तक रगड़ें।
- **8 स्टेप (8 Step):** अब हाथों को साबुन से 3–4 बार अच्छे से धोएँ। 'धोने की प्रक्रिया को 5 मिनट तक करें।
- **9 स्टेप (9 Step):** अब हाथों को पानी के नीचे लाकर अच्छे से धोएँ।
- **10 स्टेप (10 Step):** अब अपने हाथों को ड्रायर से सुखाएँ।

**5.5** **What do you mean by BPH? List down the surgical management of BPH. Write the postoperative management of the patient with BPH.**
बी.पी.एच. से आप क्या समझते हैं? बी.पी.एच. के सर्जिकल प्रबंधन क्या क्या हैं? बी.पी.एच. शल्य क्रिया के पश्चात् की देखभाल का वर्णन करिये।

**उत्तर** Benign Prostatic Hyperplasia (BPH):

इसमें पुरूषों की Prostate ग्रंथि असामान्य रूप से बड़ी हो जाती है, जो कि Epithelial एवं Stromal टिसू की संख्या में बढ़त के कारण होती है।

BPH का सर्जिकल प्रबंधन (Surgical management of BPH):

BPH में सर्जरी निम्नलिखित निर्देशों (Indication) पर की जाती है:

- जब मूत्र न हो पाने के कारण असहजता (Discomfort) हो।
- तीव्र मूत्र अवधारण (Acute urinary retention)
- Hydronephrosis

### BPH के लिए की जाने वाली Surgery:

- Transurethral resection of prostate (TURP):

  इस प्रक्रिया में urethra द्वारा rectoscope डालकर prostate के टिसू को निकाल दिया जाता है।

- Transurethral microwave thermotherapy (TUMT):

  इस प्रक्रिया में Transurethral probe के द्वारा prostate पर प्रत्यक्ष रूप से microwave डालकर prostate टिसू का तापमान 113ºF तक बढ़ा देते हैं। इस बढ़े तापमान के कारण टिसू की necrosis और death हो जाती है, जिससे BPH द्वारा उत्पन्न बाधा से आराम मिलता है।

- Transurethral needle ablation (TUNA):

  इसमें भी Prostate टिसू का तापमान बढ़ाते हैं लेकिन इसमें Low-wave radiofrequency का प्रयोग किया जाता है तथा वही स्थान प्रभावित होता है जो needle के संपर्क में आता है।

- Laser prostatectomy:

  इस प्रक्रिया में Laser beam के fiber instrument द्वारा prostate टिसू को काटने, Coagulate तथा Vaporize करने के लिए प्रयोग किया जाता है।

### BPH का प्रबंधन (Postoperative management of BPH)

| नर्सिंग निदान (Nursing diagnosis) | अपेक्षित परिणाम (Expected outcome) | नर्सिंग हस्तक्षेप (Nursing interventions) |
|---|---|---|
| • तीव्र पीड़ा जिसका संबंध मूत्राशय में मूत्र की मात्रा के बढ़ने से है। (Acute pain related to bladder retention) | पीड़ा की समस्या को कम या बिल्कुल समाप्त करना। | • रोगी की पीड़ा का आंकलन करें।<br>• रोगी को urinary catheter डालें। |

| नर्सिंग निदान<br>(Nursing diagnosis) | अपेक्षित परिणाम<br>(Expected outcome) | नर्सिंग हस्तक्षेप<br>(Nursing interventions) |
|---|---|---|
| | | • Intake-output chart बनाएँ।<br>• Percussion द्वारा Bladder के खाली या भरे होने की जाँच करें।<br>• रोगी की सहजता एवं आराम का आँकलन करें तथा नियोजन की समीक्षा करें। |
| • संक्रमण का जोखिम जिसका संबंध catheter एवं मूत्रत्याग बाधा से है। (Risk for infection related to indwelling catheter and urinary stasis) | संक्रमण के लक्षण न रहें। | • रोगी के Vital signs की नियमित जाँच करें तथा यदि उनमें परिवर्तन है तो उसे डॉक्टर को सूचित करें।<br>• रोगी का मूत्र analysis एवं culture के लिए भेजें।<br>• रोगी को अधिक पानी पीने के लिए प्रोत्साहित करें।<br>• रोगी पर कोई किया करते समय Strict aseptic technique का प्रयोग करें। |
| • भय जिसका संबंध बीमारी की जटिलताओं एवं ज्ञान की कमी के कारण है। (Fear related to complication of disease and lack of knowledge) | • रोगी को उचित जानकारी प्रदान कर, उसके भय का निवारण करना। | • रोगी के ज्ञान के स्तर का आँकलन करें।<br>• उसे बीमारी से संबंधित जानकारी दें।<br>• रागी के परिवार को देखभाल में शामिल करें।<br>• उसे Surgery एवं उसके बाद की प्रक्रिया प्रक्रिया का ज्ञान दें।<br>• रोगी को अपने भय एवं चिंताएं व्यक्त करने का मौका दें। |

**5.6** **Define epilepsy. Discuss the types of epilepsy. Write the medical and surgical management of epilepsy.**

मिर्गी की परिभाषा एवं प्रकार को लिखिये। मिर्गी मरीज के मेडिकल और नर्सिंग प्रबंधन के बारे में लिखिये।

**उत्तर** **Seizers/epilepsy**

**परिभाषा (Definition)**

यह Neuron द्वारा छोड़ा जाने वाला अनियंत्रित विद्युत उद्दीपक (Irregular electrical impulse) है, जो कि सामान्य क्रिया को प्रभावित करता है।

या

Neuron द्वारा कम समय-अवधि में बार–बार असामान्य Electrical impulse discharge करना, जो कि मिर्गी के रूप में प्रदर्शित होता है, इसे मिर्गी या Epilepsy कहते हैं।

## मिर्गी के प्रकार (Types of seizures)

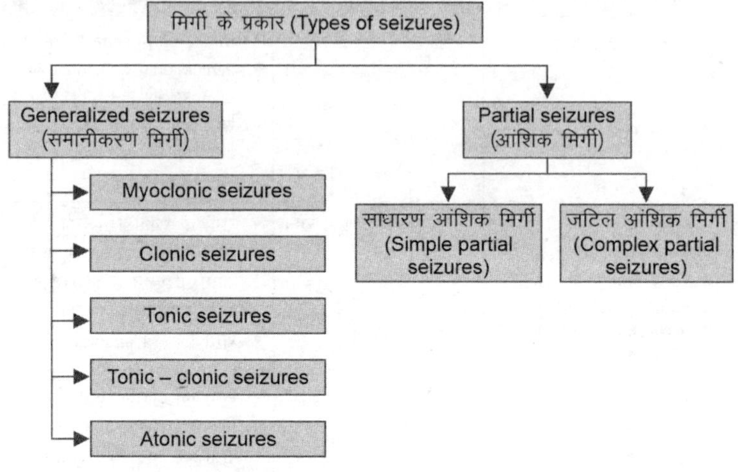


## एपिलेप्सी का चिकित्सकीय प्रबंधन (Medical management in epilepsy)

- **एंटी-एपिलेप्टिक दवाएँ (Antiepileptic drugs):** इन दवाओं का सेवन करने से मिर्गी के कारण पड़ने वाले दौरों की संख्या कम होती है।

  **मिर्गी के दवाओं में शामिल हैं:**
  - फीनोबार्बिटल (Phenobarbital): यह दवा पहली और सबसे पुरानी एंटी-सीज्यूर दवाओं में से एक है।
  - डायजेपाम (Diazepam): इसका उपयोग क्लस्टर और लम्बे समय से पड़ने वाले दौरों का इलाज करने के लिए किया जाता है।
  - गाबापेंटिन (Gabapentin): यह दवा भी आंशिक दौरे का इलाज करने के लिए प्रयोग की जाती है।
  - डिवाप्रोएक्स (डेपाकोट/Depacot): यह दवा एब्सेंस, आंशिक, जटिल आंशिक और कई प्रकार के दौरे का इलाज करने के लिए उपयोग की जाती है।
  - लेवेटिरासीटमः यह सामान्यीकृत, आंशिक, असामान्य एब्सेंस और अन्य प्रकार के दौरों के लिए पहला उपचार है।
  - अथॉक्सीमाईडः इसका उपयोग एबसेंस दौरे के सभी प्रकारों का इलाज करने के लिए किया जाता है। इसमें असामान्य, बाल्यावस्था और किशोरावस्था के एब्सेंस दौरे शामिल हैं।

- **वेगस तंत्रिका उत्तेजक (Vagus nerve stimulator):** यह उपकरण शल्यचिकित्सा द्वारा छाती पर त्वचा के नीचे लगाया जाता है और बिजली द्वारा गर्दन से होते हुए तंत्रिका को उत्तेजित करता है। इससे दौरों को रोकने में मदद मिल सकती है।

- **केटोजेनिक आहारः** आधे से ज्यादा लोग जिन पर दवाओं का भी असर नहीं होता, उन्हें उच्च वसा और कम मात्रा में कार्बोहाइड्रेट युक्त आहार लेना चाहिए।
- **मस्तिष्क की सर्जरीः** मस्तिष्क का वह हिस्सा जो दौरों का कारण बनता है, उसे हटाया या बदला जा सकता है।

### नर्सिंग प्रबंधन (Nursing management)

- चोट क्षति एवं दम घुटने की रोकथाम (Preventing injuries and suffocation)
    - व्यक्ति आयु, रोग की अवधि, जोखिम कारक तथा व्यक्ति में रोग के प्रति समझ की जानकारी प्राप्त करें।
    - उसे कब और कैसे झटके आते हैं, इसकी पूरी जानकारी प्राप्त करें।
    - व्यक्ति के परिवार में देखभाल प्रदान करने वाला व्यक्ति है या नहीं, इसकी जानकारी प्राप्त करें।
    - व्यक्ति के आस–पास से सारी चोट पहुंचाने वाली वस्तुएँ हटा दें।
    - उसकी श्वसन नली में किसी प्रकार की बाधा को हटाएँ।
    - झटके के दौरान व्यक्ति को जोर से जकड़े या पकड़े नहीं।
    - झटके आने वाले व्यक्ति को सदैव इसकी पहचान करने वाला ब्रेसलेट (कड़ा) पहनाएँ।
- ज्ञान की कमी (Knowledge deficit)
    - व्यक्ति एवं उसके परिवार के झटके से संबंधित ज्ञान की जानकारी प्राप्त करें।
    - झटके आने वाले व्यक्ति को ऐसी गतिविधियों से बचाएँ जिसमें जान का जोखिम हो जैसे झटके आने के अगले छः महीने तक गाड़ी न चलाना, तैरने अकेले न जाना या कोई उच्च जोखिम वाला खेल खेलना।
    - अपनी दवाओं को समय पर लेना तथा कभी कोई खुराक नहीं भूलना।
    - रोगी को झटके आने से पहले होने वाले चेतावनी चिन्हों को पहचानना।
- परिवार में देखभाल तनाव (Strain of caregiver role)
    - परिवार के सदस्यों को इस रोग के बारे में जागरुक बनाएँ तथा उन्हें देखभाल में भागीदार बनाएँ।
    - परिवार में आपसी सहयोग तथा जिम्मेदारी बाँटने के लिए प्रेरित करें।
    - यदि रोगी की देखभाल परिवार के लिए अधिक है तो उन्हें बाहरी प्रोफेशनल सहायता लेने के लिए प्रेरित करें।
    - परिवार को एपिलेप्सी सेंटर या सहयोग ग्रुप से मिलाएँ। यह उनको मानसिक सहयोग प्रदान करेगा।

# Other Important Questions

**प्रश्न**   स्ट्रोक परिभाषा (Definition)

**उत्तर**   स्ट्रोक (Stroke)/Cerebrovascular Accident

**परिभाषा (Definition)**

जब दिमाग के किसी भाग में रक्त की आपूर्ति की कमी हो जाए (Ischemia) या रक्त स्राव हो जाए, जिससे दिमागी सेल (cell) की मृत्यु हो जाती है, उसे स्ट्रोक या CVA कहते हैं।

**प्रश्न**   पेट में पेरासेन्टेसिस की जटिलताएँ। **Complications of paracentasis.**

**उत्तर**   पेट में पेरासेन्टेसिस की जटिलताएँ **(Complications of paracentesis)**

- रक्त स्राव (Bleeding)
- संक्रमण (Infection)
- दुर्घटनावश अन्य उदरीय अंगों में भेदन (Accidental piercing of organs of abdomen)
- हाइपोवोलेयूमिया (Hypovolemia)
- किडनी खराब (Renal failure)
- Blood albumin स्तर में कमी (Hypoalbuminemia)

**प्रश्न**   सीजर के मरीज की नर्सिंग व्यवस्था। **(Nursing management of patient with Seizure)**

**उत्तर**   सीजर के मरीज को नर्सिंग व्यवस्था। (Nursing management of Patient with Seizure)

- **सीजर से पहले (Before seizure)**
    - यदि रोगी में सीजर से पहले का प्रभाव (aura) अनुभव हो तो सुरक्षा के उपाय अपनाएं।
    - बिस्तर को नीचा कर, bedside rail ऊपर करें।
- **सीजर के दौरान देखभाल। (Care during seizure)**
    - सीजर के समय निम्नलिखित बातों का अवलोकन (Observation),एवं रिकार्डिंग करें–
        - दिनाँक, समय, अवधि
        - चेतना अवस्था (Level of consciousness)

- ○ शरीर की गतिविधि (Body movements) एवं उसकी प्रकृति (its nature)
  - ○ आँखों का घूमना (Rolling of eye)
  - ○ अनियंत्रित मूत्र त्याग (Urine incontinence)
- – रोगी की श्वसन तंत्र की जाँच करें–
  - ○ श्वसन मार्ग को साफ रखें।
  - ○ यदि जबड़े कसे हुए हैं, तो इन्हें जबरन खोलने की कोशिश न करें।
  - ○ मुँह को एक तरफ करें ताकि मुँह से स्राव बाहर आ सके। यदि संभव हो तो रोगी को करवट की स्थिति (Side-lying position) में रखें।
  - ○ रोगी के कपड़े ढीले करें एवं उस पर कोई restraint है, तो उसे खोल दें।
  - ○ गर्दन के चारों ओर यदि टाई, स्कार्फ आदि है तो उसे हटा दें।
- – रोगी को चोट लगने से बचाएँ–
  - ○ उसके पास से कोई हानिकारक वस्तु हटा दें (जैसे sharps आदि)
  - ○ रोगी के सिर के नीचे तकिया लगा दें।
  - ○ उसे बाँधें या कस कर पकडें नहीं।
- – सीजर के दौरान दी जाने वालीं औषधि (Medication given during seizures)
  - ○ सीजर के दौरान रोगी की antiepileptic दवाएँ दें, जैसे–
    - ❖ Phenytoin sodium
    - ❖ Diazepam
    - ❖ Phenobarbitone sodium

- **सीजर के बाद देखभाल (Care after seizure)**
- – सीजर समाप्त होने पर निम्नलिखित व्यवहार एवं स्थिति का अवलोकन एवं रिकार्डिंग करें।
  - ○ Gag-reflex
  - ○ सिरदर्द के लक्षण, अवधि, स्थिति, तीव्रता
  - ○ मल एवं मूत्र अनियंत्रित (Incontinence of urine and stool)
  - ○ क्षति (injury), जीभ कटना, चोट, fracture
  - ○ बचे हुए लक्षण (Residual deficit)
    - ❖ व्यवहार में बदलाव (Behavior change)
    - ❖ भाषा में विकार (language disturbance)
    - ❖ समंवय में कमी (Poor coordination)
    - ❖ शरीर की कमजोरी (Weakness)
    - ❖ सोने के पैटर्न में बदलाव (Changed sleep pattern)
- – रोगी को सम्पूर्ण आराम प्रदान करें तथा जागने पर रोगी को उसके वातावरण से अवगत कराएँ।

- ० तीव्र उद्दीपक (Strong stimulus) से रोगी को दूर रखें जैसे तेज ध्वनि, तेज रोशनी आदि।
  - अन्य उपाय (Other measures)
    - ० रोगी को डिस्चार्ज करने से पूर्व दवाओं के बारे में पूर्ण जानकारी दें तथा परिवार को भी शामिल करें।
    - ० परिवार के सदस्यों को seizure के दौरान रोगी की देखभाल के बारे में जानकारी दें।
    - ० रोगी को अकेले गाड़ी न चलाने दें तथा ऐसी किसी भी गतिविधि से बचाएँ, जो उसे क्षति पहुँचा सकती है जैसे तैरना, घुड़–सवारी आदि।
    - ० रोगी को नियमित संतुलित भोजन एवं दवाएँ दें।

**प्रश्न** ब्लड ट्रांस्फ़्यूज़न के मरीज की नर्सिंग देखभाल लिखें।
**Nursing care of the patient with blood transfusion.**

**उत्तर** ब्लड ट्रांस्फ़्यूज़न में नर्सिंग देखभाल (Nursing care in blood transfusion)

- Blood transfusion से पहले (Before blood transfusion)
  - रोगी की blood transfusion संबंधित इतिवृत्ति लें।
  - रोगी की सामान्य शारीरिक जाँच करें।
  - Emergency tray/Anaphylactic tray तैयार रखें।
  - Blood bank से प्राप्त blood bag को पुनः जाँचे जैसे Blood group, Rh factor, उपयोग की अंतिम तिथि (Date of expiry), Blood bag में परिवर्तन या बदलाव।
  - Blood bag एवं रोगी के Blood group को भी मिलाएँ।
  - रोगी से लिखित अनुमति (written consent) लें।
  - रक्त चढ़ाने से पहले रोगी के मूल आँकडे (Vital parameters) जैसे TPR एवं Blood pressure जाँचें।
  - रोगी से किसी प्रकार की एलर्जी या पूर्व blood transfusion में हुई किसी समस्या के बारे में पूछें।
  - रोगी को रक्त चढ़ाने की प्रक्रिया एवं अवधि की जानकारी दें।
  - रक्त चढ़ाते समय blood bag के रक्त का तापमान, रूम के तापमान जितना होना चाहिए।

- Blood transfusion के दौरान (During blood transfusion)
  - रोगी को रक्त चढ़ाने के लिए 18 gauge का IV cannula लगाएँ।
  - Transfusion शुरू करने से पहले रक्त की मात्रा (blood volume) एवं रक्त शुरू करने का समय नोट करें।
  - रक्त चढ़ाने की गति धीमी रखें। विभिन्न प्रकार के blood products को देने की अवधि अलग होती है, उसी अनुसार उन्हें दें।

- यदि transfusion के दौरान रोगी को कोई समस्या या जटिलता होती है, तो transfusion को तुरंत बंद कर दें तथा डॉक्टर को सूचित करें।
- रक्त चढ़ाना समाप्त होने पर पुनः रोगी का TPR एवं Blood pressure जाँचें।
- रोगी को आरामदायक स्थिति प्रदान करें।
- रक्त चढ़ाने की प्रकिया को रोगी के Document में रिकॉर्ड करें।

**प्रश्न**   Asthma के कारण (Etiology) नैदानिक लक्षण (Clinical manifestations) के बारे में विस्तार से लिखें।

**उत्तर**   **कारण (Etiology)**

- एलर्जी (Allergy)
  - वायु एलर्जन (air allergens) परफ्यूम, धूम्रपान, एरोसोल स्प्रे।
  - जानवर एलर्जन (Animal allergens) कोकरोच, पोलन, धूलनाइट।
  - खाद्य पदार्थ (Food allergens) अण्डा, मछली।
  - दवाएँ (Drugs)–एस्प्रिन (Aspirin), Penicillin
- संक्रमण (Infection)
  - *Streptococcus pneumoniae*
  - *H. influenzae*
  - Viruses
- व्यवसायिक कारण (Occupational exposure)
  - मेटल साल्ट (Metal salts)
  - औद्योगिक रसायन (Industrial chemicals)
- तनाव (Stress)
- व्यायाम (Exercise)
- हॉरमोन (Hormones)

**नैदानिक लक्षण (Clinical manifestations)**

- साँस लेते समय आवाज आना (Wheezing)
- खाँसी (Cough)
- साँस लेने में तकलीफ (Dyspnea)
- छाती में संकुलन (Chest congestion and tightness)
- हांफना (Panting)
- श्वसन दर का बढ़ना (Increased respiratory rate) 25–40 प्रति मिनट
- पल्स दर का बढ़ना (Tachycardia >130 बीट प्रति मिनट)
- घबराहट (Anxiety)

**नैदानिक जाँच (Diagnostic test)**

- इतिवृति एवं शारीरिक परीक्षण (History and physical examination)
- रक्त जाँच (Blood test)

- Hemoglobin
- WBC
- IgF
- Pulmonary function test
- Chest X-ray
- Arterial blood gas analysis (ABG)
- Pulse oximetry

**प्रश्न** ट्यूबरकुलर दिमागी बुखार के लक्षण एवं कारण। **(Causes, signs and symptoms of tubercular meningitis)**

**उत्तर** ट्यूबरकुलर दिमागी बुखार **(Tubercular meningitis)**

### कारण (Causes)

यह *Mycobacterium tuberculosis* बैक्टीरिया द्वारा होता है, जो दिमाग एवं स्पाइनल कॉर्ड को प्रभावित करते हैं।

### जोखिम कारक (Risk factors)

यदि रोगी की इन रोगों की history हो, तो उन्हें दिमागी बुखार होने की संभावना बढ़ जाती है—

- AIDS
- अत्यधिक शराब का सेवन (Excessive consumption of alcohol)
- Pulmonary TB
- कम रोग क्षमता (Weakened immunity)
- कुपोषण (Malnutrition)
- मधुमेह (Diabetes mellitus)
- Corticosteroid दवाओं का प्रयोग
- Malignancy

### लक्षण (Signs and Symptoms)

- बुखार एवं कंपन (Fever and chills)
- मानसिक स्थिति में परिवर्तन (Change in mental status)
- मिचली एवं वमन (Nausea and vomiting)
- लाइट के प्रति संवेदनशीलता (Photophobia)
- तीव्र सिरदर्द (Severe headache)
- गर्दन में ऐंठन (Stiff neck)
- उत्तेजना (Agitation)

- चेतना में गिरावट (Decreased consciousness)
- असामान्य स्थिति जिसमें सिर एवं पीठ पीछे की तरफ मुड़ी होती हैं (Opisthotonus state)

**प्रश्न** मरीज को डिजोक्सिन देते समय नर्स की जिम्मेदारी। (Nurse's Responsibility while giving digoxin to a patient)

**उत्तर** Digoxin देते समय नर्स की जिम्मेदारी (Responsibility of nurse while giving digoxin to patient):

- Digoxin दवा को बंद कवर के डब्बे में एवं रोशनी से दूर रखें।
- Digoxin देते समय रोगी की हृदय क्षति (heart rate) एवं लय (rhythm) को बारीकी से मॉनीटर करें।
- Digoxin देने से पहले रोगी की pulse जाचें। यदि रोगी की pulse 60 बीट/मिनट से कम है तो Digoxin न दें।
- Digoxin लेने वाले रोगी में निम्नलिखित बातों को नोट करें–
  - पोटैशियम (Potassium), मैग्नीशियम (Magnesium) एवं थॉयरोक्सिन (Thyroxine) के स्तर में गिरावट
  - कैल्शियम (Calcium) स्तर का बढ़ना।
  
  यदि ऐसी स्थिति होती है तो यह Digoxin toxicity के लक्षण हैं। नर्स को रोगी के Blood में इनके स्तर की जाँच करनी चाहिए।
- Digoxin देते समय dysrhythmia, श्वसन संकुलन (congestion) एवं peripheral edema के लक्षणों को मॉनीटर करें।
- प्रतिदिन रोगी का वजन करें तथा उसका intake–output चार्ट बनाएँ।
- समय-समय पर रोगी का ECG करें।
- यदि digoxin toxicity के लक्षण दिखें, तो दवा तुरंत बंद करे दें।
- रोगी के Renal function एवं urine output को भी मॉनीटर करें।
- रोगी को निम्नलिखित दवा के साथ Digoxin न दें।
  - Indomethacin
  - Spironolactone
  - Insulin
- निम्नलिखित रोगी को Digoxin न दें–
  - लीवर रोग (Liver disease)
  - किडनी रोग (Kidney disease)
  - Hypothyroidism
  - Sever cardic decompensation
  - Ventricular dysrhythmias

**प्रश्न** **कोलोस्टमी के बाद रोगी की देखभाल। (Postoperative care of the patient after colostomy)**

**उत्तर** कोलोस्टमी के बाद रोगी की देखभाल। (Postoperative care of the patient after colostomy)

- **स्टोमा का आंकलन (Assessing stoma)**
    - स्टोमा के रंग एवं रक्त स्राव (bleeding) का आंकलन करें।
    - स्टोमा का रंग गुलाबी होना चाहिए। यदि रंग नीला या भूरा है तो इसका अर्थ है कि स्टोमा नेकरोज्ड (necrosed) हैं।
    - नर्स को प्रत्येक 8 घंटे में स्टोमा के रंग की जाँच कर, उसे नोट करना चाहिए।

- **त्वचा की देखभाल (Care of skin)**
    - स्टोमा के आस–पास की त्वचा को सूखा रखें एवं इसको सूखा रखने के लिए stomahesive (convatec), coloplast आदि का प्रयोग करें।
    - त्वचा को हल्के साबुन से साफ कर हल्के गरम पानी से धोकर ही इन्हें प्रयोग करें।

- **Pouch का चुनाव (Selection of pouch)**
    - Pouch हमेशा खुले मुँह का (Open-ended), पारदर्शी (Transparent) एवं गंद-रहित (Odor-proof) होना चाहिए।
    - इससे pouch को खाली करने का समय पता चलता है, एवं आस-पास की त्वचा का भी अवलोकन किया जा सकता है।
    - स्टोम का आकार नापने के लिए स्टोमा नापने वाले कार्ड का प्रयोग करें, ताकि यह सही आकार का हो और फिट हो (नहीं तो स्राव की संभावना बढ़ जाती है)।

- **Pouch की देखभाल (Care of pouch)**
    - निष्कासित पदार्थ का रंग, मात्रा एवं बनावट नोट करें।
    - Pouch बदलते समय आस–पास की त्वचा का अवलोकन करें।
    - कभी भी pouch को सीधे प्रदाहित त्वचा पर न लगाएं। पहले त्वचा पर रक्षात्मक पदार्थ (coloplast etc.) लगाएं, फिर pouch लगाएँ।
    - जब pouch 1/3 भर जाए तब इसे खाली करना चाहिए।

- **आहार (Diet)**
    - ऐसे रोगी के आहार पर विषेश ध्यान देना चाहिए।
    - ऐसे पदार्थ न दें जो गैस पैदा करें जैसे गोभी, प्याज, बीन्स आदि।
    - आहार में कुछ restriction के साथ संतुलित आहार दें।
    - रोगी को उपयुक्त जल या तरल पदार्थ लेने के लिए प्रोत्साहित करें।

**प्रश्न** **नेफरोटिक सिन्ड्रोम के साथ मरीज की नर्सिंग देखभाल। Nursing care of a patient with nephrotic syndrome.**

**उत्तर** नेफरोटिक सिन्ड्रोम के रोगी की नर्सिंग देखभाल (Nursing care of a patient with nephrotic syndrome)

- Nephrotic syndrome के रोगी में मुख्यतः सूजन (Edema) की देखभाल करनी होती है। एडीमा का आंकलन करने के लिए—
  - प्रतिदिन रोगी का वज़न करें।
  - उसका सही–सही Intake-output रिकॉर्ड करें।
  - प्रतिदिन रोगी का उदरीय माप (abdominal girth) एवं extremities का माप करें।
  - इन आँकड़ों को पिछले दिन के आँकड़ों से मिलाएँ, जिससे एडीमा की वृद्धि या कमी का पता चलता है।
- त्वचा की देखभाल (Care of skin)
  - एडीमा त्वचा की विशेष देखभाल करें क्योंकि इसे क्षति पहुँचने की संभावना अधिक होती है।
  - उसे सावधानीपूर्वक साफ करें।
  - किसी प्रकार के घर्षण (friction) या चोट लगने से बचाएं।
  - एडीमा कम करने के लिए डाईयुरेटिक (Diuretic) दें जैसे Lasix.
- पोषण (Nutrition)
  - इस रोग में शरीर में प्रोटीन की कमी हो जाती है इसलिए—
  - रोगी को high protein- low sodium diet दें।
  - प्रतिदिन प्रोटीन मात्रा 1.5–3 gm/kg body weight तक दें।
  - छोटा एवं नियमित आहार दें (Small-frequent meal)
  - पानी की मात्रा सीमित रखें।
- संक्रमण की रोकथाम (Prevention of infection)-
  - रोगी को संक्रमण से बचाने के सभी उपाय करें।
  - उसे संक्रमित वातावरण एवं रोगियों से दूर रखें।
  - रोगी के पास जाने से पहले एवं कोई प्रक्रिया करने से पहले अच्छे से हाथ धोएं।
- मानसिक सहयोग (Psychological support)
  - रोगी को एडीमा के कारण फूले शरीर के साथ बाहर जाने एवं लोगों से मिलने में असहजता महसूस होती है इसलिए रोगी को—
    - रोग संबंधित जानकारी दें।
    - उसका आत्मविश्वास बढ़ाने में सहायता करें।
    - परिवार का सहयोग प्राप्त करें।

**प्रश्न** कुशिंग सिंड्रोम की नैदानिक अभिव्यक्तियाँ लिखें। **Write down the clinical manifestations of Cushing syndrome.**

**उत्तर** कुशिंग सिंड्रोम की नैदानिक अभिव्यक्तियाँ (Clinical features of Cushing syndrome)

- बालों का पतला होना (Thinning of hair)
- चेहरे पर दाने निकलना (Acne on face)

- चेहरे का चाँद की तरह (Moon face) दिखना, जो कि अत्यधिक एडीमा के कारण होता है।
- शारीरिक एवं चेहरे के बालों में वृद्धि होना (Excessive hair on body and face)
- अत्यधिक वजन बढ़ना (Excessive weight gain)
- मासिक धर्म की अनुपस्थिति (Absence of menstrual cycle)
- उदर एवं स्तन पर भूरे रंग की धारियाँ (Purple striae on abdomen and breast)
- Extremities (हाथ–पांव) का पतला होना।
- पेट में अत्यधिक वसा जमा होना एवं पेट का लचीला होना (Pendulous abdomen )
- पीठ पर अत्यधिक वसा जमा होना (Buffalo hump)
- शरीर पर छोटे–छोटे चकत्ते पड़ना (Ecchymosis)
- उच्च रक्तचाप (Hypertension)
- कूबड़ निकलना (Kyphosis)
- हड्डियों का गलना (Osteoporosis)
- मानसिक अस्थिरता (Mental upset)
- अधिक मात्रा में मूत्र होना (Polyuria)
- मूड में बदलाव जैसे चिड़चिड़ाहट, घबराहट, अनिद्रा, तर्कहीनता आदि।
- Hypokalemia

**प्रश्न** पार्किंसंस रोग की पाँच नैदानिक अभिव्यक्तियां लिखें।
**Five clinical manifestations of Parkinson's diseases.**

**उत्तर** Parkinson's diseases के पाँच नैदानिक अभिव्यक्तियाँ (Five clinical manifestations of Parkinson's diseases)

- **कंपन (Tremors)**
    - यह Parkinson's रोग का पहला लक्षण है।
    - शुरूआत में सिर्फ रोगी को इसका पता चलता है, खासकर तब जब वह कुछ लिखता है।
    - यह सामान्यतः हाथ में अधिक देखा जाता है।
    - ये आराम करते समय अधिक अच्छे से दिखते हैं तथा भावनात्मक तनाव के दौरान बढ़ जाते हैं।
    - हाथों के इस कंपन को 'Pill Rolling' भी कहते हैं।
- **अकड़न (Rigidity)**
    - यह Parkinson's रोग का दूसरा लक्षण है।

- इसमें रोगी के हाथों–पैंरों को जब Range of motion में घुमाने का प्रयत्न किया जाता है तो वो अकड़ जाते हैं।
- इसकी विशेषता इसकी Jerky प्रक्रिया होती है एवं यह प्रक्रिया बार–बार होने के कारण इसे Cogwheel rigidity भी कहते हैं।
- **ब्रैडीकिनेसिया (Bradykinesia)**
  - इसमें व्यक्ति के automatic movements नहीं होते हैं। जैसे चलते समय हाथों का न हिलना।
  - चेहरे पर भावों का न होना (Blank facial expression)
  - झुक कर चलना (Stooping posture)
  - लार का बहना (Drooling of saliva)
  - चलते समय लड़खड़ाना (Shuffling gait)
  - किसी movement की शुरूआत करने में समस्या।

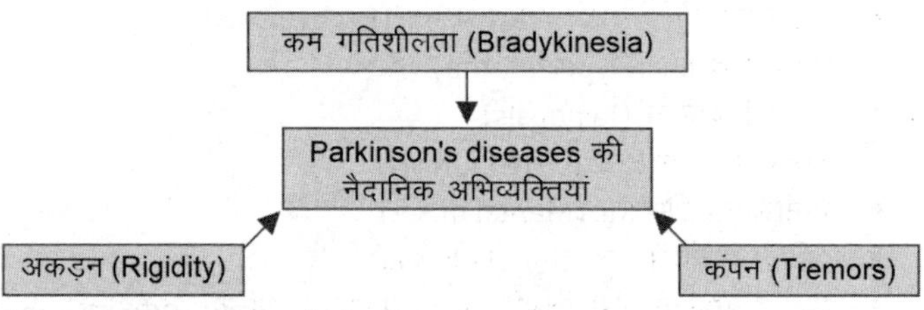


**प्रश्न** CVA सूची में कारण को लिखें।
**Enlist causes of CVA.**

**उत्तर** कारण (Causes)
- Cerebral thrombosis
- उच्च रक्तचाप के कारण रक्तस्राव (Hypertensive bleeding)
- Cerebral embolism
- मस्तिष्क की Blood vessels का फटना (Rupture of blood vessel of brain)

**जोखिम कारक (Risk factors)**

इसके दो प्रकार के जोखिम कारक होते हैं। एक जिनको बदला नहीं जा सकता तथा दूसरे जिनको बदला जा सकता है।

| बदले न जा सकने वाले कारक<br>*Nonmodifiable factors* | बदले जा सकने वाले कारक<br>*Modifiable factors* |
|---|---|
| • आयु (Age) | • मधुमेह (Diabetes mellitus) |
| • लिंग (Sex) | • उच्च रक्तचाप (Hypertension) |
| • प्रजाति (Race) | • हृदय रोग (Heart disease) |
| • वंशानुगत (Hereditary) | • मोटापा (Obesity) |

| बदले न जा सकने वाले कारक<br>*Nonmodifiable factors* | बदले जा सकने वाले कारक<br>*Modifiable factors* |
|---|---|
| | • शारीरिक शिथिलता (Physical inactivity) |
| | • धूम्रपान (Smoking) |
| | • ओरल गर्भनिरोधक (Oral contraceptive) |
| | • बढ़ा हुआ Cholesterol स्तर (Increased cholesterol level) |
| | • असंतुलित आहार (Poor diet) |
| | • Hypercoagulability |
| | • माइग्रेन सिरदर्द (Migraine headache) |

**प्रश्न**  TB का चिकित्सा प्रबन्धन। A Medical management of TB

**उत्तर**  TB का चिकित्सा प्रबन्धन (Medical management of TB)

TB के उपचार के लिये दो वर्गीकरण औषधियों का प्रयोग किया जाता है यह वर्गीकरण है–

- प्रथम–रेखा औषधि (First-line drugs)
    - Isoniazid (INH) (आईसोनियाजिड)
    - Rifampicin (रिफाम्पसिन)
    - Ethambutol (इथामबुटोल)
    - Streptomycin (स्ट्रेप्टोमाईसिन)
    - Pyrazinamide (पीराजिनामाइड)
- द्वितीय–रेखा औषधि (Second-line drug/Reserve drug)
    - Ethionamide (इथिओनामाइड)
    - Capreomycin (कैप्रियोमाइसिन)
    - Kanamycin (कैनामाइसिन)
    - Para-aminosalicylic acid (PAS) (पैरा-अमाइनो सेलीसिलिक एसिड)
    - Cycloserine (साइकलोसीरिन)

**प्रश्न**  Tonsillectomy की पोस्ट-ऑपरेटिव देखभाल लिखें। (Postoperative care of tonsillectomy)

**उत्तर**  Tonsillectomy के उपरान्त रोगी की देखभाल (Postoperative care after tonsillectomy)

- **शारीरिक क्रिया (Physical activity)**
    - रोगी को पूरा आराम दें।
    - उसे कोई भी भारी काम न करने दें।
- **आहार (Diet)**
    - Tonsillectomy के बाद रोगी को ठंडा खाने या पीने के लिये दें।

- इसके बाद रोगी को मुलायम एवं आसानी से खा सकने वाले खाद्य पदार्थ दें जैसे आइसक्रीम, पुडिंग आदि।
- मसालेदार, ठोस एवं गर्म खाना न दें।

- **पीड़ा (Pain)**
  - रोगी को पीड़ा नाशक औषधि दें जैसे Acetaminophen या Codeine.
  - NSAID दवाएँ न दें।

- **बुखार (Fever)**
  - Tonsillectomy के बाद रोगी को 104°F तक हल्का बुखार आ जाता है।
  - रोगी को बुखार कम करने के लि, उसे Antipyretic औषधि दें, e.g. Paracetamol

- **रक्तस्राव (Bleeding)**
  - अधिकतर रक्तस्राव नहीं होता है। यदि रक्तस्राव होता है, तो रोगी को बैठा कर उसके गर्दन पर ice collar लगाएं।
  - थूक एवं वमन की रक्तस्राव के लिए जांच करें।
  - यदि रक्तस्राव अधिक है, तो डाक्टर को बुलायें।

- **फौलो–अप (Follow-up)**
  - रोगी को 4 से 6 हफ्ते बाद फौलो–अप की जांच के लिए अस्पताल बुलायें।

**प्रश्न**  Cholelithiasis क्या है। शल्य प्रबन्धन लिखें।

**What is cholelithiasis? Write down surgical management.**

**उत्तर**  Cholelithiasis

जब पित्ताशय (Gallbladder) में पथरी या स्टोन उपस्थित होते हैं, तो उस स्थिति को Cholelithiasis कहते हैं।

**Cholelithiasis का शल्य प्रबन्धन (Surgical management of cholelithiasis)**

- **Cholecystectomy**–इस प्रक्रिया में पित्ताशय को निकाल दिया जाता है।
- **Laparoscopic cholecystectomy**– इस प्रक्रिया में पित्ताशय को उदर (abdomen) पर किये छेदों में से एक छेद द्वारा Laparoscope की सहायता से निकाला जाता है।
- **Cholecystostomy**– इस प्रक्रिया में पित्ताशय में से पथरी निकालते हैं तथा पित्ताशय को नहीं निकालते हैं।

**प्रश्न**  टी बी लाक्षणिक अभिव्यक्ति लिखें।

**Clinical manifestation of TB**

**उत्तर**  TB की लाक्षणिक अभिव्यक्ति (Clinical manifestation of TB)

**Pulmonary Symptoms**

- खाँसी (Cough) – अत्यधिक एवं Mucosa सहित होती है।।
- साँस लेने में तकलीफ (Dyspnea)

- सीने में दर्द (Chest pain)
- खाँसी में खून आना (Hemoptysis)
- उच्च बुखार (High fever)
- कंपन (Chills)
- फ्लू जैसे लक्षण (Flu-like symptoms)

**Systemic Symptoms**
- थकान (Fatigue)
- शरीरिक थकावट (Malaise)
- भूख न लगना (Anorexia)
- वजन का घटना (Weight loss)
- रात में पसीना आना (Night sweats)

**प्रश्न** नैदानिक लक्षण एवं हेपेटाइटिस बी की रोकथाम के उपाय।

**Clinical manifestation and preventive measures of hepatitis B**

**उत्तर** **Hepatitis B के नैदानिक लक्षण (Clinical features of hepatitis B)**

Hepatitis B के तीन Phase होते हैं एवं उसी के आधार पर उसके Clinical manifestation होते हैं, जो इस प्रकार हैं–

- **Preicteric phase**
  - भूख न लगना (Anorexia)
  - मिचली व वमन (Nausea and vomiting)
  - कब्ज एवं अतिसार (Constipation and diarrhea)
  - शारीरिक थकावट (Malaise)
  - सिरदर्द (Headache)
  - बुखार (Fever)
  - Hepatomegaly एवं splenomegaly
  - उदरीय असहजता (Abdominal discomfort)
  - त्वचा पर दाने (Skin rashes)
  - वज़न घटना (Weight loss)
- **Icteric phase**
  - पीलिया (Jaundice)
  - हरे रंग का मूत्र (Dark-colored urine)
  - प्रूराइटिस (Pruritus)
  - Bilirubinuria
  - मल का भूरा रंग (Clay-colored stool)
  - थकान (Fatigue)
  - वजन का घटना (Weight loss)

- **Post-icteric phase**
  - शारीरिक पीड़ा (Malaise)
  - आसानी से थकान होना (Easy fatigability)
  - Hepatomegaly एवं Splenomegaly कम हो जाती है।
  - पीलिया (Jaundice) कम हो जाता है।

**Hepatitis B की रोकथाम (Hepatitis B preventive measure)**

- **टीकाकरण (Immunization)**

  व्यक्ति को Hepatitis B को टीकाकरण करना चाहिए। इसे
  - नवजात शिशु एवं बच्चों को भी लगाना चाहिए।
  - वो व्यक्ति जो रक्त एवं रक्त उत्पाद प्रयोग करते हैं।
  - वो व्यक्ति जो Hepatitis B के उच्च जोखिम पर हों।
  - जिनके कई Sexual पार्टनर होते हैं।
  - ड्रग्स (injection) प्रयोग करने वाले व्यक्ति।

- **अन्य उपाय (Other measures)**
  - शारीरिक fluid या blood से सम्पर्क के समय Gloves पहने।
  - शरीर पर लगे fluid या blood को अच्छे से साफ करना चाहिए।
  - एक ही सुई (Needle) का प्रयोग बार–बार नहीं करना चाहिए।
  - तेज धार एवं नुकीली वस्तुओं को सावधानी से छूना चाहिए।
  - स्वस्थ्य यौन संबन्ध बनाना चाहिए।
  - शरीर में छेद कराना या टैटू बनवाते समय नई एवं सुरक्षित सुई का प्रयोग करना चाहिए।
  - यदि संक्रमित रोगी के रक्त से exposure का अंदेशा है, तो हाथ अच्छे प्रकार से धोने चाहिए।

**प्रश्न**   क्रोनिक रीनल विफलता के कारणों और लक्षणों की सूची बनाइए।

**List down the causes, signs and symptoms of chronic renal failure.**

**उत्तर**   Chronic Renal failure के कारण (Causes of chronic renal failure)

- **Prerenal कारण**
  - अत्यधिक रक्तस्त्राव (Severe blood loss)
  - अत्यधिक वमन (Severe vomiting)
  - अत्यधिक द्रव हानि (Excessive fluid loss)
  - Septicemia

- **Renal कारण**
  - Glomerulonephritis
  - Pyelonephritis
  - Renal vascular disease
  - Nephrotic syndrome

- **Postrenal कारण**
    - पथरी बनना (Stone formation)
    - जन्म के विकार (Congenital defect)
    - Ureter constriction
    - Bladder कैंसर

**Chronic renal failures लक्षण (Features of chronic renal failure)**
- **मानसिक लक्षण (Psychological symptoms)**
    - घबराहट (Anxiety)
    - अवसाद (Depression)
    - मानसिक असंतुलन (Psychosis)
- **Neurological लक्षण**
    - थकान (Fatigue)
    - सिरदर्द (Headache)
    - सोने में तकलीफ (Sleeping disorder)
    - आलस (Lethargy)
    - मिर्गी का दौरा (Seizure)
    - कोमा (Coma)
- **Cardiovascular लक्षण**
    - उच्च रक्तचाप (Hypertension)
    - Congestive cardiac failure
    - Myocardiopathy
    - Pericardial effusion
- **Pulmonary लक्षण**
    - Pulmonary edema
    - सांस लेने में तकलीफ (Dyspnea)
    - निमोनिया (Pneumonia)
- **Gastrointestinal लक्षण**
    - भूख न लगना (anorexia)
    - मिचली एवं वमन (nausea and vomiting)
    - आमाशय में रक्तस्राव (GI bleeding)
    - Peptic ulcer
    - Stomatitis/Gastritis
- **Integumentary लक्षण**
    - Pallor
    - Pruritus

- – Ecchymosis
- – सूखी त्वचा (dry skin)
- **Reproductive लक्षण**
  - – नपुसंकता (Infertility)
  - – Sexual dysfunction
  - – मासिक धर्म का रूकना (Amenorrhea)
- **Metabolic लक्षण**
  - – पोषण की कमी (Nutritional deficiencies)
  - – गठिया (Gout)
- **Hyperlipidemia**
  - – Peripheral neuropathy
  - – Paresthesias
  - – Motor weakness
  - – Restless legs syndrome
- **रक्त संबन्धित (Hematological)**
  - – रकत की कमी (Anemia)
  - – रक्तस्राव (Bleeding)
  - – संक्रमण (Infection)

**प्रश्न** ऑस्टियोपोरोसिस की परिभाषा व नैदानिक अभिव्यक्ति लिखिए।
**Definition and clinical features of osteoporosis-**

**उत्तर** **Osteoporosis**

**परिभाषा–**

Osteoporosis एक दीर्घकालिक (chronic), प्रगतिशील (Progressive), चयापचयी (metabolic) हड्डी (bone) रोग है, जिसमें हड्डी का माँस घट जाता है तथा हड्डी टिसू (Bone tissues) के ढाँचे में विकार आ जाता है।

**नैदानिक अभिव्यक्ति (Clinical features)**

- सामान्यतः इसके लक्षण उजागर नहीं होते इसलिए इसें (Silent disease) भी कहते हैं।
- रोगी को तभी लक्षणों का पता चलता है जब उसकी हड्डियां कमजोर हो जाती हैं।
- गिरने पर आसानी से fracture हो जाता है। इसमें Hip fracture, wrist fracture common हैं।
- पीठ में दर्द (Back pain)
- लम्बाई का कम होना।
- Spinal विकार (Spinal deformity)
- Kyphosis

- उदर का बाहर आना (Protruding abdomen)
- Pulmonary क्षमता का घटना (Decreased pulmonary capacity)

**प्रश्न** फ्रैक्चर के प्रकार की सूची बनाइए। **List down the types of fracture.**

**उत्तर** फ्रैक्चर की परिभाषा (Definition of fracture)

जब हड्डी की निरंतरता भंग हो जाती है, जिसका कारण क्षति, दबाव, ऐंठन, हड्डी के रोग आदि होते हैं, उसे fracture कहते हैं।

**फ्रैक्चर के प्रकार (Types of fracture)**

- **साधरण फ्रैक्चर (Simple fracture)/बंद फ्रैक्चर (closed fracture)**
  - हड्डी टूटने के बाद किसी अंग या एपिडरमिस को भेदती नहीं है।
- **कम्पाउण्ड फ्रैक्चर/खुला फ्रैक्चर (Compound fracture/open fracture)**
  - इसमें हड्डी पूरी तरह टूट जाती है तथा उसके संदूषित (Contaminate) होने का खतरा बढ़ जाता है।
- **प्रभावी फ्रैक्चर (Impacted fracture)**
  - जब हड्डी के दो सिरों पर दबाव के कारण वह दो भागों में टूट कर एक दूसरे में धँस जाती हैं।
- **कमिन्यूटेड फ्रैक्चर (Comminuted fracture)**
  - इसमें हड्डी के टूट कर कई टुकड़े हो जाते हैं।
- **लीनियर फ्रैक्चर (Linear fracture)**
  - हड्डी की धुरी के समानान्तर (Parallel) फ्रैक्चर होता है।
- **ग्रीनस्टिक फ्रैक्चर (Greenstick fracture)**
  - यह एक आंशिक फ्रैक्चर है जो साबुत हड्डी के एक तरफ होता है।
- **संपूर्ण फ्रैक्चर (Complete fracture)**
  - हड्डी का पूर्ण रूप से टूटना।
- **अधूरा फ्रैक्चर (Incomplete fracture)**
  - हड्डी आपस में कहीं जुड़ी रह जाती हैं।

**प्रश्न** मैनिन्जाइटिस का प्रबंधन (Management of meningitis)

**उत्तर** मैनिन्जाइटिस का प्रबंधन (Management of meningitis)

- संपूर्ण आराम (Complete bed rest) - रोगी को अस्पताल में भर्ती कर, उसे संपूर्ण आराम प्रदान करना चाहिए।
- IV fluids - रोगी को 5% dextrose आदि IV fluid देने चाहिए।
- Antibiotic दवाएँ - Meningitis रोग के उपचार में निम्नलिखित दवाएँ, Drug of choice होती हैं–
  - Ampicillin
  - Penicillin

- Cefuroxime
- Cefotaxime
- Ceftriaxone
- Ceftizoxime
- Ceftazidime

ये दवाएँ, Blood-brain barrier को पार कर दिमागी संक्रमण को समाप्त करने का काम करती हैं।

- Analgesic – रोगी को दर्द से आराम दिलाने के लिए Analgesic देंगे जैसे NSAID

- Antipyretic – रोगी के बुखार को कम करने के लिए उसे Paracetamol या aspirin देंगें।

- Diuretics – ICP को कम करने के लिए रोगी को Inj Mannitol IV देंगे एवं Furosemide (Lasix) देंगे।

- Anticonvulsant – झटके न आये इसके लिए रोगी को phenytoin IV देंगे।

**प्रश्न** सामान्य anesthesia की अवस्थाओं की सूची बनाएं।

**List down the stages of general anesthesia**

**उत्तर** Anesthesia की अवस्थाएं (Stages of anesthesia)

- **Analgesia की अवस्था (Stages of analgesia)**
  - इस अवस्था में Anesthesia देते है।
  - रोगी की अंतचेतना में कमी आती हैं।
  - रोगी को Auditory एवं visual hallucination होते हैं।

- **Excitement की अवस्था (Stages of Excitement)**
  - चेतना की कमी होती है।
  - Eyelid reflex नहीं होता है।
  - Autonomic activity एवं respiratory rate में बढ़त होती है।

- **Surgical anesthesia की अवस्था (Stage of surgical anesthesia)**
  - रोगी पूरी तरह अचेतना की अवस्था (unconscious state) में होता है।
  - उसके Vital signs में कमी आती है।
  - उसकी माँसपेशियां शिथिल (Muscles relax) हो जाती है।
  - यह अवस्था शल्य क्रिया के लिए उपयुक्त होती है।

- **Respiratory paralysis की अवस्था (Stage of respiratory paralysis)**
  - यह सबसे गहन अवस्था (critical stage) होती है।
  - रोगी के Vital कार्यों में अत्यधिक कमी के कारण रोगी ठीक प्रकार से सांस नहीं ले पाता है तथा cardiac failure होने की संभावना बढ़ जाती है।
  - यदि समय रहते प्रतिकिया नहीं की, तो रोगी की मृत्यु भी हो सकती है।

**प्रश्न**  Hemorrhoids की परिभाषा लिखें। इसके चार प्रबंधन लिखें। **Define hemorrhoids. Name any four types of management of it.**

**उत्तर**  **Hemorrhoids**

**परिभाषा (Definition)**

Anus या rectum की आंतरिक दीवार में स्थित veins के विस्तारण (dilatation) को Hemorrhoids कहते हैं। इन्हें सामान्य भाषा में पाइल्स (piles) भी कहते हैं।

**Hemorrhoids का प्रबंधन**

इसका Surgical एवं Nonsurgical दोनों प्रक्रियाओं द्वारा उपचार किया जाता हैं।

- **Nonsurgical approach**
    - Band ligation – इसमें hemorrhoids को एक रबर (rubber) के band से बाँध दिया जाता है, जिससे उस स्थान पर blood supply की कमी के कारण ischemia होता है, तथा वह स्थान necrosed हो कर अलग हो जाता है।
    - Infrared coagulation – यह रक्तस्राव (bleeding) के उपचार में प्रयोग किया जाता है, इसमें infrared current द्वारा स्थानीय प्रदाह (local inflammation) उत्पन्न किया जाता है।
    - Cryotherapy – इसमें hemorrhoids को freeze कर दिया जाता हैं।
    - Laser treatment – यह आंतरिक hemorrhoids के उपचार में प्रयोग किया जाता है, लेकिन इसके महंगे होने के कारण यह प्रचलन में नहीं हैं।
- **Surgical approach**
    - Hemorrhoidectomy – इसमें Hemorrhoids को शल्य–क्रिया द्वारा निकाल देते हैं।

**प्रश्न**  Urolithiasis एवं Nephrolithiasis के मध्य अंतर लिखें। **Differentiate between urolithiasis and nephrolithiasis.**

**उत्तर**  Urolithiasis एवं Nephrolithiasis में अंतर

| *Urolithiasis* | *Nephrolithiasis* |
| --- | --- |
| • इसमें पथरी urinary system के किसी भी भाग में बन सकती है। | • इसे kidney stone भी कहते हैं, क्योंकि इसमें पथरी (stone) kidney में ही बनती है। |
| • यह कई रासायनिक पदार्थों द्वारा बनता है, जिसमें मुख्यतः calcium oxalate प्रमुख होता है। | • यह मूत्र में उपस्थित dietary mineral से बनता है। |
| • इसके द्वारा उत्पन्न पीड़ा (pain) पथरी की स्थिति के अनुसार होती है। | • इसके द्वारा उत्पन्न पीड़ा (pain) स्थिर स्थिति पर (Fixed flank pain) होती है। |

**प्रश्न** गहन दिमागी क्षति वाले रोगी के Intracranial pressure को नियंत्रित करने के 4 उपाय लिखें।

**Write any four steps to control intracranial pressure in severely brain injured patient.**

**उत्तर** Intracranial pressure (ICP) को नियंत्रित करने के चार उपाय

- **Drug therapy**
  - ICP को कम करने के लिए Drug of choice है Inj Mannitol (25%).
  - इसके अलावा Diuretic जैसे Furosemide भी ICP को नियंत्रित रखने में सहायता करते हैं।
  - अन्य Drugs में रोगी को Antiseizure (Dilantin), corticosteroid (dexamethasone) आदि देंगे।
- **Ventilation**
  - कार्बनडाइआक्साइड (Carbondioxide) cerebral blood vessels को dilate कर दिमाग में blood की मात्रा बढ़ाती है एवं इससे ICP भी बढ़ता है, इसलिए ICP को नियंत्रित करने के लिए रोगी को Ventilate करना आवश्यक है।
- **IV fluid therapy**
  - रोगी को सामान्य मात्रा में IV fluid दें।
  - रोगी को Dextrose fluid (5%, 10% Dextrose) न दें, यह ICP को बढ़ाते हैं।
- **Sedation एवं Anesthesia**
  - रोगी को Sedate कर के रखते हैं, ताकि cardiovascular activity कम हो और यह रोगी के ICP को नियंत्रित रख सके।
  - Sedate करने से रोगी cough या अन्य क्रिया नहीं करता। यह क्रियाएँ ICP को बढ़ाने में सहायक होती है।
  - यह रोगी के cerebral metabolism को कम रखता है, जिससे ICP नियंत्रित होता है।
- सिर ऊंचा रखना (Elevate the head of patient)–
  - रोगी का बिस्तर 30° के कोण पर होना चाहिए तथा उसका सिर neutral position में होना चाहिए।

**प्रश्न** Cholelithiasis का चिकित्सकीय प्रबंधन लिखें।

**Explain the medical management of cholelithiasis**

**उत्तर** Cholelithiasis का चिकित्सकीय प्रबंधन (Medical management of cholelithiasis)–

- **सामान्य प्रबंधन (General management)**
  - रोगी को मुंह से खाने पर पाबंदी लगाएं (NPO status), तथा उसे Nasogastric tube डालें।

- रोगी को IV fluid दें।
- उल्टी एवं मिचली के लिए Antiemetics दें।
- यदि रोगी को दर्द है तो Analgesic दवायें दें।
- संक्रमण से बचाव के लिए Antibiotic दवायें दें।
- **Dissolution therapy**–इस थेरेपी में रोगी को वो दवाएं दी जाती हैं, जो उसकी पथरी को गला देती हैं। ये दवाएं हैं–
  - Ursodeoxycholic acid (UDCA)
  - Ursodiol/Actigall
  - Chenodeoxycholic acid (CDCA)
- **Endoscopic retrograde cholangio pancreatography (ERCP)**
  - यह एक Nonsurgical विधि है, जिसके द्वारा पित्ताशय से पथरी निकाली जाती हैं।
- **Mechanical lithotripsy**
  - यदि पथरी काफी बड़ी है, तो पहले उसे तोड़ा जाता है एवं उसके बाद उसे निकाला जाता है या फिर वह bile के साथ बाहर आ जाती है।
  - इस प्रक्रिया में laser विकिरणों का प्रयोग पथरी को तोड़ने के लिए किया जाता है।
- **पोषणथेरेपी**
  - रोगी को कम वसायुक्त आहार (Low-fat diet) दें।
  - यह भोजन उच्च प्रोटीन एवं कार्बोहाइड्रेट-युक्त होना चाहिए। (High protein and high carbohydrate diet).

**प्रश्न** डिजाक्सीन दवा का प्रभाव, दुष्प्रभाव, जटिलताएं (उलझाव) और नर्सेज की जिम्मेदारी के बारे में लिखिए।

**Write down the action, side effects, contraindications, and nursing responsibility of the drug digoxin.**

**उत्तर** Digoxin (डिजाक्सीन)–

यह एक Cardiac glycoside है।

### प्रभाव (Action)

- यह Inotropic प्रवृत्ति की होती है एवं Negative chronotropic प्रभाव करती है।
- यह हृदय पेशियों में संकुचन (Myocardial contractility) को बढ़ावा देती है।
- यह हृदय पेशियों में कैल्शियम (calcium) संग्रहित करती है।
- यह Atrial action potential को छोटा करती है।

## दुष्प्रभाव (Sideeffects)

- मिचली एवं वमन (Nausea and vomiting)
- दस्त (Diarrhea)
- सिरदर्द (Headache)
- उदरीय पीड़ा (Abdominal pain)
- थकान (Fatigue)
- शारीरिक थकान (Malaise)
- धड़कन का कम होना (Severe bradycardia)
- Sinus bradycardia
- Ventricular fibrillation
- Paroxysmal atrial tachycardia
- त्वचा पर दाने निकलना (Skin rashes)

## Contraindications

- Hypokalemia
- Ventricular tachycardia
- आंधिक A-V block
- Acute myocarditis
- Wolff-Parkinson–White syndrome
- Lactating mothers

**प्रश्न** मिर्गी के चरणों (Stages) के बारे में लिखिए।

**Write stages of seizers/epilepsy.**

**उत्तर** मिर्गी की अवस्थाएँ (Stages of epilepsy/Seizures)

- **Prodromal phase**
  - यह मिर्गी के झटके शुरू होने से पहले की अवस्था होती है।
  - इसमें विभिन्न चिन्ह एवं क्रियाएं देखी जाती हैं जो झटके से पहले होती हैं।

- **Aural phase**
  - इस अवस्था में व्यक्ति विभिन्न संवेदी चेतावनी (Sensory warning) महसूस करता है।
  - इसमें रोगी के सूँघने, देखने, सुनने एवं भावनात्मक स्थिति में परिवर्तन होते हैं।

- **Ictal phase**
  - इस अवस्था में रोगी को दौरा पड़ता है।
  - रोगी पहले Tonic अवस्था में जाता है, जो 30 सेकेण्ड तक की अवधि की होती है।

इसमें रोगी में निम्नलिखित प्रक्रिया होती हैं।
  - मांसपेशियों में अनियंत्रित अनैच्छिक संकुचन (Involuntary un-controlled muscle contraction)
  - शरीर में अकड़न (Rigidity of body)
  - साँस का रूकना (apnea)
  - अचेतना (Unconsciousness)
  - पैरों का extend एवं हाथों का flex होना।
- Tonic अवस्था समाप्त होने के बाद, अगली अवस्था होती है, जो 1 मिनट की होती है। इसमें रोगी निम्नलिखित प्रतिक्रिया करता है।
  - मांसपेशियों में झटके की गतिविधि (Jerky movement)
  - जीभ या गाल का कटना।
  - मल–मूत्र अनियंत्रण (Bowel–Bladder incontinence)
  - मुँह से झाग आना (Frothing of mouth)
  - साँस का प्रारंभ होना (Resuming respiration)

- **Postictal phase**
  - यह दौरे की अंतिम अवस्था होती है।
  - इसमें रोगी बेहोशी या confusion की स्थिति में होता है।
  - मांसपेशियाँ शिथिल हो जाती हैं।
  - तीव्र सिरदर्द होता है।

**प्रश्न** **कोलीसिस्टाइटिस। (Cholecystitis)**

**उत्तर** **कारण (Etiology/causes)**

- पित्ताशय बांधा (Gallbladder obstruction)
- क्षति (Trauma)
- अत्यधिक एवं गहन जलना (Extensive burns)
- शल्य चिकित्सा (Surgery)
- अधिक समय तक गतिविधि का न होना (Prolonged immobility)
- लंबे समय तक व्रत (Prolonged fasting)
- लम्बी अवधि तक Parenteral पोषण लेना (Prolonged parenteral nutrition)
- मधुमेह (Diabetes mellitus)
- संक्रमण (Infection)– Streptococci या *Salmonella* या *E-coli*
- Anesthesia या narcotic दवाओं का प्रभाव

**नैदानिक लक्षण (Clinical manifestations)**

- अपच (Indigestion)
- मध्यम से तीव्र पीड़ा (Moderate to severe pain)

- बुखार (Fever)
- पीलिया (Jaundice)
- Right upper quadrant में तनाव (Tenderness)
- वमन एवं मिचली (Vomiting and nausea)
- बैचेनी (Restlessness)
- अत्यधिक पसीना आना (Diaphoresis)
- रक्त में WBC का बढ़ना (Leukocytosis)

## जटिलताएं (Complications)

- Subphrenic abscess
- Pancreatitis
- Cholangitis (Biliary duct का प्रदाह)
- Biliary cirrhosis
- Fistulas
- पित्ताशय का फटना (Rupture of gallbladder)

## नैदानिक जाँच (Diagnostic studies)

- इतिवृत्ति एवं शारीरिक परीक्षण (History taking and physical examination)
- अल्ट्रासाउण्ड (Ultrasound)
- Liver function test (LFT)
- WBC count (TLC, DLC)
- Serum Bilirubin जाँच – यह 2 mg/dL से अधिक होगा।
- Endoscopic retrograde cholangio pancreatography (ERCP)

## प्रबंधन (Management)

- रोगी को NPO रखें तथा उसे Nasogastric tube डालें।
- रोगी को IV fluid दें।
- उल्टी के लिए Antiemetic दवाएं दें जैसे Ondanseteron
- पीड़ा के लिए Analgesic दवा जैसे (Meperidine) दें।
- पेशीय मरोड़ या अकड़न के लिए Antispasmodic दवाएँ दें जैसे Buscopan
- संक्रमण की रोकथाम के लिए Antibiotic दें।
- धीरे–धीरे रोगी को कम वसा युक्त (lowfat diet) आहार दे सकते हैं।
- यदि कारण पथरी है तो पथरी को घोलने के लिए दवाएँ दें।
    - Ursodeoxycholic acid (UDCA)
    - Ursodiol
    - Chenodeoxycholic acid (CDCA)
- अत्यधिक स्राव को कम करने के लिए anticholinergic दवाएं दें।

### शल्य चिकित्सा (Surgery)

- Laparoscopic cholecystectomy – दूरबीन द्वारा पित्ताशय को बाहर निकालना।
- Incisional cholecystectomy – चीरा लगाकर पित्ताशय को बाहर निकालना।

**प्रश्न** उस रोगी को क्या स्वास्थ्य शिक्षा देंगी जो इन्सुलिन की सुई लें रहा हैं? **Write down the health education for patient who is taking insulin infection.**

**उत्तर** इन्सुलिन की सुई की स्वास्थ्य शिक्षा (**Health education for a patient who is taking insulin infection**)

- Regular insulin injection को खाना खाने से 30–40 मिनट पहले लेना चाहिए।
- Insulin injection को 2°C से 30°C तक तापमान पर संग्रहित करना चाहिए। इसे deep freeze नहीं करना चाहिए।
- रोगी को vial से इन्सुलिन लेकर लगाने की विधि तथा पहले से भरी syringe (prefilled syringe) से injection लगाना सिखाना चाहिए।
- Injection लगाने का उपयुक्त स्थान उदर (abdomen), हाथ (arms), जाँघ (thighs) एवं नितम्ब (buttocks) होते हैं क्योंकि subcutaneous अवशोषण इन स्थानों से उचित होता है।
- Insulin injection को नियमित रूप से एक ही स्थान पर न लेने की सलाह दें। बल्कि उसे एक ही भाग के विभिन्न भागों में लेने की सलाह दें।
- Insulin injection को लगाने से पहले व्यक्ति को अच्छे से हाथ धोने की सलाह दें।
- Insulin injection को लगाते समय व्यक्ति को अपनी त्वचा को 90° के कोण पर पकड़ कर लगाना चाहिए।

**प्रश्न** पित्ताशय के आपरेशन के पहले और बाद में क्या-क्या नर्सिंग प्रबन्ध करेंगी? **Write down the preoperative and postoperative nursing management of a client who is undergoing for gallbladder operation.**

**उत्तर** पित्ताशय के आपरेशन के पहले रोगी का नर्सिंग प्रबंधन (**Nursing management of a patient before gallbladder surgery**)

- रोगी को आपरेशन की विधि एवं उसके बाद की स्थिति के बारे में जानकारी दें।
- ऑपरेशन से पहले रोगी की लिखित अनुमति (Written consent) लें।
- रोगी की ऑपरेशन-संबंधित सभी जाँच कराएं जैसे रक्त की जाँच (Blood test), Ultrasound एवं X-ray
- ऑपरेशन से पहले Anesthesia के प्रभाव की क्षमता को जाँचने के लिए रोगी का Preanesthetic check-up (PAC) कराएं।

- रोगी को ऑपरेशन एवं उसके बाद हो सकने वाली संभावित जटिलताओं की जानकारी दें।
- ऑपरेशन के बाद रोगी द्वारा किए जाने वाले व्यायाम (deep breathing exercise) का रोगी को प्रशिक्षण दें।
- रोगी की फाइल में सभी जरूरी दस्तावेज रख कर उसे तैयार करें।
- ऑपरेशन से एक रात पहले–
  - रोगी के शरीर को निप्पल से लेकर घुटनों तक shave करें।
  - रोगी को खाने की पाबन्दी करें।
  - रोगी को बस तरल पदार्थ दें, वो भी रात को सोने तक।
  - रोगी के पोषण स्तर को स्थिर रखें।
  - आदेशानुसार यदि रात में कोई दवा देनी है, तो सोने से पहले दें।
  - रोगी (स्त्री) को हाथों पर से nail paint, गहने आदि हटाने के लिए कहें।
  - सुनिश्चित करें कि रोगी रात को ठीक प्रकार से सो पा रहा है। यदि नहीं तो Doctor के आदेशानुसार उसे सोने की दवा दें।
- ऑपरेशन की सुबह तैयारी
  - रोगी को अच्छी तरह नहाने के लिए कहें। यदि संभव नहीं तो रोगी को Bed bath दें।
  - उसके शरीर से गहने, denture एवं चश्मा या लेंस हटा दें।
  - रोगी के vital signs जाँच कर रिकॉर्ड करें।
  - यदि ऑपरेशन से पूर्व कोई दवा देनी है तो उसे दें।
  - रोगी को अस्पताल का साफ गाउन पहना दें।
- रोगी को मानसिक सहयोग (Psychological support) एवं आश्वासन (Reassurance) दें।
- रोगी को सभी जाँच रिपोर्ट एवं रिकार्ड के साथ OT भेज दें।

**पित्ताशय के ऑपरेशन के बाद रोगी का नर्सिंग प्रबंधन (Nursing management of patient after Gall Bladder surgery)**
- O-T- से Receive करने के बाद निम्नलिखित जाँच करें–
  - रोगी के vital signs
  - Drainage
  - सर्जिकल घाव (Surgical wound)
  - किसी प्रकार का रक्तस्राव (Any kind of bleeding)
  - चेतना का स्तर (Level of Consciousness)
- रोगी को Sims position में बिस्तर पर लिटाएँ।
- रोगी को आदेशानुसार IV fluid दें।
- रोगी का Intake – output chart बनाएँ।
- रोगी की चेतना आने पर–

- Gag Reflex जाँचे।
- चेतना का स्तर जाँचे।
- पीड़ा का आँकलन करें।
- किसी प्रकार की जटिलता का आँकलन करें।

- रोगी को पीड़ा से निवारण के लिए Analgesic दवाएँ दें।
- उसे Deep Breathing Exercise करने के लिए, प्ररित करें।
- आवश्कतानुसार एवं नीति (Policy) के आधार पर रोगी के घाव की Dressing करें। Dressing करते समय aseptic technique का प्रयोग करें।
- पेट के फूलने की रोकथाम या उसे कम करने के लिए Nasogastric tube डालेंगे।
- जब रोगी पूरी तरह Anaesthesia के प्रभाव से बाहर आ जाएगा तो उसे थोड़ा बहुत चलने के लिए प्रोत्साहित करेंगे।
- Doctor के आदेशानुसार कुछ समय बाद रोगी को तरल आहार मुँह द्वारा दे सकते हैं।
- अगले दिन से रोगी को मुलायम वसा रहित आहार (Soft fatless diet) दें सकते हैं।

**प्रश्न  Chest tube drainage या  Water seal drainage-**

**उत्तर  Chest tube drainage**

**परिभाषा (Definition)–**

इस प्रणाली में प्रत्येक expiration के साथ pleural space से द्रव या वायु के बाहर निकलने तथा inspiration के समय इन्हें वापस जाने से रोकने की प्रक्रिया की जाती हैं।

इसे Water seal drainage system या closed chest drainage भी कहते हैं।

**उद्देश्य (Purpose)**

- यह Pneumothorax (pleural space में वायु होना) में प्रयोग किया जाता हैं।
- यह Hemothorax (pleural space में रक्त होना) में प्रयोग किया जाता हैं।
- यह Pleura तथा फेफड़ों की भीतरी परतों में cohesion एवं apposition द्वारा उनका पुनः विस्तारण (dilatation) करता है।
- Pulmonary ventilation को पुनः स्थापित करना।
- बाहर निकलने वाली वायु एवं रक्त को पुनः अन्दर जाने से रोकता है।
- Lung collapse को होने से रोकने के लिए भी यह प्रयोग किया जाता है।

**Chest drainage को प्रभावित करने वाले कारक (Factors affecting chest drainage)**

- Chest drainage catheter को उचित स्थान पर स्थानांतरित करना।
- Chest drainage bag को उचित प्रकार से लगाना।
- निकासी नली को सदैव पानी में डुबाए रखना।
- रोगी की स्थिति (position), भी इसके कार्य को प्रभावित करती है। जैसे Fowler's position इसे सहयोग करती है तथा अधिक गतिशीलता से इसका प्रभाव कम हो जाता है।
- रोगी की क्रियाएँ भी chest drainage को प्रभावित करती हैं।

**Chest tube drainage रोगी के प्रति नर्सिंग उत्तरदायित्व (Nursing responsibility while caring chest tube drainage)**

- **नली-सम्बंधी देखभाल (Chest tube-related care)**
  - सारी नली सीधी रखें तथा रोगी को उनके ऊपर न लेटने दें।
  - Chest drainage system के सभी छेदों को कस कर बंद करें।
  - Water seal एवं suction control chamber को उचित स्तर तक sterile जल से भरें तथा समय–समय पर इसकी मात्रा जाँचते रहें, क्योंकि पानी evaporate हो जाता है।
  - Fluid level तथा उसकी consistency को नोट करें तथा समय–समय पर उसकी मात्रा तथा consistency में होने वाले परिवर्तन को नोट करें।
  - Chest drainage की नली में air block के आगे–पीछे होने (fluctuation) की जाँच करते रहें, क्योंकि यह inspiration एवं expiration के साथ हिलता है।
  - Chest drainage chamber के पानी में हवा के बुलबुलों की जाँच करें। यदि बुलबुले हैं, तो chest drainage में कोई समस्या है।
  - कभी भी chest drainage को रोगी की छाती के स्तर तक न लाएं, क्योंकि ऐसा करने से fluid वापस फेफड़ों में जा सकता है।
  - Chest tube की अत्यधिक Milking न करें, यह दबाव उत्पन्न कर सकती हैं।

- **रोगी की देखभाल (Care of patient)**
  - रोगी के Vital signs को नियमित रूप से जाँचें।
  - रोगी के घाव की dressing करते समय aseptic technique का प्रयोग करें।
  - रोगी को गहरी साँस लेने के लिए प्रोत्साहित करें।
  - रोगी को Fowler या sitting position दें, ताकि drainage प्रभावी हो सके।
  - रोगी को स्थानांतरित (Transfer) करते समय tube को clamp करें।

– यदि दुर्घटनावश नली drainage से निकल जाए, तो जब तक स्थायी प्रबंध न हो जाए उसे पुनः किसी sterile जल में 2 cm तक डुबा दें।

– रोगी को इस अवस्था में प्रोटीन-युक्त खाद्य पदार्थ दें।

– रोगी को chest tube drainage के बारें में जानकारी दें तथा उसे इसे प्रभावी बनाने के लिए शिक्षित करें।

**प्रश्न** **Pleural Effusion**

**उत्तर** **Pleural Effusion**

### परिभाषा (Definition)

जब pleural space में द्रव इकट्ठा हो जाता है, उसे Pleural effusion कहते हैं।

### नैदानिक प्रबन्ध (Clinical Management)

- साँस लेने में तकलीफ (Dyspnea)
- प्रभावित भाग में छाती के movement कम होना।
- Percussion में dull आवाज सुनाई देना।
- बुखार (Fever)
- रात में पसीना आना (Night sweats)
- खाँसी (Cough)
- वजन में कमी (Weight loss)
- छाती में गाढ़ा कफ जमा होना।

### प्रबंधन (Management)

- मुख्य कारण का इलाज करें।
- Antibiotics दें –
    – Doxycycline
    – Bleomycin
- Thoracentesis – इस क्रिया में रोगी की Pleural cavity से सुई द्वारा 1000 से 1200 mL द्रव निकाला जाता है, ताकि Pleural effusion के लक्षणों को कम किया जा सके।

**प्रश्न** **Pancreatitis नैदानिक जाँच (Diagnostic test)**

**उत्तर** **नैदानिक जाँच (Diagnostic test)**

- इतिवृत्ति एवं शारीरिक परीक्षण (History and physical examination)
- रक्त जाँच (Blood test)
    – Serum amylase का 200 U/L से अधिक बढ़ना
    – Serum lipase का बढ़ना
    – Blood glucose का बढ़ना (Hyperglycemia)
    – Serum calcium का कम होना (Hypocalcemia)
    – Serum triglycerides बढ़ जाता है (Hyperlipidemia)

- मूत्र जाँच (Urine test)
  - Urine amylase 3600 U प्रतिदिन तक बढ़ जाना।
- Abdominal ultrasound, X-ray तथा CT scan– यह pancreas में किसी समस्या का पता लगाने के लिए प्रयोग किया जाता है।
- ERCP

**प्रश्न** **Peritonitis**

**उत्तर** **Peritonitis**

**परिभाषा (Definition)** – यह स्थानीय या व्यापक प्रदाह प्रक्रिया है, जो कि peritoneum में उत्पन्न होती है।

**कारण (Etiology)**

- Blood-borne microorganism
- Cirrhosis with ascites
- Appendicitis का फटना।
- उदरीय अंगों पर सीधा प्रहार (Direct blow injury to abdominal organ)
- Diverticulitis का फटना।
- Pancreatitis
- Peritoneal dialysis
- शल्य चिकित्सा के बाद (Postoperatively)

**नैदानिक अभिव्यक्ति (Clinical manifestation)**

- उदरीय पीड़ा (Abdominal pain)
- पीड़ा के स्थान पर छूने से पीड़ा का बढ़ना (Tenderness)
- Rebound tenderness
- पेशीय अकड़न (Muscular rigidity)
- उदरीय विस्तारण (Abdominal distention)
- बुखार (Fever)
- पल्स का बढ़ना (Tachycardia)
- श्वसन दर का बढ़ना (Tachypnea)
- मिचली एवं वमन (Nausea and vomiting)
- बदली आंत्र आदतें (Altered bowel habits)

**नैदानिक जाँच (Diagnostic test)**

- रक्त जाँच (Blood test)
  - Complete blood count
  - Serum electrolyte
  - Blood culture – यदि संक्रमण के संकेत हैं तो।
- Abdominal X-ray यदि perforation उपस्थित है तो, यह Peritoneum में free air दिखाता है।

- Abdominal paracentesis एवं fluid culture– संक्रमण की जाँच के लिए।
- Peritoneoscopy

## प्रबंधन (Management)

- रोगी को NPO अवस्था में रखें एवं मुँह द्वारा खाने को कुछ न दें।
- Nasogastric suction कर Abdominal distention को कम करेंगे।
- रोगी के द्रव स्तर को सामान्य बनाए रखने के लिए fluid replacement करेंगे।
- संक्रमण के उपचार के लिए antibiotic देंगे।
- अत्यधिक पीड़ा से आराम के लिए analgesics देंगे।
- रोगी को शल्य चिकित्सा के लिए तैयार करेंगे।

## शल्य चिकित्सा के बाद का प्रबंधन (Postoperative management)

- NPO अवस्था में रखेंगे।
- Nasogastric tube द्वारा निम्न दबाव पर suction करेंगे।
- रोगी को Semi Fowler's position देंगे ताकि टाँकों पर दबाव कम पड़े।
- संक्रमण को रोकने के लिए Antibiotic देंगे।
- IV Fluid एवं electrolyte द्वारा द्रव संतुलन बनाएंगे।
- रोगी को total parenteral nutrition देंगे ताकि उसका पोषण स्तर संतुलित बना रहे।
- पीड़ा प्रबंधन के लिए Analgesic तथा sedative आदि देंगे।

## नर्सिंग प्रबंधन (Nursing management)

- रोगी की पीड़ा का आंकलन करें तथा उसे पीड़ानाशक दवाएँ दें।
- रोगी को उचित स्थिति प्रदान करें। Knee-chest position उचित स्थिति होती है।
- रोगी को आराम प्रदान करे तथा आराम प्रदान करनें के लिए उपयुक्त वातारण प्रदान करे।
- घबराहट को कम करने के लिए sedative दें।
- रोग का Intake-output chart बनाएं तथा एकदम सही रिकार्डिंग करें।
- रोगी के fluid एवं electrolyte संतुलन को बनाए रखें।
- वमन एवं मिचली होने पर Antiemetic दवाएँ दें।
- Nasogastric tube से समय-समय पर Suction कर उदरीय विस्तारण कम करें।
- Asepsis विधि का प्रयोग करें तथा संक्रमण की रोकथाम करें।
- परिवार को देखभाल में शामिल करें।
- रोगी आश्वासन (Reassure) दें।

**प्रश्न** **Thoracentesis**

**उत्तर** थोरासेन्टिसिस (Thoracentesis)

### परिभाषा (Definition)

जब Pleural cavity में इकट्ठे द्रव को नीडल द्वारा बाहर निकाला जाता है, तो उस प्रक्रिया को Thoracentesis कहते हैं।

### उद्देश्य (Purpose)

* Pleural cavity में स्थित Pleural fluid के अध्ययन के लिए।
* Pleural effusion से उत्पन्न लक्षणों से आराम दिलाने के लिए।
* Pleural effusion के कारण इकट्ठे अत्यधिक द्रव मात्रा को कम करने के लिए।
* Pleural cavity में औषधि लगाने या डालने के लिए।

### जटिलताएं (Complications)

* Pneumothorax
* Hemothorax
* Tension pneumothorax
* Mediastinal shift
* Pulmonary edema

### थोरासेन्टिसिस में नर्सिंग उत्तरदायित्व (Nursing responsibility in thoracentesis)

* **प्रक्रिया से पहले की देखभाल (Care before procedure)**
    - रोगी को शारीरिक एवं मानसिक रूप से तैयार करें।
    - प्रक्रिया के लिए रोगी से लिखित अनुमति प्राप्त करें।
    - प्रक्रिया से पहले, रोगी को प्रक्रिया की जानकारी दें तथा प्रक्रिया के दौरान न हिलने का निर्देश दें।
    - प्रक्रिया से पहले रोगी को मूत्र त्याग करने के लिए कहें।
    - प्रक्रिया में सभी sterile वस्तुओं का प्रयोग करें।
    - प्रक्रिया से पहले रोगी का X-ray तथा fluid की मात्रा ज्ञात करें।
    - Puncture करने वाले भाग के बालों को साफ करें।
    - रोगी को आरामदायक एवं ढीले वस्त्र पहनने को दें।
    - रोगी को गोपनीयता प्रदान करें।
    - रोगी को प्रक्रिया के लिए उचित स्थिति प्रदान करें। रोगी को पलंग के किनारे पर बैठा कर, उसे ओवर बेड टेबल पर झुकाकर, हाथ आगे की तरफ कर दें।

* **प्रक्रिया के बाद की देखभाल (Care after procedure)**
    - एक बार में 1000 मि0 ली0 से अधिक द्रव नहीं निकालना चाहिए।
    - Needle को बाहर निकालने के बाद उस स्थान पर दबाव लगाएं।
    - Dressing द्वारा Puncture site को सील कर दें।

– रोगी को सुविधाजनक स्थिति प्रदान करें।

– उसके vital signs की जाँच करें तथा किसी प्रकार की श्वसन समस्या को नोट करें।

– निकाले गए द्रव की मात्रा, रंग एवं consistency का अवलोकन करें तथा इसे रिकॉर्ड करें।

– निकाले गए द्रव को जाँच के लिए भेजें।

– रोगी से निकाले गए द्रव की मात्रा को वापस करने के लिए fluid replacement therapy प्रदान करें।

– Lungs के फैलाव या विस्तारण में सहायता के लिए रोगी को गहरी साँस लेने वाले व्यायाम करने के लिए प्रोत्साहित करें।

– यदि chest tube drainage लगाया है, तो उसकी देखभाल करें।

– पूरी प्रक्रिया को समय एवं तिथि के. साथ नर्सिंग नोट में रिकार्ड करें।

**प्रश्न** **Paracentesis**

**उत्तर** पैरासेन्टीसिस (Paracentesis)

### परिभाषा (Definition)

Peritoneal cavity से द्रव को बाहर निकालने की प्रक्रिया को abdominal paracentesis कहते हैं।

### उद्देश्य (Purpose)

• यह लीवर, हृदय एवं अन्य अंगों की बीमारियों द्वारा उत्पन्न होने वाले स्त्राव की अवस्था में किया जाता है।

• यह उदर में उपस्थित अतिरिक्त द्रव द्वारा उत्पन्न लक्षणों को कम करने के लिए किया जाता है।

• रोग निदान (diagnostic test) के लिए किया जाता है।

• Peritoneal fluid की रासायनिक, जीवाणु विज्ञान सम्बंधी तथा cellular composition सम्बंधी अध्ययन करने हेतु किया जाता है।

• Peritonitis में exudates को बाहर निकालने के लिए किया जाता है।

### जटिलताएं (Complications)

• Hypovolemia

• Shock

• Peritonitis

• Blood vessels की क्षति

• अंगों की क्षति

• Blood circulation या blood volume की कमी के कारण renal failure.

• Hypoproteinemia

• संक्रमण

### पैरासेन्टीसिस में नर्सिंग प्रबंधन (Nursing management in paracentesis)

- रोगी को पैरासेन्टीसिस की प्रक्रिया के बारे में पूरी जानकारी प्रदान करें।
- रोगी के परिवार को भी प्रक्रिया, इसके लाभ तथा जटिलताओं के बारे में समझाएँ।
- रोगी एवं परिवार का सहयोग प्राप्त करें तथा प्रक्रिया के लिए लिखित अनुमति प्राप्त करें।
- संक्रमण के जोखिम की रोकथाम के लिए aseptic technique का प्रयोग करें।
- प्रक्रिया से पहले रोगी को मूत्र त्यागने के लिए कहें।
- प्रक्रिया शुरू करने से पहले रोगी के vital signs जाँचें तथा रिकॉर्ड करें।
- रोगी को Fowler's position में बिठाएँ, तथा प्रक्रिया करने वाले भाग का हाथ सिर के ऊपर की तरफ रखें।
- Anesthesia देने के बाद needle द्वारा पंक्चर करें।
- द्रव को बाहर निकालते समय, धीरे–धीरे नियमित वेग से निकालें अन्यथा रोगी shock में जा सकता है।
- द्रव निकालते समय रोगी को shock के लक्षणों के लिए मॉनीटर करें जैसे रंग भूरा होना, हाथ ठंडे पड़ना, नाड़ी, रक्तचाप एवं श्वसन में परिवर्तन होना।
- प्रक्रिया के बाद रोगी के vital signs जाँचें तथा उसकी शारीरिक एवं मानसिक स्थिति का आंकलन करें।
- रोगी को इस प्रक्रिया में प्रोटीन की कमी हो जाती है, इसलिए इस प्रक्रिया के बाद रोगी को IV albumin दें।
- Needle निकालने के पश्चात तुरन्त घाव को sterile dressing द्वारा बंद कर दें।
- एकत्रित नमूने की मात्रा, रंग एवं consistency को नोट करें तथा इसे बाकी जाँच के लिए प्रयोगशाला भेज दें।

**प्रश्न** Thyroidectomy में शल्य चिकित्सा से पहले एवं बाद का प्रबंधन।

**उत्तर** थायरोइडेक्टमी (Thyroidectomy)

### शल्य चिकित्सा से पहले का प्रबंधन (Preoperative management)

- रोगी को Thyroidectomy शल्य चिकित्सा के बारे में पूरी जानकारी प्रदान करें तथा उसका विश्वास हासिल करें।
- रोगी से लिखित अनुमति प्राप्त करें।
- रोगी की Preanesthetic जाँच कराएँ।
- Surgery से पहले thyroid के स्तर को नियंत्रित करें तथा thyroid hormone की जाँच करें।
- रोगी को सर्जरी के बाद प्रयोग में आने वाली सुविधाजनक एवं सुरक्षित विधियों के बारे में शिक्षित करें।

- रोगी को खाँसने, गहरी साँस लेने तथा पैरों के व्यायाम के बारे में समझाएँ।
- रोगी सिर को घुमाने की तकनीक सिखाएँ ताकि सर्जरी के बाद टाँको पर कम प्रभाव पडें।
- रोगी को 8–10 घंटे से पहले मुँह से कुछ न दें, NPO रखें।
- स्नान करा कर एवं अस्पताल का सुविधाजनक गाउन पहनाएँ।
- यदि निर्देषित हो तो ऑपरेशन से पहले वाली दवाएँ एक घूँट पानी के साथ दें।

### शल्य चिकित्सा के बाद प्रबंधन (Postoperative care)

- रोगी में, प्रत्येक 2 घंटे में रक्त स्त्राव एवं trachea के compression के लक्षण का आंकलन करें जैसे अनियमित श्वसन, गर्दन में सूजन, बार–बार निगलना, दम घुटना आदि।
- रोगी को Semi-Fowler's position प्रदान करें। उसके सिर को तकिए से सहारा दें।
- सिर को अत्यधिक flexion से रोकें, क्योंकि यह टाँकों पर दबाव बनाएगा।
- प्रत्येक 2 घंटे में रोगी के vital signs को मॉनीटर करें।
- रोगी की आवाज में भारीपन होना साधारण है, यह रोगी एवं परिवार को समझाएँ।
- रोगी की पीड़ा के निवारण के लिए उसे analgesic दवाएँ दें।
- NPO रहने तक उसे IV fluid देते रहें ताकि द्रव संतुलन बना रहे।
- शल्य चिकित्सा के अगले दिन से उसे मुलायम आहार (soft diet) दें।
- सर्जरी से पहले सिखाए गए व्यायाम को करने के लिए प्रोत्साहित करें।
- संक्रमण से बचाव के लिए septic dressing करें तथा antibiotic दवाएँ दें।
- रोगी को नियमित रूप से फौलो–अप के लिए आने को कहें।

**प्रश्न** गहन चिकित्सा इकाई (ICU/Intensive care unit)

**उत्तर** परिभाषा (Definition)

ICU वह चिकित्सा इकाई होती है, जहाँ अत्यधिक बीमार एवं जानलेवा बीमारी या क्षति वाले रोगियों को गहन चिकित्सा एवं कुशल अवलोकन के लिए रखा जाता है।

### गहन चिकित्सा इकाई के उद्देश्य (Purpose of ICU)

- रोगी को प्राणघातक अवस्था में उचित एवं उपयुक्त उपचार प्रदान करना।
- रोग के कारण उत्पन्न होने वाली जटिलताओं की रोकथाम एवं निवारण करना।
- तीव्र रोग (Acute disease) अवस्था वाले रोगियों का गहन अवलोकन तथा तत्काल उपचार करना।
- उन्नत तकनीक के प्रयोग के द्वारा रोगियों को गुणवक्तायुक्त देखभाल प्रदान करना।
- अनुसंधान का कार्य करना।

### गहन चिकित्सा इकाई के सिद्धांत (Principles of ICU)

- यह इकाई रोगी के गहन अवलोकन के लिए होती हैं।
- ICU में रोगी का तीव्र एवं प्रभावी उपचार किया जाता है।
- ICU के स्टाफ को ज्ञान एवं कौशल में निपुण होना चाहिए।
- एक ICU में 10–24 बेडों की से अधिक नहीं होने चाहिए।
- प्रत्येक 1000 बेड वाले अस्पताल में 10 बेड का ICU होना चाहिए।
- ICU में नर्स एवं रोगी का अनुपात 1:1 होना चाहिए।
- ICU में मेडिकल, नर्सिंग, पैरा–मेडिकल तथा ऑक्सीलरी स्टाफ की सुविधा होनी चाहिए।

**प्रश्न**   अचेतन रोगी की देखभाल (Care of unconscious patient)

**उत्तर**   अचेतन रोगी की देखभाल (Care of unconscious patient)

- **श्वसन मार्ग की देखभाल (Maintaining airway)**
    - रोगी के श्वसन मार्ग का अवलोकन करें।
    - श्वसन प्रणाली को प्रभावी बनाने के लिए उसे उचित स्थिति प्रदान करें।
    - श्वसन मार्ग से अत्यधिक स्राव (secretion) को suction द्वारा साफ करें।
    - यदि जीभ के पीछे पलटने से श्वसन मार्ग अवरूद्ध होने की संभावना हो, तो मुँह में कृत्रिम Airway लगाएं।
    - रोगी को उचित मात्रा में Oxygen therapy प्रदान करें।
- **द्रव एवं इलैक्ट्रोलाइट संतुलन (Fluid and electrolyte balance)**
    - रोगी के शरीर की द्रव एवं इलैक्ट्रोलाइट स्थिति का निम्नलिखित रूप से आंकलन करें।
        - त्वचा की स्थिति
        - Blood pressure एवं pulse rate
        - CVP
        - Serum electrolyte test
        - ABG analysis
    - उचित मात्रा में द्रव पदार्थ दें।
    - रोगी का Intake-output चार्ट बनाएँ तथा इसे सटीक रूप से रिकॉर्ड करें।
    - नियमित रूप से मूत्र की मात्रा को मापें तथा रिकॉर्ड करें।
    - रोगी के Pulse एवं BP का आंकलन करें।
- **पोषण (Nutrition)**
    - किसी प्रकार की आमाशय जटिलता (जैसे पेट के घाव) को रोकने तथा पोषण स्तर बनाए रखने के लिए रोगी को enteral आहार दें।
    - यदि enteral आहार देने में समस्या हो, तो parenteral आहार दें।

- आहार उच्च प्रोटीन एवं उच्च कैलोरी-युक्त होना चाहिए।
- रोगी के पोषण स्तर का आंकलन करें।
- त्वचा की देखभाल (Maintain skin integrity)
  - त्वचा को सूखा एवं साफ रखें।
  - समय–समय पर नियमित रूप से स्थिति परिवर्तन (position change) करें।
  - दबाव बिन्दुओं का विशेष ध्यान दें तथा उन पर दीर्घकालिक दबाव न रहने दें।
  - शारीरिक मसाज तथा निष्क्रिय व्यायाम कराएँ।
  - Bedsore के लक्षणों की जाँच करें।
  - उचित back care प्रदान करें।
  - पोशण एव द्रव स्तर बनाएं रखें।
  - किसी प्रकार के संक्रमण की रोकथाम करें।
  - त्वचा के साथ मुँह की देखभाल पर भी ध्यान दें ताकि मुख का स्वास्थ्य बना रहे एवं मुख की जटिलताएँ होने से रोकना।
- आंतरिक एवं बाह्य क्षति की रोकथाम (Prevention of internal and external injury)
  - रोगी के neurological स्तर का आंकलन करें।
  - रोगी की नियमित शारीरिक जाँच करें।
  - Bed sore के लक्षण नोट करें।
  - Airway हमेशा patent रखें। अत्यधिक स्त्राव होने पर suction करें।
  - Aspiration pneumonia की रोकथाम करने के उपाय अपनाएँ।
  - व्यक्तिगत एवं वातावरणीय साफ–सफाई पर ध्यान दें।

**प्रश्न** पीड़ा **(Pain)**

**उत्तर** पीड़ा **(Pain)**

### परिभाषा (Definition)–

यह एक अप्रिय सेंसरी (Sensory) या भावात्मक प्रतिक्रिया है, जो वास्तविक या काल्पनिक टिसू क्षति के कारण उत्पन्न होती है।

### प्रकार (Type)

- तीव्र पीड़ा (Acute pain) – यह अधिकतर शारीरिक क्षति से सबंधित होती है तथा अचानक से तीव्रता के साथ होती है।
- दीर्घकालिक पीड़ा (Chronic pain) – यह दीर्घ अवधि तक (6 महीने से अधिक) होती है, एवं किसी प्रत्यक्ष क्षति के कारण नहीं होती है।
- प्रत्यक्ष पीड़ा (Direct pain)–उस भाग पर पीड़ा का आभास होना जहाँ शारीरिक क्षति हुई है।

- संदर्भित पीड़ा (Referred pain)– जो पीड़ा क्षति से दूर के भागों में प्रतीत हो।
- भ्रम पीड़ा (Phantom pain)– जब कटे अंग के होने का आभास तथा उसे कटे भाग में पीड़ा का आभास होता है।

## चिन्ह (Signs)

- **शारीरिक (Physical)**
  - हृदय गति बढ़ना (Tachycardia)
  - अत्यधिक पसीना आना (Diaphoresis)
  - पीलापन (Pallor)
  - मुट्ठी बंद करना (Clenching fist)
  - उच्च रक्तचाप (Hypertension)
  - मुँह बनना (Grimacing)
  - पीड़ा वाले भाग को पकड़कर रखना (Guarding of affected area)
- **मानसिक (Psychological)**
  - गुस्से के भाव (Anger expression)
  - रोना (Crying)
  - घबराहट (Anxiety)
  - तनाव (Tension)
  - भय (Fear)

## प्रबंधन (Management)

- Pharmacological management
  - Opioid दवाएँ, उदाहरण morphine
  - Nonopioid दवाएँ, उदाहरण Tramadol
  - NASID दवाएँ, उदाहरण voveran
  - Patient controlled anesthesia – जिसमें रोगी अपनी पीड़ा के स्तर के अनुसार स्वयं IV analgesics लेता है।
- Non-pharmacological management
  - मसाज (Massage)
  - तनावमुक्ति तकनीक (Relaxation technique)
  - Cutaneous stimulation
  - Cold pack
  - ध्यानभंग तकनीक (Distraction)
  - Guided imagery
  - Music therapy
  - Biofeedback

**प्रश्न** हाइपोथायरायडिज्म के चिन्ह एवं लक्षण। (Signs and symptoms of hypothyroidism)

**उत्तर** हाइपोथायरायडिज्म के चिन्ह एवं लक्षण

हाइपोथायरायडिज्म शारीरिक प्रक्रिया को धीमा कर देता है। इसके चिन्ह एवं लक्षण इस प्रकार हैं–

- थकान (fatigue)
- आलस (lethargic)
- ठंडे के प्रति बढ़ी संवेदनशीलता (increased sensitivity to cold)
- कब्ज (constipation)
- सूखी त्वचा (Dry skin)
- अत्यधिक वजन का बढ़ना (Excessive weight gain)
- एडीमा जिसमें चेहरे का फूलना (Puffiness of face), आँखों के चारों ओर सूजन (Periorbital edema) जैसे लक्षण दिखते हैं।
- आवाज में भारीपन (Hoarseness of voice)
- पेशियों का कमजोर होना (Msucle weakness)
- Blood cholesterol स्तर का बढ़ा होना।
- पेशियों में पीड़ा, तनाव एवं ऐंठन (Muscle pain, tenderness and stiffness)
- मासिक धर्म का अनियमित या अधिक होना (Muscle pain, tenderness and stiffness)
- बालों का पतला होना (Thinning of hair)
- हृदय गति दर का धीरे होना (Slowed heart rate)
- अवसाद (Depression)
- यादाश्त कमजोर होना (Impaired memory)
- अत्यधिक चोटें लगना (Easy bruising)

**प्रश्न** पीलिया के प्रकार (Types of Jaundice)

**उत्तर** पीलिया के प्रकार (Types of jaundice) पीलिया के तीन प्रकार होते हैं–

1. **हीमोलिटिक पीलिया (Hemolytic jaundice):** जब शरीर में RBC अधिक मात्रा में टूटते हैं, तो यह unconjugated bilirubin का निर्माण कर रक्त में उसकी मात्रा को अधिक बढ़ा देते हैं। इस बढ़ी हुई मात्रा के कारण होने वाले पीलिया को हीमोलिटिक पीलिया कहते हैं।

2. **हिपैटोसैल्युलर पीलिया (Hepatocellular jaundice):** जब liver की, bilirubin को रक्त से ले पाने एवं उसे conjugate करने या निष्कासित करने की क्षमता में परिवर्तन आता है, तो उसके कारण उत्पन्न होने वाले पीलिया को हिपैटोसेल्युलर पीलिया कहते हैं।

3. **बाधित पीलिया (Obstructive jaundice):** जब liver या biliary duct system से bile का बहाव कम या बाधित हो जाता है, तो उससे उत्पन्न पीलिया को बाधित पीलिया कहते हैं।

**प्रश्न** CVA परिभाषित करें तथा स्ट्रोक की चेतावनी के संकेत की सूची बनाएँ।
(**Define CVA and list the warning signs of stroke**)-

**उत्तर** **परिभाषा (Definition)**

यह एक सिंड्रोम है, जो तब उत्पन्न होता है, जब दिमाग में रक्त संचरण उपयुक्त मात्रा में नहीं होता है, जिसके कारण ischemia हो जाता है या दिमाग में क्षति के कारण रक्तस्राव शुरू हो जाता है, जिससे neurological deficit के लक्षण उत्पन्न होते हैं।

**स्ट्रोक के चेतावनी संकेत (Warning signs of stroke)**

स्ट्रोक धीरे–धीरे विकसित होने वाली स्थिति है। लेकिन कुछ लक्षणों के उपस्थित होने पर इसके विकसित होने का अंदेशा लगाया जा सकता है। यह लक्षण चेतावनी संकेत कहलाते हैं, जो इस प्रकार हैं–

- चेहरे, हाथ या पैरों में, विशेषकर एक तरफ, कमजोरी या numbness का होना।
- दूसरों को अपनी बात समझाने में परेशानी।
- बोलने में परेशानी।
- एक या दोनों आँखों से देखने में परेशानी।
- चलने या संतुलन बनाने या सामंजस्य स्थापित करने में परेशानी।
- चक्कर आना।
- तीव्र सिरदर्द का बिना किसी कारण होना।

रोगी के चेतावनी लक्षण (warning sings) प्रयोग करेंगे, जो इस प्रकार है जाँचने के लिए F-A-S-T टेस्ट का प्रयोग करेंगे जो इस प्रकार हैं–

- Face (चेहरा): रोगी को मुस्कुराने को कहें, यदि एक ही भाग प्रतिक्रिया करे एवं दूसरा भाग न उठे, तो यह स्ट्रोक का लक्षण है।
- Arms (हाथ): रोगी को दोनों हाथ एक साथ ऊपर उठाने को कहें। यदि एक हाथ दूसरे हाथ से ऊँचा है या रोगी हाथों को ऊपर रखने में अधिक समय तक सक्षम नहीं है, तो यह भी स्ट्रोक का लक्षण है।
- Speech (वाचन): छोटा सा वाक्य बोलकर, रोगी के उसे दोहराने को कहें। यदि उसकी भाषा समझ न आये या उसके वाचन में बुदबुदाहट है तो यह लक्षण स्ट्रोक का लक्षण है।
- Time (समय): समय पर तुरंत व्यक्ति को चिकित्सकीय सहायता प्रदान करें।

**प्रश्न  मधुमेह के प्रकार I एवं प्रकार II में अंतर स्पष्ट करें।**

**Differentiate between type I and type II diabetes**

**उत्तर** मधुमेह Type I एवं Type II में अंतर

| प्रकार I (Type I) | प्रकार II (Type II) |
|---|---|
| • यह अधिकतर 30 साल की आयु से कम आयु के लोगों में होती है। | • यह अधिकतर 40 वर्ष से अधिक आयु के लोगों में होती है। |
| • यह रोग pancreas के Beta cells के विकार के कारण होता है, जिसमें insulin का उत्पादन कम हो जाता है। | • इस रोग में insulin का उत्पादन कम मात्रा में होता है या insulin की मात्रा उपयुक्त होती है लेकिन tissue द्वारा उसका प्रयोग ठीक प्रकार से नहीं हो पाता है। |
| • इसे insulin-dependent diabetes mellitus (IDDM) भी कहते हैं। | • इसे non-insulin-dependent diabetes mellitus (NIDDM) कहते हैं। |
| • लक्षण<br>− Polyuria, Polydipsia, Polyphagia<br>− वजन का घटना (Weight loss)<br>− कमजोरी एवं थकान (Weakness and fatigue)<br>− Ketoacidosis<br>− मुँह का सूखना (Dryness of mouth)<br>− संवेदना की कमी (Paresthesia) | • लक्षण<br>− Polyuria, Polydipsia, Polyphagia<br>− थकान<br>− बार−बार संक्रमण होना (Recurrent infection)<br>− घाव भरने में समय लगना (Prolonged wound healing)<br>− दृष्टि में बदलाव (Visual changes)<br>− खुजली (Pruritus)<br>− योनि संक्रमण (Vaginal infection) |
| • इसकी रोकथाम नहीं की जा सकती है। | • स्वस्थ आहार, जीवनशैली तथा व्यायाम द्वारा इसकी रोकथाम की जा सकती है या इसके विकास को धीमा किया जा सकता है। |
| • उपचार<br>− Insulin<br>− Oral दवाएँ (कम प्रयोग की जाती हैं)<br>− आहार-संबंधित शारीरिक क्रिया या व्यायाम करना।<br>− नियमित रूप से blood sugar level की जाँच करना।<br>− Cholesterol level को मॉनीटर करना तथा Blood pressure को नियंत्रित रखना। | • उपचार<br>− Diabetic दवाओं का प्रयोग<br>− स्वस्थ आहार लेना<br>− नियमित व्यायाम करना<br>− Blood glucose स्तर की स्वयं मॉनीटरिंग करना।<br>− Cholesterol level को मॉनीटर करना तथा Blood pressure को नियंत्रित रखना। |

**प्रश्न   न्यूमोथोरेक्स एवं हीमोथोरैक्स में अंतर लिखें।**
**Differentiate between pneumothorax and hemothorax**

**उत्तर**

| न्यूमोथोरेक्स (Pneumothorax) | हीमोथोरेक्स (Hemothorax) |
|---|---|
| • Pleural space में वायु के होने को न्यूमोथोरेक्स कहते हैं। | • Pleural space में रक्त उपस्थित होने को हीमोथोरेक्स कहते हैं। |
| • लक्षण<br>– श्वसन ध्वनि का कम होना।<br>– साँस लेने में तकलीफ<br>– प्रभावित फेफड़े की तरफ mobility कम होना।<br>– ट्रेकिया का खिसकना। | • लक्षण<br>– साँस लेने में तकलीफ<br>– घबराहट<br>– शॉक |
| • कारण<br>– छाती में बेधक क्षति (Penetrating injury)<br>– फेफड़ों में छेदन<br>– फेफड़ों का अधिक फूलना (Hyperinflation of lungs) | • कारण<br>– रक्त वाहिकाओं या हृदय में मुथरी (Blunt force trauma) या छेदती क्षति (Penetrating trauma) होना। |
| • इस अवस्था में रक्तस्राव नहीं होता है। | • इस अवस्था के रोगी शॉक में जा सकते हैं। |

**प्रश्न   थ्रोम्बोसिस एवं एम्बोलिज्म में अंतर लिखें।**
**Differentiate between thrombosis and emoblism**

**उत्तर**

| थ्रोम्बोसिस (Thrombosis) | एम्बोलिज्म (Embolism) |
|---|---|
| • यह रक्त के संघटक से बना एक ठोस मास होता है जो arteries या veins में स्थिर रहता है। | • रक्त वाहिकाओं में Blood dots या air bubble द्वारा उत्पन्न होने वाली बाधा को एम्बोलिज्म कहते हैं। |
| • थ्रोम्बोसिस का थक्का एक जगह स्थिर होता है। | • एम्बोलिज्म में थक्का एक स्थान से दूसरे स्थान पर चला जाता है। |
| • लक्षण<br>– त्वचा का ठंडा पड़ना।<br>– त्वचा के रंग का नीला पड़ना।<br>– प्रभावित स्थान पर पीड़ा होना। | • लक्षण<br>– साँस लेने में तकलीफ<br>– Hypotension<br>– छाती में दर्द होना<br>– Cyanosis<br>– चेतना खोना। |
| • उदाहरण Deep vein thrombosis | • उदाहरण Pulmonary embolus |

**प्रश्न**  Hemoptysis एवं Hematemesis में अंतर।
**Differentiate between hemoptysis and hematemesis.**

**उत्तर**

| Hemoptysis | Hematemesis |
|---|---|
| • बलगम में रक्त की उपस्थिति, hemoptysis होता है। | • उल्टी में रक्त की उपस्थिति को hematemesis कहते हैं। |
| • इसका रंग लाल होता है तथा यह छागदार होता है। | • इसका रंग गहरा भूरा होता है। |
| • यह अधिकतर श्वसन तंत्र या हृदय से संबंधित विकार में उपस्थित होता है। | • यह आमाशय से संबंधित विकार में उपस्थित होता है। |
| • इसकी pH value सामान्य होती है। | • इसकी pH value acidic प्रकृति की होती है। |

**प्रश्न**  Hyperthyroidism एवं Hypothyroidism में अंतर।
**उत्तर**

| Hyperthyroidism | Hypothyroidism |
|---|---|
| • Thyroid hormone के अत्यधिक स्त्राव को hyperthyroidism कहते हैं। | • Thyroid hormone के स्राव की कमी को hypothyroidism कहते हैं। |
| • यह थायरॉइड ग्रंथि की अतिकार्यशीलता Thyroid cancer तथा myxedema के अधिक उपचार के कारण होता है। | • इसके कारण होते हैं thyroid का जन्मजात विकार, hormone की विकृत उत्पादन या antithyroid drugs |
| • लक्षण<br>– वजन कम होना<br>– थायरॉइड का बड़ा होना<br>– भूख बढ़ना<br>– अतिसार<br>– Serum lipids का कम होना<br>– अतिक्रियाशीलता | • लक्षण<br>– वजन का बढ़ना<br>– भूख न लगना<br>– कब्ज<br>– Serum lipids का कम होना<br>– सामान्यतर कमजोरी प्रतीत होना। |
| • उपचार<br>– Radioactive iodine<br>– Antithyroid दवाएँ, e.g. methimazole<br>– Beta-blockers<br>– सर्जरी (Thyroidectomy) | • उपचार<br>– कृत्रिम थायरॉइड हॉर्मोन<br>– Levothyroxine |

**प्रश्न** Hemolytic anemia एवं Iron-deficiency anemia में अंतर।

**उत्तर**

| Hemolytic anemia | Iron-deficiency anemia |
|---|---|
| • यह एनीमिया का वह रूप है जो Red blood cells के असामान्य रूप से टूटने के कारण होता है। | • यह एनीमिया का वह रूप है जो अपर्याप्त लौह समावेश (iron absorption) या अत्यधिक लौह हानि (iron loss) के कारण होता है। |
| • कारण<br>– Erythrocyte में विकार<br>– दवाएँ<br>– प्लाज्मा के संघटक<br>– संक्रमण<br>– भौतिक एवं रासायनिक तत्व | • कारण<br>– लौह की अपर्याप्त आपूर्ति<br>– पेट में कीड़े होना<br>– अस्वस्थ खाने की आदतें<br>– अर्याप्त आहार |
| • लक्षण<br>– Splenomegaly<br>– Hepatomegaly<br>– भूख का बढ़ना<br>– पीलिया<br>– पीत्ताशय में पथरी बनना<br>– थकान<br>– आलस्य | • लक्षण<br>हृदय के धड़कने का आभास होना।<br>– चक्कर आना<br>– बालों एवं नाखूनों का पतला होना<br>– मुँह का प्रदाह (Stomatitis)<br>– थकान<br>– आलस्य |
| • उपचार<br>– Blood transfusion<br>– Erythropoietin therapy<br>– Iron therapy<br>– Splenectomy | • उपचार<br>– Iron supplement<br>– Iron की अपर्याप्तता के कारण का उपचार<br>– संतुलित एवं लौह खाद्य<br>– पदार्थ-युक्त आहार<br>– पेट के कीड़ों का उपचार |

**प्रश्न** जलना एव द्रवदाह मे अंतर? **(Differentiate between burns and scalds)**

**उत्तर**

| जलना (Burns) | द्रवदाह (Scalds) |
|---|---|
| • यह सूखी ऊष्मा (Dry heat) के कारण होता है, e.g. Radiation chemical या Electrical burns | • यह नम ऊष्मा (moist heat) के कारण होता है, e.g. उबलता पानी या भाप। |
| • इस प्रकार के जलने में त्वचा की epidermis, dermis तथा mucosa शामिल रहते हैं। | • इस प्रकार के जलने में त्वचा की ऊपरी परत शामिल होती है। |
| • यह घाव अधिकतर पीड़ारहित होते हैं, क्योंकि गहरा जलने के कारण nerve ending की हानि हो जाती है। | • यह घाव पीड़ादायक, लाल तथा फोफलों से युक्त होते हैं। |
| • इसमें hair follicles तथा पसीने की ग्रंथि भी नष्ट हो सकती है। | • इसमें hair follicles नष्ट नहीं होते हैं। |
| • जलने को ठीक होने में 2 से 4 सप्ताह का समय लगता है। | • द्रवदाह एक सप्ताह में ठीक हो जाता है। |

**प्रश्न**    **Peptic ulcer** तथा **Duodenal ulcer** मे अंतर।
**उत्तर**

| Peptic ulcer | Duodenal ulcer |
|---|---|
| • यह ulcer stomach में फण्डस तथा पायलोरस के जंक्शन तथा antrum में स्थित होते हैं। | • यह अल्सर पायलोरस से 1/4 से 1 इंच की दूरी पर स्थित होते हैं। |
| • इनमें acid secretion सामान्य रहता है या कम हो जाता है। | • इनमें acid का स्राव बढ़ जाता है। |
| • यह 45 से 55 वर्ष की आयु के बाद अधिक होते हैं | • यह सामान्यतः 25 से 50 वर्ष तक की आयु में होते हैं। |
| • इसमें पीड़ा कभी भी हो सकती है। | • इसमें पीडा खाली पेट रहने पर होती है। |
| • इसमें रोगी कुपोषित हो सकता है। | • इसमें रोगी का पोषण प्रभावित नहीं होता है। |
| • इसमें उल्टी में रक्त आता है। (Hematemesis)। | • इसमें मल के साथ रक्त आता है। (Melena)। |

**प्रश्न**    **मोच तथा तनाव मे अंतर।** (Differentiate sprain and strain)
**उत्तर**

| मोच (Sprain) | तनाव (Strain) |
|---|---|
| • Ligament तथा जोड़ों के कैप्सूल में होने वाली क्षति को मोच कहते हैं। | • पेशियों के अधिक खिंचाव या तीव्र गतिविधि के कारण पेशियों की क्षति को तनाव कहते हैं। |
| • लक्षण<br>– गतिविधि करने पर तीव्र पीड़ा।<br>– जलनभरी पीड़ा (Burning pain)<br>– सूजन (Swelling)<br>– छूने पर पीड़ा होना (Tenderness)<br>– त्वचा के रंग में परिवर्तन (Discolorations) | • लक्षण<br>– क्षति के स्थान पर तीव्र पीड़ा होना।<br>– क्षति के स्थान पर सूजन!<br>– छूने पर पीड़ा होना (Tenderness)<br>– ऐंठन आना (Stiffness and cramps) |
| • उपचार<br>– आराम (Rest)<br>– क्षतिग्रस्त भाग को Immobilize करें।<br>– बर्फ लगाकर सिकाई करें (Compress)<br>– क्षतिग्रस्त भाग को ऊंचा उठा कर रखें (Elevate) | • उपचार<br>– आरामदायक स्थिति प्रदान करें।<br>– क्षतिग्रस्त भाग को immobilize करें।<br>– क्षतिग्रस्त भाग को ऊँचा उठा कर रखें।<br>– बर्फ की सिकाई करें। |

## PHARMACOLOGY

**प्रश्न Mannitol**

**उत्तर** Mannitol

यह एक osmotic diuretic दवा है, जो शरीर से osmosis द्वारा द्रव मात्रा को कम कराने में सहायक होती है।

### निर्देश (Indications)

- Intracranial दबाव को कम करने के लिए।
- Intra ocular दबाव को कम करने के लिए।
- सिर की क्षति (head injury) में।
- Renal failure में।
- अत्यधिक मात्रा में ली गई दवाओं को निष्कासित करने के लिए जैसे Barbiturate।

### मात्रा (Dosage)

यह वयस्क व्यक्तियों में 50 से 200 mL प्रति 24 घंटा की अवधि में IV infusion द्वारा दिया जाता है।

### दुष्प्रभाव (Side effects)

- निम्न रक्तचाप (Hypotension)
- मूत्र अवरोधण (Urinary retention)
- Fluid and electrolyte imbalance
- Pulmonary congestion
- गर्दन में एलर्जी (Urticaria)
- छाती में Angina की प्रवृति की पीड़ा होना
- संक्रमण

### नर्सिंग उत्तरदायित्व (Nursing responsibility)

- यह दवा IV route द्वारा दी जाती है इसलिए aseptic तकनीक का प्रयोग करना आवश्यक है।
- रोगी का strict intake-output chart बनाना चाहिए।
- यह दवा सिर्फ intravenous route से ही दी जानी चाहिए।
- इसको देते समय इसकी गति को नियंत्रित होना चाहिए।
- दुष्प्रभाव के चिन्हों की जाँच करते रहें।
- हमेशा लगाने से पहले इसकी बोतल पर निम्नलिखित बातें देखें–
    - Expiry date
    - द्रव का रंग
    - द्रव में किसी कण की उपस्थिति
    - द्रव में छाग बनना आदि।

यदि यह लक्षण हैं तो उस बोतल को प्रयोग न करें।

प्रश्न  **Atropine**

उत्तर  **Atropine**

यह Mydriatic समूह की दवा है। यह topically देने पर आँखों को dilate करती है तथा Cycloplegic प्रभाव उत्पन्न करती है। यह Belladonna plant से प्राप्त की जाती हैं।

### निर्देश (Indications)

- Iritis
- Iridocyetitis
- Corneal ulcer
- Bradycardia (anticholinergic action)

### Contraindications

- Acute congestive glaucoma
- Urinary retention
- Coronary artery disease
- Hypersensitivity

### दुष्प्रभाव (Side effects)

- Pupil का dilate होना
- रोशनी से डर (Photophobia)
- धुंधला दिखना (Blurred vision)
- हृदय की धड़कन सुनाई देना (Palpitation)
- त्वचा व मुँह का सूखना (Dryness of skin and mouth)
- हृदय गति का बढ़ना (Tachycardia)

### मात्रा (Dosage)

- वयस्क – 0.5 mg IM द्वारा, anesthesia से पहले
- युवा – 0-6 mg Subcutaneous
- नवजात – 0-1 mg Subcutaneous
- आँखों में 1-2 drop प्रति आँख में

प्रश्न  **Diazepam**

उत्तर  **Diazepam**

- यह sedative एवं tranquilizers वर्ग का ड्रग है।
- यह शरीर द्वारा जल्दी absorb कर लिया जाता है।
- यह मुख्यतः घबराहट (panic) की अवस्था या धबराहट-सबंधी रोगों में दी जाती है।
- यह पेशियों (muscles) को शिथिल करती है।

### निर्देश (Indications)

- घबराहट (Anxiety)
- तनाव (Tension)

- पेशीय अकड़न (Muscle spasm)
- मानसिक एवं व्यवहारिक विकार (Psychological and social disorder)
- मासिक धर्म में पीड़ा (Dysmenorrhea)
- शल्य चिकित्सा में sedative की तरह उपयोग (Used as a sedative for surgical procedure)

### प्रसव (Labor)

गर्भावस्था में उच्च रक्तचाप (Eclampsia)

### मात्रा (Dosage)

5–30 mg प्रतिदिन विभजित मात्रा में देते हैं।

### Contraindications

- Acute narrow angle glaucoma
- Benzodiazepine hypersensitivity
- Myasthenia gravis

### दुष्प्रभाव (Side effects)

- दवा पर निर्भरता या abuse (Drug addiction or abuse)
- पाचन तंत्र संबंधी समस्याएँ (GI disturbances)
- बेहोशी आना (Drowsiness)
- सावधानी में क्षीणता (Impaired alertness)
- ऊँचाई पर चक्कर आना (Vertigo)
- भूख बढ़ना (Increased appetite)
- वजन बढ़ना (Weight gain)

### नर्सिंग उत्तरदायित्व (Nursing responsibility)

- रोगी को नियंत्रित मात्रा में दवा दें।
- यदि आवश्यकता न हो तो दवा बंद कर दें।
- रोगी की निर्भरता के लक्षणों को मॉनीटर करें।
- गुर्दे या लीवर के रोगी को यह दवा न दें या देते समय विशेष ध्यान दें।
- यदि लम्बे समय तक उपचार होना है, तो रक्त जाँच एवं Liver function test अवश्य करें।
- कभी भी injection देने से पहले dilute न करें।
- कभी भी तीव्र गति से inject न करें।

प्रश्न **Dopamine**

उत्तर Dopamine

- यह vasopressor वर्गीकरण का ड्रग है जो मुख्यतः शॉक (Shock) के समय व्यक्ति के जीवन की रक्षा के लिए प्रयोग किया जाता है।
- यह प्राकृतिक रूप से पाया जाने वाला organic amine है।

- Renal एवं mesenteric प्रभाव – यह इन अंगो की blood vessels को dilate करता है।
- Cardiac प्रभाव – यह Positive inotropic एवं आंशिक chronotropic प्रभाव उत्पन्न करता है। यह cardiac output को बढ़ाता है तथा systolic BP को भी बढ़ाता है।

## निर्देश (Indications)

- Shock syndrome
- Haemodynamic असंतुलन
- Myocdial infarction
- Septicemia
- Open heart surgery
- Acute renal failure
- Congestic cardiac failure

## मात्रा (Dosage)

- वयस्क– 2–50 mcg /kg/min
- बच्चे– 2–20 mcg/kg/min

## Contraindications

- Pheochromocytoma
- Ventricular fibrillation
- Hyperthyroidism

## दुष्प्रभाव (Side effect)

- मिचली एवं वमन (Nausea and vomiting)
- हृदय दर का बढ़ना (Tachycardia)
- हृदय पीड़ा (Anginal pain)
- हृदय की धड़कन का सुनाई देना (Palpitation)
- निम्न रक्तचाप (Hypotension)
- साँस लेने में तकलीफ (Dyspnea)
- सिरदर्द (Headache)
- वहिकासंकीर्णन (Vasoconstriction)

## नर्सिंग उत्तरदायित्व (Nursing responsibility)

- हमेशा देने से पहले इसे dilute करें।
- इसे IV infusion द्वारा ही दें।
- Dopamine को यदि hypovolemic shock के उपचार में दिया जा रहा है, तो पहले hypovolemia का उपचार करें तथा फिर dopamine दें।
- गर्भवती महिलाओं में एवं बच्चों में यदि सख्त निर्देश हों, तभी इसे प्रयोग करें।
- दवा देते समय, रोगी को निरंतर cardiac monitoring पर रखें।

**प्रश्न** **Morphine**

**उत्तर** Morphine

यह एक opioid analgesic दवा है।

### निर्देश (Indication)

तीव्र एवं प्रचंड पीड़ा से दीर्घकालिक आराम प्रदान करना।

### मात्रा (Dosage)

- वयस्क—10 mg –10 mg विभाजित मात्रा में।
- बच्चे—0.2–0.8 mg /kg-

### Contraindications

- श्वसन अवसाद (Respiratory depression)
- Paralytic ileus
- बाधा-संबंधी श्वसन रोगी (Obstructive airway disease)
- गर्भावस्था (Pregnancy)
- Morphine sensitivity
- Acute hepatic disease
- बच्चों में पीड़ा के निवारण के लिए प्रयोग।

### दुष्प्रभाव (Side effects)

- निर्भरता (Dependence)
- मिचली (Nausea)
- वमन (Vomiting)
- कब्ज (Constipation)

**प्रश्न** **Aspirin**

**उत्तर** **Aspirin**

- यह एक Salicylate analgesic दवा है।
- यह एक प्रभावी पीड़ानाशक (analgesic) एवं प्रदाहनाशक (anti-inflammatory) दवा है।

### निर्देश (Indications)

- सभी प्रकार की शारीरिक पीड़ा (All kinds of body pain)
- बुखार (Fever)
- Acute rheumatic fever
- Rheumatoid arthritis
- Osteoarthritis
- Post-MI
- Post-stroke रोगी
- Coronary artery bypass graft रोगी
- Transient ischemic attack

### मात्रा (Dosage)

- Analgesic एवं Antipyretic के रूप में 0.3–0.6 gm दिन में तीन बार।
- Acute rheumatic अवस्था में 4–6 gm विभाजित मात्रा में।
- Postmyocardial infarction एवं poststroke 50–300 mg, प्रतिदिन

### Contraindications

- Hypersensitivity
- Peptic ulcer रोग
- Liver रोग
- रक्त स्त्राव की प्रवृति (Bleeding tendencies)
- Hemophilia
- Chickenpox एवं Influenza
- गर्भावस्था
- सर्जरी से पहले सेवन

### दुष्प्रभाव (Side effects)

- मिचली एवं वमन (Nausea and vomiting)
- मल द्वारा रक्त की हानि (Occult blood loss)
- चक्कर आना (Dizziness)
- कान में घंटी बजने का आभास (Tinnitus)
- ऊँचाई पर चक्कर आना (Vertigo)
- देखने एवं सुनने में विकार (Impaired hearing and vision)
- उत्तेजना (Excitement)
- Electrolyte imbalance

### नर्सिंग उत्तरदायित्व (Nursing responsibility)

- Asthma के रोगी को बिना सलाह के Aspirin न दें।
- 12 वर्ष से कम आयु के बच्चे को इसे न दें।
- इसे निम्नलिखित दवाओं के साथ न दें।
    - Heparin
    - Sulfonylureas
    - Spironolactone
- यदि दीर्घकालिक उपयोग हो, तो नियमित liver function test कराएँ।

प्रश्न  **Frusemide (Lasix)**

उत्तर  **Frusemide (Lasix)**

- यह एक ताकतवर diuretic ड्रग है।
- यह Plasma extracellular fluid volume को कम करती है।

### निर्देश (Indications)

- एडीमा जो कि Congestive cardiac failure, hepatic या Renal failure के कारण हो।
- Cerebral edema
- विषाक्ता के मामले में Fluid बाहर निकालना (Forced diuresis in case of poisoning)
- Toxemia of pregnancy
- उच्च रक्तचाप (Hypertension)
- Pulmonary edema

### मात्रा (Dosage)

- वयस्क 20–80 mg, एक खुराक में दें।
- बच्चे एवं नवजात शिशु को 2 mg/kg body weight के अनुसार दें।

### Contraindications

- Renal failure with anuria
- Potassium deficiency
- Hypokalemia or hyponatremia
- Hepatic coma
- Hypovolemia
- Hypotension

### दुष्प्रभाव (Side effects)

- ऊँचाई पर चक्कर आना (Vertigo)
- दिखने में समस्या (Visual impairment)
- Sodium की कमी द्वारा उत्पन्न निम्न रक्तचाप (Hypertension due to low sodium)
- पेशीय अकड़न (Muscle cramp)
- भूख न लगना (Anorexia)
- कमजोरी (Weakness)
- चक्कर आना (Dizziness)
- बेहोशी आना (Drowsiness)
- उल्टी (Vomiting)
- बहरापन (Deafness)

### नर्सिंग उत्तरदायित्व (Nursing responsibility)

- नियमित रूप से रोगी के Serum electrolyte स्तर को मॉनीटर करें।
- Strict intake–output मॉनीटर करें।
- Vital signs खासकर pulse एवं Blood pressure monitor करें।

**प्रश्न**  कोलीलिथेसिस से आप क्या समझते हैं? कारण, लक्षण एवं संकेत की सूचियाँ बनाएँ। सर्जरी से पूर्व कौन–कौन सी जाँच की जाती है। कोलीलिथेसिस की कठिनाइयों की सूची बनाएँ। मरीज के प्रथम 48 घंटे तक अस्पताल में रूकने पर नर्सिंग देखभाल की सूची बनाएँ।

**What do you mean by cholelithiasis? List the causes and signs and symptoms. What are the investigations carried out before the surgery? List the complications of cholelithiasis. Make a nursing care plan of a patient for the first 48 hours of his stay in the hospital.**

**उत्तर**  Cholelithiasis की परिभाषा–

जब पित्ताशय (Gallbladder) में पथरी या स्टोन उपस्थित होते हैं तो उस स्थिति को Cholelithiasis कहते हैं।

### कारण (Causes)

- संक्रमण (Infection)
- लिवर सिरोसिस (Liver cirrhosis)
- मधुमेह (Diabetes)
- हीमोलिसिस (Hemolysis)
- उच्च कोलेस्ट्रोल स्तर (High cholesterol level)
- भोजनसंबंधी आदतें (Dietary habits)
- 40 वर्ष की आयु के पश्चात इसकी संभावना बढ़ जाती है।
- गर्भ निरोधक गोलियों के प्रयोग से इसकी संभावना बढ़ जाती है।

### लक्षण एवं संकेत (Signs and symptoms)

Cholelithiasis में दो प्रकार के लक्षण होते हैं:

1. शांत Cholelithiasis (Silent Cholelithiasis) – जिसमें रोगी का कोई लक्षण नहीं होता है।

2. लक्षणिक Cholelithiasis (Symptomatic cholelithiasis) – इसके लक्षण हैं–

   - पीलिया (Jaundice)
   - मूत्र का गहरे रंग का होना (Dark amber urine) जो हिलाने पर foam बनाता है।
   - Clay के रंग का मल (Clay-colored stool)
   - मिचली (Nausea)
   - पेट फूलना (Feeling of fullness)
   - भूख न लगना (Anorexia)
   - त्वचा एवं श्लेष्मा (mucus) का पीला रंग होना।
   - रक्तस्राव प्रवृत्ति (Bleeding tendency) - Vitamin K के घटने absorption के कारण होता है।

### नैदानिक जाँच (Diagnostic investigation)

- Ultrasonography (USG) 90–95% सही निदान के लिए USG सबसे उत्तम जाँच है।
- X-ray
- Endoscopic retrograde cholangio pancreatiography (ERCP)— जिसके द्वारा gallbladder, cystic duct, common hepatic duct, तथा common bile duct को देखकर, स्टोन या पथरी के स्थान को सही रूप से निर्धारित किया जाता है।
- रक्त जाँच (Blood Test)
  - Liver function test
  - WBC count (TLC, DLC)
  - Serum bilirubin (Direct and indirect bilirubin)
  - Serum enzyme test, alkaline phosphatase (ALT and AST), जिसकी मात्रा बढ़ जाती है।
- Cholecystography
- Percutaneous trans-hepatic cholangiography (PTHC)

### Cholelithiasis की कठिनाइयाँ (Complications)

- Biliary duct का प्रदाह (Cholangitis)
- Biliary cirrhosis
- Carcinoma
- Peritonitis
- Common bile duct में पथरी (Choledocholithiasis)
- पित्ताशय (Gallbladder) का प्रदाह (Cholecystitis)
- पित्ताशय (Gallbladder) में पस (Emphysema)

### Cholelithiasis रोगी के लिए नर्सिंग देखभाल सूची Nursing care plan for cholelithiasis patient:

| नर्सिंग निदान (Nursing diagnosis) | अपेक्षित परिणाम (Expected outcome) | नर्सिंग हस्तक्षेप (Nursing intervention) |
|---|---|---|
| तीव्र पीड़ा जिसका संबंध शल्य चिकित्सा प्रक्रिया से है। (Acute pain related to surgical intervention) | पीड़ा से आराम दिलाना (Relief from pain) | • पीड़ा की मात्रा, प्रवृत्ति, गुण आदि का आंकलन करें।<br>• रोगी को आरामदायक स्थिति (Comfortable position) एवं आराम दें।<br>• आदेशानुसार पीड़ानाशक दवा दें, जैसे Sedative—Phenobarbital Narcotic—Morphine Anticholinergic—atropine |

| नर्सिंग निदान<br>(Nursing diagnosis) | अपेक्षित परिणाम<br>(Expected outcome) | नर्सिंग हस्तक्षेप<br>(Nursing intervention) |
|---|---|---|
| | | • तनावमुक्त करने की तकनीक (Relaxation technique) का प्रयोग करें जैसे गहरी साँस लेना (Deep breathing), निर्देशित दृश्य कल्पना (Guided imagery).<br>• रोगी को आरामदायक एवं कम उद्दीपक वाला (less stimulus) वातावरण प्रदान करें।<br>• रोगी की समस्या को ध्यानपूर्वक सुने एवं आश्वासन (Reassurance) दें।<br>• रोगी को मुँह से कुछ न देने वाला Status (NPO status) कायम रखें। |
| तरल पदार्थ मात्रा की कमी जिसका संबंध शल्य क्रिया एवं NPO status से है।<br>(Deficit fluid volume related to surgery and NPO status) | तरल पदार्थ मात्रा का संतुलन बनाना (Balanced/ Adequate fluid volume maintenance) | • रोगी के Intake - Output का उपयुक्त एवं सही रिकॉर्ड रखें।<br>• रोगी की त्वचा, mucous membrane, peripheral pulse, एवं कैपीलरी रीफिल टाइम (Capillary refill time) का आंकलन करें।<br>• वमन (vomiting) के लक्षणों को जाँचें एवं उसका उपाय करें।<br>• रोगी को समय–समय पर मुँह की देखभाल (Mouth Care) दें।<br>• निर्देशानुसार Intravenous fluid दें।<br>• किसी प्रकार के स्राव (Discharge) को नोट करें एवं डाक्टर को सूचित करें।<br>• रोगी का TPR एवं Blood pressure नियमित रूप से जाँचें एवं रिकार्ड करें।<br>• रोगी के मूत्र की मात्रा, रंग एवं अन्य असमानताओं को नोट करें। |

| नर्सिंग निदान<br>*(Nursing diagnosis)* | अपेक्षित परिणाम<br>*(Expected outcome)* | नर्सिंग हस्तक्षेप<br>*(Nursing intervention)* |
|---|---|---|
| असंतुलित पोषण शारीरिक आवश्यकता से कम जिसका संबंध अत्यधिक वमन एवं NPO status से है। (Imbalance nutrition less than body requirement related to excessive vomiting and NPO status) | रोगी का पोषण संतुलन बनाए रखना।<br>(Maintaining nutritional balance of the patient) | • रोगी की कैलोरी आवश्यकता का आंकलन करें।<br>• रोगी को पहले तरल (Liquid) फिर मुलायम (Soft) आहार दें ताकि वो उसे आसानी से खा सके।<br>• रोगी को NPO के बाद थोड़ा–थोड़ा खाने को दें।<br>• रोगी को नियमित मुँह की देखभाल दें।<br>• यदि वमन है तो Antiemetic दवा दें जैसे Ondansetron, Metaclopramide आदि।<br>• रोगी को पानी पीने के लिए प्रोत्साहित करें।<br>• रोगी को चलाना फिराना शुरू करें, इससे Peristalsis बढ़ता है एवं पाचन क्रिया बढ़ती है।<br>• शुरू में रोगी को लो–फैट एवं हाई फाइबर आहार (Low-fat and high-fibre diet) दें।<br>• छोटी एवं नियमित खुराक दें (Small and frequent diet)<br>• यदि रोगी मुँह से खाने में सक्षम नहीं है या ऐसे मनाही है तो रोगी को Nasogastric feed या parenteral feed दें।<br>• **पोषण** के चिन्हों का आंकलन करते रहें जैसे त्वचा का रंग एवं नमी, Blood test आदि। |

**प्रश्न**  दिमागी बुखार क्या है? दिमागी बुखार के कारण, लक्षण एवं प्रकार तथा जटिलताओं के बारे में लिखो। मरीज़ के प्रथम 48 घंटे तक अस्पताल में रूकने पर नर्सिंग देखभाल का प्लान बनाएँ।

**What is meningitis? What are the causes, signs and symptoms, types and complications of meningitis? Make a nursing care plan of the patient for the first 48 hours of his stay in the hospital.**

**उत्तर**  Meningitis की परिभाषा

Meningitis एक तीव्र प्रदाह (acute inflammation) है जिसमें दिमाग को घेरने वाली piamater एवं arachnoid झिल्ली (membrane) तथा spinal cord प्रभावित होती है। अतः Meningitis एक Cerebrospinal संक्रमण है।

दिमागी बुखार के कारण (Causes of Meningitis)

दिमागी बुखार का मुख्य कारण है कई प्रकार के सूक्ष्म जीवाणु (Microorganisms). यह जीवाणु इस प्रकार है:

- बैक्टीरिया (Bacteria) – ये दिमागी बुखार के मुख्य कारण हैं, जो सबसे खतरनाक होते हैं। ये Bacteria हैं:–
    - मेनिंगोकोकाई (Meningococci).
    - हिमोफिलिस इन्फलुएंजा (*Haemophilus influenzae*)
    - स्ट्रेप्टोकोकस न्यूमोनि (*Streptococcus pneumoniae*)
- वाइरस (Virus)
    - हरपीज़ वाइरस (Herpes virus)
    - वैरिसेला वाइरस (Vericella virus)
- फन्जाई (Fungi)
    - कैन्डीडा (Candida)
    - ब्रुसैला (Brucella)
- औषधियाँ एवं डाई (Contrast dye)
- पैरासाइट (Parasite)

**जोखिम कारक (Risk Factors)**

- एड्स (AIDS)
- कुपोषण (Malnutrition)
- गरीबी (Poverty)
- भीड़–भाड़ वाले निवास स्थान (Overcrowded residential area)
- शराब (alcohol)
- CSF शंट (CSF shunt)
- निमोनिया (Pneumonia)
- सिर में क्षति (Head injury)

## दिमागी बुखार के प्रकार (Type of Meningitis)

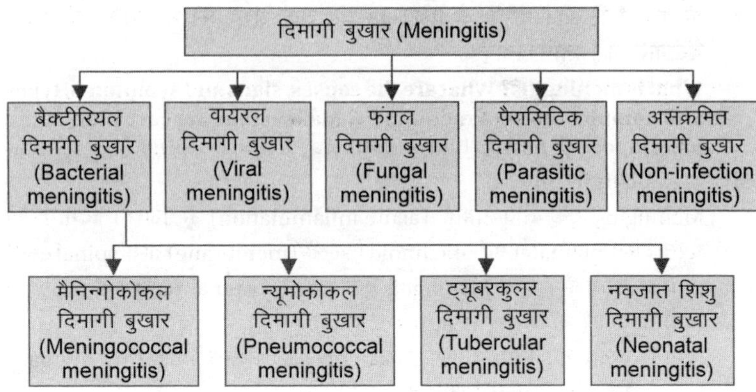


### लक्षण (Signs and symptoms)

- अचानक उच्च बुखार (Sudden high fever) 102°F
- तीव्र सिरदर्द (Severe headache).
- गर्दन में अकड़न (Stiff neck/neck rigidity)
- चिड़चिड़ापन एवं आराम न मिलना (Irritation and restlessness)
- चेतना में कमी (Loss of consciousness)
- प्रकाश से डर लगना या संवेदनशीलता बढ़ना (Photophobia)
- मिर्गी के दौरे पड़ना (Seizures)
- एकाग्रता की कमी एवं भ्रम (Lack of concentration and confusion)
- तीव्र नाड़ी (Rapid pulse) एवं हृदय गति दर (Tachycardia)
- आलस्यपन (Lethargy)
- Kernig's sign positive – इसमें रोगी को hip joint को मोड़ने के बाद उसके extension के समय दर्द का अनुभव होता है।
- Brudzinski's sign positive – गर्दन को flex करते समय पैरों का स्वतः flexion होना।
- अनियमित पुतली प्रतिक्रिया (Irregular pupillary reaction).

### दिमागी बुखार की जटिलताएँ (Complications of meningitis)

- सुनने की क्षमता का चले जाना, थोड़ा या पूरा (Partial or complete hearing loss)
- देखने की क्षमता का चले जाना, थोड़ा या पूरा (Partial or total vision loss)
- व्यावहारिक एवं व्यक्तित्व बदलाव (Behavioral and personality change).
- मानसिक मंदता (Mental retardation)
- सीखने की क्षमता में विकार (Learning disability)

- पशाचात (Paralysis).
- बोलने की क्षमता का खोना (Partial or complete speech loss)
- संतुलन एवं समवय में कठिनाई (Problem with balance and coordination)
- एपीलेप्सी (Epilepsy)
- सेरीब्रल पेल्सी (Cerebral palsy)

## दिमागी बुखार के दौरान होने वाली जटिलताएँ (Complications during the course of meningitis)

- Disseminated intravascular coagulation (DIC)
- एनसिफेलाइटिस (Encephalitis)
- लगातार बुखार (Persistent fever)
- सीजर (Seizure)
- Syndrome of inappropriate antidiuretic hormone (SIADH)

## दिमागी बुखार के रोगी का नर्सिंग देखभाल प्लान (Nursing care plan of patient with meningitis)

| नर्सिंग निदान *(Nursing diagnosis)* | अपेक्षित परिणाम *(Expected outcome)* | नर्सिंग हस्तक्षेप *(Nursing intervention)* |
|---|---|---|
| • तीव्र पीड़ा जिसका संबंध सिरदर्द एवं पेशियों एवं जोड़ों के दर्द से है। (Acute pain related to headache ad muscle and joint pain) | पीड़ा से आराम दिलाना या पीड़ा का निवारण करना। | • रोगी की पीड़ा की तीव्रता, गुण, स्थिति आदि का आंकलन करें। <br>• रोगी को पीड़ानाशक दवा (analgesic) दें। <br>• रोगी को आरामदायक स्थिति में बिस्तर पर लिटाएँ। <br>• रोगी को अपनी पेशियों एवं जोड़ों को हल्के से चलाने को प्रोत्साहित करें ताकि उसकी अकड़न कम हो सके एवं blood circulation बढ़ सके। <br>• रोगी की पेशियों की मालिश करें। <br>• रोगी के वातावरण में उद्दीपक (Stimulus) की मात्रा निम्न रखें। |
| • अत्यधिक बुखार जिसका संबंध संक्रमण एवं असामान्य ताप नियंत्रण से है, जो कि Hypothalamus के प्रभावित होने के कारण है। (Hyperthermia related to infection and abnormal temperature regulation by defected hypothalamus) | शरीर के तापमान को सामान्य पर लाना। | • रोगी के तापमान का आंकलन करें एवं उसका TPR and blood pressure जाँचें। <br>• निर्देशानुसार रोगी को Antipyretic दें। <br>• संक्रमण के लिए Antibiotic दवा दें, जैसे Ampicillin, Gentamicin, Ceftriaxone आदि। |

| नर्सिंग निदान<br>*(Nursing diagnosis)* | अपेक्षित परिणाम<br>*(Expected outcome)* | नर्सिंग हस्तक्षेप<br>*(Nursing intervention)* |
|---|---|---|
| | | • रोगी को high Fowler position दें जिससे ICP कम होगा एवं सिरदर्द में आराम मिलेगा।<br>• यदि जरूरत पड़े तो रोगी को Tepid sponging दें।<br>• रोगी को अच्छे ventilation वाले कमरे में रखें लेकिन उद्दीपक का स्तर निम्न रखें।<br>• रोगी के तापमान में गिरावट धीरे–धीरे लाएँ नहीं तो रोगी को कंपन उत्पन्न हो सकती है। |
| • सीजर आने का जोखिम जिसका संबंध दिमागी विकार से है।<br>(High risk for seizures related of cerebral irritation). | सीजर को आने से रोकथाम करना।<br>(Prevention of seizure) | • रोगी की Seizure क्रिया का आंकलन करना।<br>• रोगी के बिस्तर की ऊँचाई कम रखना तथा Bedside-rail को हमेशा उठा कर रखना।<br>• रोगी को sedative एवं antiseizure दवाएँ देना।<br>• रोगी के ताप को कम करना जिससे सीजर की संभावना कम की जा सके।<br>• सीजर को उत्पन्न करने वाले अन्य कारकों का पता लगना तथा उनका समय पर इलाज करना। |

**प्रश्न** आंत्र बाधा क्या है? कारण एवं नैदानिक अभिव्यक्तियां लिखें। शल्य चिकित्सा एवं चिकित्सा प्रबंधन लिखें।

**What is intestinal obstruction? List down the causes and clinical manifestation. Write down the surgical and medical management.**

**उत्तर** आंत्र बाधा (Intestinal obstruction)

जब छोटी या बड़ी आंत्र (Small or large intestine) में थोड़ा या पूरा अवरोध उत्पन्न होता है, जिसके कारण आंत्र की सामग्री के आगे बढ़ने में बाधा उत्पन्न होती है। उसे आंत्र बाधा (Intestinal obstruction) कहते हैं।

**आंत्र बाधा के कारण (Causes of intestinal obstruction)**

- आंत्र चिपकाव (Intestinal adhesions) – यह मुख्यतः उदरीय शल्य चिकित्सा (Abdominal surgery) या श्रोणि शल्य चिकित्सा (Pelvic surgery) के कारण बनते हैं।
- हर्निया (Hernia)
- छोटी आंत्र के ट्यूमर (Tumor of small intestine)

- क्रोहनस रोग (Crohn's disease)
- आंत्र में गांठ पड़ना, जिसे वोल्व्यूलस (Volvulus) कहते हैं।
- कोलन कैंसर (Colon cancer)
- डाईवर्टिकुलाइटिस (Diverticulitis)
- ठोस मल (Impacted stool)
- प्रदाह या स्कार के कारण आंत्र का तंग होना। (Narrowing of intestine because of inflammation and scarring)
- इन्ट्यूससेप्पशन (Intussusception)– इसमें आंत्र का एक लूप दूसरे लूप में धंस जाता है, इसे telescoping of bowel भी कहते हैं।
- पेरालिटिक इलियस (Paralytic ileus)– जब आंत्र में peristalsis movement कम या रूक जाती है, उसे Paralytic movement कहते हैं।
- Ischemia – यदि आंत्र के किसी भाग में रक्त की आपूर्ति प्रभावित या बाधित होती है, तो उस भाग में movement नहीं होता है, जिसके कारण भोजन आगे नहीं बढ़ पाता हैं एवं बाधा उतपन्न होती है।

## नैदानिक अभिव्यक्ति (Clinical manifestation)

- पेट दर्द–जिसकी प्रवृत्ति ऐंठन जैसी होती हैं (Crampy abdominal pain) यह दर्द आता-जाता रहता है।
- मिचली एवं वमन (Nausea and vomiting)
- पेट फूलना (Abdominal distention)
- हवा पास करने की असक्षमता (Inability to pass gas)
- पेशीय रख रखाव (Muscle guarding)
- बुखार (Fever)
- चक्कर आना (Drowsiness)
- निर्जलीकरण (Dehydration)

## चिकित्सकीय प्रबंधन (Medical management)

- Fluid therapy
    - Hypovolemia के उपचार के लिए रोगी को IV fluid देना प्रारंभ करें।
    - रोगी को बिगड़े electrolyte संतुलन के लिए Normal saline एवं Ringer lactate पोटेशियम के साथ दें।
- Nasogastric insertions
    - रोगी के पेट के फुलाव को कम करने के लिए NG tube डालकर उसे decompress करते हैं।
    - रोगी को मुंह से कुछ न दें एवं उसे Nil per oral (NPO) रखें।
- उपचार (Treatment)
    - कारण एवं जटिलताओं का पता कर उसका निवारण करें।
    - यदि रोगी शॉक में हैं तो उसका उपयुक्त उपचार करें।

- रोगी की पीड़ा निवारण के लिए analgesic दवाएँ एवं sedative दवाएँ दें।
- संक्रमण की रोकथाम के लिए रोगी को antibiotic दवाएँ दें।
- पोषण (Nutrition)
  - यदि आवश्यकता पड़े तो रोगी को Total parenteral nutrition दें ताकि उसे संपूर्ण पोषण प्राप्त हो।

## शल्य चिकित्सा प्रबंधन (Surgical management)

विभिन्न शल्य चिकित्सा द्वारा आंत्र बाधा का प्रबंधन किया जाता है। यह शल्य चिकित्सा है–

- बाधित आंत्र को काटकर अलग करना (Resection of obstructed bowel)
- आंशिक या पूर्ण Colostomy (Partial or complete colostomy)
- Colostomy या ileostomy, यदि बाधा या ischemia उपस्थित हो।

**प्रश्न** डी. एम. को परिभाषित करें। मधुमेह होने की नैदानिक अभिव्यक्ति एवं प्रकार लिखें। चिकित्सा प्रबंधन मामले का विवरण और जटिलताओं का उल्लेख करें।

**Define DM. Write down the clinical manifestation of diabetes mellitus and types. Describe the medical management of such case and mention complication.**

**उत्तर** Diabetes mellitus की परिभाषा–

यह एक बहुतंत्र (Multisystem) रोग है जिसका संबंध असामान्य insulin के उत्पादन या असामान्य insulin प्रयोग या दोनों से होता है।

मधुमेह की नैदानिक अभिव्यक्ति एवं प्रकार (Clinical manifestation along with types of diabetes mellitus)

### प्रकार (Types)

- **Types 1 Diabetes Mellitus (Insulin dependent diabetes mellitus—IDDM)**
  - यह अधिकतर 30 साल की आयु से कम आयु के लोगों में होती है।
  - यह रोग Pancreas के Beta cells के विकार के कारण होता है, जिसमें insulin का उत्पाद कम हो जाता है।
  - इसकी शुरूआत 11 से 13 वर्ष की आयु में होती है।
  - इस प्रकार के रोगी अधिकतर दुबले–पतले होते हैं।

**Clinical Manifestation (नैदानिक अभिव्यक्ति)**

- अधिक मात्रा में मूत्र आना (Polyuria)
- अत्यधिक प्यास लगना (Polydipsia)
- अत्यधिक भूख लगना (Polyphagia)
- वजन का घटना (Weight loss)

- कमजोरी एवं थकान (Weakness and fatigue)
- Ketoacidosis
- मुँह का सूखना (dryness of mouth)
- संवेदना की कमी (Paresthesia)

- **Type 2 Diabetes Mellitus (Non-insulin-dependent diabetes mellitus—NIDDM)**
  - यह अधिक पाये जाने वाले प्रकार की Diabetes है।
  - यह अधिकतर 40 वर्ष की आयु से अधिक आयु के लोगों में पायी जाती है।
  - इस स्थिति में या तो insulin का उत्पाद कम मात्रा में होता है या insulin की मात्रा उपयुक्त होती है लेकिन टिसू (tissues) द्वारा उसका प्रयोग ठीक प्रकार से नहीं हो पाता है।

## नैदानिक अभिव्यक्ति (Clinical Manifestation)

- Polyuria
- Polydipsia
- Polyphagia
- थकान (Fatigue)
- बार–बार संक्रमण (Recurrent infection)
- घाव भरने में समय लगना (Prolonged wound healing)
- दृष्टि में बदलाव (Visual changes)
- खुजली (Pruritus)
- योनि संक्रमण (Vaginal infection)

## Diabetes mellitus का चिकित्सा प्रबंधन (Medical management of diabetes mellitus)

- **ड्रग थेरेपी (Drug therapy)**

  DM के प्रबंधन में मुख्यतः दो प्रकार के ड्रग्स का प्रयोग किया जाता है। ये हैं–

  - Insulin-Insulin कई प्रकार का होता है, जो रोगी की स्थिति एवं आवश्यकतानुसार दिया जाता है। इसके प्रकार हैं–
    - Rapid-acting insulin, e.g.—Lispro
    - Short-acting insulin, e.g.—Regular insulin
    - Intermediate-acting insulin, e.g.—NPH insulin
    - Long-acting insulin, e.g.—glargine
    - Combination therapy, e.g.—NPH/regular 70/30
  - Insulin को gastric juice निष्क्रिय कर देते हैं, इसलिए इसे कभी orally नहीं दिया जाता है।

- इसे मुख्यतः subcutaneous (SC) injection द्वारा दिया जाता है तथा आवश्यकतानुसार एवं निर्देशानुसार intravenous (IV) भी दिया जाता है।
- Oral hypoglycemic agents (OHA)
  इसके प्रकार हैं–
  - Sulfonylureas, e.g. Tolbutamide, glipizide
  - Meglitinides, e.g. Repaglinide, nateglinide
  - Biguanides, e.g. Metformin
  - Alpha glucosidase inhibitors, e.g. Acarbose, miglitol
  - Thiazolidinediones, e.g. pioglitazone, rosiglitazone
- यह शरीर में insulin के बनने तथा उसके प्रयोग को बढ़ावा देते हैं।

- **पोषण थेरेपी (Nutritional therapy)**
  - DM के रोगी को पोषण पर विशेष ध्यान देना चाहिए।
  - रोगी को प्रतिदिन निम्नलिखित पोषक तत्व लेना चाहिए–
    - कुल कैलोरी—1200 kcal
    - Carbohydrate—120 gm
    - Protein—60 gm (15-20% of total calorie)
    - Fat—52 gm (10% of daily calorie)
    - Sodium— < 2400 mg/day
    - Fiber—25-30 g/day
  - रोगी को छोटी मात्रा एवं शीघ्र समय पर खाना दें (Small and frequent meal)
  - Carbohydrate की खपत को सीमित रखें।

- **व्यायाम (Exercise)**
  - नियमित रूप से व्यायाम करना DM में बहुत महत्वपूर्ण है।
  - यह insulin की संवेदनशीलता (Sensitivity) बढ़ानें में मदद करता है, जिससे Blood glucose स्तर में कमी आती है।
  - यह रोगी को वजन घटाने में भी सहायता प्रदान करता है, जिससे insulin की आवश्यकता कम होती है।
  - रोगी को हल्का एवं शरीर की क्षमता अनुसार ही व्यायाम करना चाहिए, अधिक भारी या बलशाली व्यायाम नहीं करना चाहिए।

- **Blood Glucose मॉनीटर करना (Blood glucose monitoring)**
  - रोगी को अपना Blood glucose स्तर monitor करने के बारे में सिखाना चाहिए।
  - उसे hypoglycemia के बारे में पूरी जानकारी देनी चाहिए, तथा उसका प्रबंधन करना सीखना चाहिए।

**Diabetes Mellitus की जटिलताएँ (Complications of diabetes mellitus)**
- Diabetes ketoacidosis (DKA)
  इसमें रोगी को insulin की कमी के कारण यह लक्षण होते हैं।
  - Hyperglycemia
  - Ketosis
  - Acidosis
  - Dehydration
- Hyperglycemia – शरीर में Glucose की कमी।
- Diabetic retinopathy – अधिक hyperglycemia के कारण रेटिना की क्षति होती है।
- Nephropathy – इसमें Kidney को Blood supply करने वाली छोटी Blood vessels की क्षति (damage) होती है, जिस कारण Kidney failure में चली जाती है।
- Nephropathy – इसमें रोगी को Sensory Nephropathy हो जाती है, जिसमें रोगी की sensory संवेदना (sensation) चली जाती है।
- संक्रमण (infection)
- Diabetic foot
- Angiopathy
- Hyperosmolar hyperglycemic non-ketotic syndrome

**प्रश्न**  क्रोनिक आब्सट्रक्टिव पल्मोनरी बीमारी। **Chronic obstructive pulmonary disease**

**उत्तर**  **Chronic obstructive pulmonary disease**
**परिभाषा (Definition)**
COPD एक दीर्घकालिक (Chronic), प्रगतिशील (Progressive) रोग है, जिसमें व्यक्ति को साँस की तकलीफ होती हैं। यह रोग समय के साथ रोगी की स्थिति और खराब कर देता है।
**कारण (Causes)**
- धूम्रपान (Smoking)
- धूल (Dust)
- रासायनिक धुआँ (Chemical fumes)
- प्रदूषित हवा (Polluted air)

यह रोग तीन बीमारी से मिलकर बनता है। यह रोग है–
1  Chronic bronchitis
2  Emphysema
3  Bronchial asthma

### COPD के प्रभाव (Effects of COPD)

- श्वासनली एवं श्वसन कोशो (Alveoli) की elasticity का कम होना।
- Alveoli का collapse होना।
- श्वासनली की दीवार का मोटा होना या प्रदाह (inflammation) होना।
- अत्यधिक म्यूकस का स्राव (Mucus secretion) होना, जो कि श्वसन मार्ग में बाधा उत्पन्न करता है।

### नैदानिक लक्षण (Clinical manifestations)

- **Emphysema**
  - साँस लेने मे तकलीफ (Dyspnea)
  - काम करने पर साँस की कमी (Dyspnea on exertion)
  - छाती का फूलकर ढोलक के आकार का होना (Barrel chest)
  - रक्त में ऑक्सीजन की कमी (Hypoxemia)
  - वजन में कमी (Weight loss)
  - कुपोषण (Malnutrition)
- **Chronic bronchitis**
  - अत्यधिक कफ बनना (Excessive cough production)
  - ब्रोन्कस में संकुचन होना (Bronchospasm)
  - जल्दी–जल्दी श्वसन मार्ग का संक्रमण (Frequent respiratory infection)
  - साँस लेने में तकलीफ (Dyspnea and Dyspnea on exertion)
  - Hypoxemia एवं Hypercapnia
  - शरीर का नीला पड़ना (Cyanosis)
  - RBC की मात्रा का अत्यधिक बढ़ना (Polycythemia)
- **Asthma**
  - साँस लेने में तकलीफ (Dyspnea)
  - हांफना (Panting)
  - खाँसी (Cough)
  - आगे की तरफ झुकना (Stopping forward)
  - Tachypnea (Respiratory rate >25–40/min)
  - Tachycardia (Pulse rate >130/min)
  - घबराहट (Anxiety)
  - स्राव (Secretions)

### नैदानिक जाँच (Diagnostic test)

- इतिवृत्ति एवं शारीरिक जाँच (History and physical examination)
- सीने का X-ray (Chest X-ray)
- Pulmonary function test (PFT)
- थूक की जाँच (sputum test for Gram stain and culture)
- Arterial blood gas analysis (ABG)

- ECG
- Oximetry द्वारा क्रिया जाँच (Exercise testing with oximetry)

**चिकित्सा प्रबंधन (Medical management)**

- रोगी को संपूर्ण आराम (Complete bed rest) प्रदान करें।
- रोगी की क्रिया सीमित करें (Limit physical activity)
- ड्रग थेरेपी (Drug therapy)
    - श्वसन संक्रमण (Respiratory infection) के लिए Antibiotic दें।
    - Bronchodilator therapy दें
        - B-adrenergic agonists – Epinephrine, Albuterol, Beclo-methasone
        - Anticholinergics – Ipratropium
        - Mucolytic – Acetylcysteine
    - Corticosteroids दें– Dexamethasone
- Mucus secretion को बाहर निकालने तथा श्वसन क्रिया को आसान करने के लिए–
    - Chest physiotherapy दें।
    - Postural drainage करें।
- रोगी को 3L/day IV fluid दें।
- धूम्रपान निषेध करें (Smoking cessation)।
- यदि साँस लेने में अधिक तकलीफ है तो निम्न स्तर पर $O_2$ (low flow $O_2$) दें। अधिक Oxygen रोगी की हालत को और बिगाड़ सकती है।
- रोगी एवं उसके परिवार को इस बीमारी, उसके प्रभाव तथा प्रबंधन की उचित जानकारी दें।

**प्रश्न** पूर्ण अन्तःवाहनीय पोषण (Total parenteral nutrition – TPN)

**उत्तर** Total parenteral nutrition (TPN)

**परिभाषा (Definition)**

TPN द्वारा शरीर के लिए उपयुक्त पोषण Hypertonic solution की सहायता से intravenous route द्वारा दिया जाता है, जिसमें ग्लूकोस, प्रोटीन, मिनरल, एवं विटामिन सम्मिलित होते हैं।

**निर्देश (Indications)**

- दीर्घकालिक अतिसार एवं उल्टी (Chronic diarrhea and vomiting)
- जटिल शल्य–चिकित्सा या क्षति (Complicated surgery or trauma)
- आंत्र बाधा (Gastrointestinal obstruction)
- उच्च चयापचय स्थिति (Hypermetabolic state, e.g. Sepsis)
- कुपोषण (Malnutrition)
- पैनक्रिएटायटिस (Pancreatitis)
- Severe anorexia nervosa

- Severe malabsorption
- Short bowel syndrome

## संरचना (Composition)

- यह Central एवं Peripheal IV प्रयोग, दोनों के लिए उपलब्ध होता है।
- इसमें प्रस्तुत घटक (Content) इस प्रकार हैं–
    - Dextrose (Carbohydrate)
    - Amino acid (Protein)
    - Electrolyte (Sodium, Potassium, Chloride, Mangnesium and Phosphate)
    - Vitamin
    - Elements (Zinc, Copper, Chromium, Maganese)
    - Fat emulsion

## TPN देने की जटिलताएं (Complications of TPN)

- संक्रमण (infection)
    - फंगल (fungal) संक्रमण
    - Gram-positive बैक्टीरिया संक्रमण
    - Gram-negative बैक्टीरिया संक्रमण
- चयापचन समस्याएं (Metabolic problems)
    - Hyperglycemia या hypoglycemia
    - Prerenal azotemia
    - Electrolyte और vitamin की अधिकता या कमी
    - Hyperlipidemia
- अन्य समस्याएं (Other problems)
    - Air embolus
    - Pneumothorax, hemothorax and hydrothorax
    - रक्त स्त्राव (hemorrhage)
    - Dislodgement
    - Phlebitis
    - Thrombosis of Great vein

## TPN देते समय नर्सिंग उत्तरदायित्व (Responsibilities of nurse while administering TPN)

- रोगी को TPN के समय उसके vital signs (TPR एवं Blood pressure) को हर 4 से 8 घंटे में जाँचें।
- रोगी का रोज वजन करें, ताकि रोगी के नमी स्तर (hydration) का पता चले।
- प्रति सप्ताह तीन बार निम्नलिखित रक्त जाँच (Blood test) करें।
    - Complete blood count (CBC)
    - Blood glucose

- Serum electrolyte
- Blood urea nitrogen (BUN)
- Liver function test (LFT)

- रोगी के Catheter के स्थान पर पट्टी को बदलते रहना चाहिए। यह dressing sterile होती है जिसे बदलते समय Aseptic तकनीक पर ध्यान देना चाहिए।

- Catheter site को Phlebitis या किसी संक्रमण (infection) या प्रदाह (inflammation) के लक्षण के लिए जाँचें।

- TPN के कारण व्यक्ति को hyperglycemia हो सकता है, इसलिए रोगी का Blood sugar नियमित रूप से जाँचें (प्रत्येक 4–6 घंटे में)

- TPN के infusion rate को बढ़ाना या कम करना नहीं चाहिए। Infusion rate से छेड़छाड़ करने पर hyperglycemia या hypoglycemia हो सकता है।

- नर्स का सबसे महत्वपूर्ण उत्तरदायित्व है, कि TPN को शुरू करने से पहले उसे निम्नलिखित बातों को ध्यान रखना चाहिए–
  - TPN periphery द्वारा देना है या centrally
  - Route के अनुसार सही TPN दिया है या नहीं
  - TPN शुरू करने से पहले उसकी Expiry date देंखे।
  - TPN के components के रंग, गुण एवं किसी प्रकार की असमानता को देखें।
  - एक TPN के बैग को 24 घंटे से अधिक न चलाएं।

- TPN देते समय उसके दुष्प्रभाव की जानकारी रखें तथा उनका आंकलन करें, जैसे–
  - साँस लेने में तकलीफ (Dyspnea)
  - शरीर का नीला पड़ना (Cyanosis)
  - बुखार (fever)
  - त्वचा का लाल होना (Flushing)
  - Phlebitis
  - सीने या पीठ में दर्द (Chest and back pain)
  - IV site पर दर्द (Pain at IV site)

- रोगी को TPN से हटाते हुए (weaning) भी इसे धीरे–धीरे हटाना चाहिए।

**प्रश्न** एनीमिया के बारे में क्या समझते हैं? एनीमिया के प्रकार। एनीमिया के चिन्ह और लक्षण लिखिए। एनीमिया का प्रबंधन लिखें।

**What do you understand by anemia? Write down the types of anemia. Write signs and symptoms of anemia. Write the management of anemia.**

**उत्तर** एनीमिया (Anemia)

**परिभाषा**

जब रक्त में लाल कोशिकाओं (Red blood cell) या हीमोग्लोबिन (Hemoglobin) की कमी हो जाती है, तो उस अवस्था को एनीमिया कहते हैं।

## एनीमिया के प्रकार (Types of anemia)

- कारण के आधर पर (According to cause)
    - लोह की कमी के कारण एनीमिया (Iron deficiency anemia)
    - रक्तस्राव से उत्पन्न एनीमिया (Hemorrhagic anemia)
    - हिमोलायटिक एनीमिया (Hemolytic anemia)
    - एप्लास्टिक एनीमिया (Aplastic anemia)
    - विटामिन $B_{12}$ की कमी से उत्पन्न एनीमिया (Vitamin $B_{12}$ deficiency anemia)
    - थैलेसीमिया (Thalassemia)
    - सीकल सेल एनीमिया (Sickle cell anemia)
    - शरीर क्रिया एनीमिया (Physiological anemia)
        - जैसे–गर्भावस्था के कारण (In pregnancy)
        - पॅबर्टी के पश्चात (After puberty)
- बनावट के आधार पर (According to morphology)
    - Normocytic-normochromic (सामान्य आकार एवं रंग)
    - Macrocytic-normochromic (बड़ा आकार एवं सामान्य रंग)
    - Microcytic-hypochromic (छोटा आकार, भूरा रंग)
    - एनीमिया के चिन्ह और लक्षण (Sign and symptoms of anemia)

## लक्षण (Clinical manifestations)

- हीमोग्लोबिन (Hemoglobin) की मात्रा 10 g/dL या इससे कम हो जाती हैं।
- सामान्य लक्षण (Common symptoms)
    - दिल की धड़कन सुनाई देना (Palpitation)
    - साँस लेने में तकलीफ (Dyspnea)
    - अत्यधिक पसीना आना (Diaphoresis)
    - साँस का फूलना (Breathlessness)
    - कार्य करने की असक्षमता (Activity intolerance)
- अन्य लक्षण (Other symptoms)
    - त्वचा परिवर्तन (Skin changes)
        - त्वचा का भूरा होना (Pallor)
        - खुजली (Pruritus)
        - त्वचा का रंग गहरा होना (Hyperpigmentation)
    - हृदय संबंधित लक्षण (Cardiac symptoms)
        - एन्जाइना (Angina)
        - तीव्र हृदय दर (Tachycardia)

- पाचन तंत्र-संबंधित लक्षण (Gastrointestinal symptoms)
  - भूख न लगना (Anorexia)
  - हृदय क्षेत्र में जलन (Heart burn)
  - मुँह में प्रदाह (Stomatitis)
- तांत्रिक तंत्र संबंधित लक्षण (Neurological symptoms)
  - चक्कर आना (Dizziness)
  - एकाग्रता की कमी (Loss of concentration)

### Anemia का प्रबंधन (Management of anemia)

- दवाएँ (Drug therapy)
  - रोगी को iron की दवाएँ दें।
    - Ferrous sulfate
    - Ferrous fumarate
    - Ferrous gluconate
    - Ferrous succinate
  - यदि दवाएँ प्रभावी न हों तो रोगी को Intramuscular iron therapy दें।
    - Iron-dextran complex (imferon)
    - Iron-sorbitol citric acid (Jectofer)
- यदि Hemoglobin की मात्रा बहुत कम है तथा रोगी की स्थिति अस्थिर है तो उसे Blood transfusion दें।
  - आहार थेरेपी (Diet therapy)
    - रोगी को प्रतिदिन 150 से 200 mg elemental iron प्रदान करें।
    - रोगी को iron therapy के साथ Vitamin C की दवा दें। यह Iron को absorb कराने में सहायता करती है।
    - रोगी को लौह तत्व-युक्त खाद्य पदार्थ खाने की सलाह दें, जैसे हरी पत्तेदार सब्जियां, मूँगफली, गुड़ आदि।
    - रोगी को पेट में कीड़े का उपचार करें।
    - उसकी आहार संबंधित गलत आदतों में सुधार एवं परिवर्तन करें।

### नर्सिंग प्रबंधन (Nursing management)

- रोगी के पोषण स्तर को बढ़ाना (Increased nutritional levels of patient)
  - रोगी में आयरन की कमी के कारण का पता लगाएँ।
  - रोगी को उच्च प्रोटीन, कैलोरी युक्त आहार दें।
  - रोगी का वजन जाँचें।
  - समय पर रोगी के Hemoglobin की जाँच करें।
  - रोगी के भोजन में उपयुक्त आयरन की मात्रा सम्मिलित करें।
  - आयरन के Absorption को घटाने वाले कारकों का निवारण करें।
  - रोगी को थोड़े–थोड़े समय पर छोटा आहार खाने की सलाह दें।
  - रोगी को खाने में हरी पत्तेदार सब्ज़ियाँ, फल आदि लेने के लिए कहें।

- कार्य क्षमता बढ़ाना (Increased level of activity)
    - एनीमिया के कारण रोगी कई कार्य करने में असक्षम हो जाता है जैसे चढ़ना, दौड़ना, लम्बे समय तक कार्य करना।
    - रोगी की कार्य क्षमता का आंकलन करें तथा उसकी क्रिया का नियोजन करें।
    - रोगी को कार्य करने के बीच में आराम लेने की सलाह दें।
    - रोगी के Hemoglobin स्तर की समय-समय पर जाँच करें।
- स्वास्थ्य शिक्षा (Health education)
    - रोगी एवं उसके परिवार जनों को एनीमिया संबंधित जानकारी दें।
    - रोगी को अपनी दवाओं को लेने के लिए प्रोत्साहित करें।
    - रोगी को दवाओं द्वारा होने वाले दुष्प्रभाव की जानकारी प्रदान करें।
    - रोगी को पोषण तथा उसकी आवश्यकता समझाएँ।

**प्रश्न**  **Angina Pectoris**

**उत्तर**  परिभाषा (Definition)

जब हृदय में ऑक्सीजन की आपूर्ति कम हो जाती है, उसके कारण होने वाले तीव्र सीने में दर्द को एन्जाइना (angina) कहते हैं।

### एन्जाइना के प्रकार (Types of angina)

- **Stable angina**
    - छाती (मुख्यतः Pectoris muscle) में होने वाली तीव्र पीड़ा होती है।
    - यह पीड़ा थोड़ी अवधि तक रहती है (3 से 5 मिनट) तथा कारण के निवारण से स्वंय ठीक हो जाती हैं।
    - इसका आभास होने से पहले हो जाता है, इसलिए इसे OPD आधार पर दवा द्वारा नियंत्रित किया जा सकता हैं।
- Silent angina
    - इसमें लक्षण उजागर नहीं होते हैं।
    - इसकी प्रगति भी अन्य angina जैसी ही होती है।
- Nocturnal angina
    - यह पीड़ा अधिकतर रात के समय ही होती है।
    - यह पीड़ा तब उत्पन्न होती है, जब रोगी बैठा या लेटा होता है। खड़े होने पर यह पीड़ा समाप्त हो जाती है।
- Variant angina
    - यह पीड़ा मुख्यतः आराम करते समय होती है।
    - यह migraine के सिरदर्द वाले रोगियों में अधिक पाई जाती है।
    - यह प्रातः काल में देखने को मिलता है।
- Unstable angina
    - यह आराम के दौरान तथा तीव्र स्थिति में उत्पन्न होता है।
    - इसकी अवधि 15 मिनट से अधिक होती है।
    - यह MI का मुख्य कारण होता है।

### नैदानिक लक्षण (Clinical manifestation)

- सीने में पीड़ा (Chest pain)
- असहजता (Discomfort)
- सीने की पीड़ा अन्य भागों में प्रसारित (Radiate) होती है, जैसे पीठ, बाँया–कंधा, बाँया–हाथ एवं जबड़ा।
- यह पीड़ा दबाव सहित, जकड़न भरी होती है।
- पीड़ा में स्थिति बदलने या गहरी साँस लेने से आराम नहीं मिलता है।
- क्रिया, दबाव या तनाव कम होने पर, पीड़ा भी कम होने लगती है।
- त्वचा में पीलापन हो जाता है (paleness) तथा वह ठंडी पड़ जाती है।
- शरीर में शिथिलता आ जाती है।
- Heart rate बढ़ना (Tachycardia)
- Blood pressure बढ़ना।
- अत्यधिक पसीना आना (Diaphoresis)

### नैदानिक परीक्षण (Diagnostic test)

- इतिवृति (History) – CAD एवं अन्य कारणों से संबंधित इतिहास लेना चाहिए जैसे मदिरापान, धूम्रपान आदि।
- शारीरिक परीक्षण (Physical examination)
- ECG में horizontal ST segment एवं inverted ST segment दिखेगा।
- Cardiac marker enzyme test जैसे Creatine kinase (CK) या troponin पाए जाते हैं।
- PET-ischemia या infarction पता करने के लिए किया जाता है।
- Coronary angiography – coronary artery को देखने के लिए तथा किसी बाधा या अवरोध का पता करने के लिए किया जाता है।

### चिकित्सा प्रबंधन (Medical management)

- सामान्य देखभाल (General care)
  - रोगी को संपूर्ण Bed rest दें तथा शारीरिक क्रियाओं को सीमित करें ताकि हृदय की Oxygen माँग कम हो जाये।
  - किसी प्रकार के तनाव या चिंता से रोगी को दूर रखें।
  - यदि आवश्यकता पड़े तो रोगी को Oxygen therapy, 4–6 lit/min की दर पर दें।
- दवाएँ (Drugs)
  - Antiplatelet agent aspirin – यह Thrombosis के केस में दी जाती है।
    - Aspirin
  - Nitrates – यह vasodilator होती हैं।
    - Sublingual nitroglycerin
    - Spray nitroglycerin

- ○ IV nitroglycerin
- ○ Long-acting isosorbide dinitrate
- B-adrenergic blocker – यह heart rate कम करने तथा after-load को कम करने के लिए प्रयोग की जाती है
  - ○ Metoprolol
  - ○ Propranolol
- Low-molecular weight heparin
  - ○ Enoxaparin
  - ○ Dalteparin
- Calcium channel blockers
  - ○ Varapamil
  - ○ Nifedipine
  - ○ Amlodipine
- Morphine – यह घबराहट एवं heart rate को नियंत्रित करने के लिए दिया जाता है।

## शल्य चिकित्सा प्रबंधन (Surgical management)

- Coronary artery bypass graft (CABG)
- Percutaneous transluminal coronary angioplasty (PTCA)

## नर्सिंग प्रबंधन (Nursing management)

## Angina pectoris का नर्सिंग केयर प्लान (Nursing care plan for angina pectoris)

| नर्सिंग निदान<br>(Nursing diagnosis) | अपेक्षित परिणाम<br>(Expected output) | नर्सिंग हस्तक्षेप<br>(Nursing intervention) |
|---|---|---|
| • तीव्र पीड़ा जिसका संबंध Myocardial ischemia, एवं घटी Myocardial oxygen से है। (Acute pain related to myocardial ischemia and decreased myocardial oxygen supply) | रोगी की पीड़ा को कम करना। | • रोगी की पीड़ा का आंकलन निम्नलिखित के लिए करें<br>  – तीव्रता (Intensity)<br>  – स्थिति (Location)<br>  – विस्तार (Radiation)<br>  – अवधि (Duration)<br>• रोगी की पीड़ा का आंकलन 0 से 10 के Rating scale पर करें।<br>• Oxygen 2-4 L/min की दर पर दें।<br>• Inj Morphine sulfate IV दें।<br>• Fibrinolytic therapy दें।<br>• 12 लीड का ECG करें।<br>• रोगी की लगातार एवं नियमित Cardiac monitoring करें।<br>• रोगी के Vital signs की नियमित जाँच करें।<br>• Peripheral pulse एवं Capillary refill time जाँचें। |

| नर्सिंग निदान<br>*(Nursing diagnosis)* | अपेक्षित परिणाम<br>*(Expected output)* | नर्सिंग हस्तक्षेप<br>*(Nursing intervention)* |
|---|---|---|
| • अप्रभावी टिसू परफ्यूज़न जिसका संबंध Myocardial injury से है। (Impaired tissue perfusion related to myocardial injury) | प्रभावी टिसू परफ्यूशन स्थापित करना। | • Vital signs को प्रति घंटे मॉनीटर करें।<br>• रोगी को संपूर्ण आराम प्रदान करें तथा क्रिया सीमित करें।<br>• रोगी को Oxygen प्रदान करें।<br>• रोगी के Fluid balance का आंकलन करें।<br>• Intake-output chart बनाएँ।<br>• प्रतिदिन वज़न करें। |
| • घबराहट जिसका संबंध मृत्यु, पीड़ा या जीवनशैली में बदलाव के अवबोधन से है। (Anxiety related to perception of death, pain or change in lifestyle) | घबराहट का नियंत्रित करना। | • रोगी की घबराहट के स्तर का आँकलन करें।<br>• रोगी द्वारा मौखिक एवं अमौखिक घबराहट के चिन्हों का आंकलन करें।<br>• रोगी आश्वासन (Reassure) दें।<br>• रोगी को तनावमुक्ति (Relaxation) की तकनीक सिखाएँ।<br>• परिवार को रोगी की देखभाल में शामिल करें।<br>• रोगी को अपनी भावना एवं भय अभिव्यक्त करने के लिए प्रोत्साहित करें।<br>• रोगी को उसके रोग, उपचार, जटिलताओं आदि से संबंधित संपूर्ण जानकारी प्रदान करें। |
| • क्रिया असहिष्णुता जिसका संबंध थकान से है। (Activity intolerance related to fatigue) | रोगी को उसकी क्षमता अनुसार क्रिया करने में सहयोग करना। | • रोगी की उर्जा स्तर, कार्य करने की क्षमता एवं इच्छा का आंकलन करें।<br>• रोगी को आराम प्रदान करें ताकि वह अपनी ऊर्जा का संरक्षण कर सके।<br>• रोगी को सिर्फ सीमित कार्य करने के लिए प्रेरित करें।<br>• भारी एवं दबाव वाली क्रियाएँ न कराएँ।<br>• रोगी के Vital signs एवं Oxygen स्तर को नियमित रूप से मॉनीटर करें।<br>• रोगी को अपने कार्य का Routine स्थापित करने में सहायता प्रदान करें। |

**प्रश्न** क्षय रोग क्या है? इसके कारण, लक्षण एवं नैदानिक जाँच के बारे में लिखें। क्षयरोगी का प्रबंधन लिखें।

**What is tuberculosis? Write down its causes, signs and symptoms and diagnostic tests? Write down the management of tuberculosis.**

**उत्तर** क्षयरोग (Tuberculosis)

## परिभाषा (Definition)

यह एक संक्रामक रोग है जो कि *Mycobacterium tuberculosis* नामक बैक्टीरिया के कारण होता है।

## जोखिम वर्ग (Risk group)

- गरीब एवं अल्प सुविधा प्राप्त लोग (Poor and underprivileged people)
- बिना घर वाले लोग (Homeless people)
- बुजुर्ग व्यक्ति (Old people)
- घने बसे शहरों के लोग (People living in crowded cities)
- लंबे समय से संस्थागत लोग (Prolonged institutionalized people)
- Injection द्वारा ड्रग्स सेवन करने वाले लोग (Drug abuse through injections)
- आर्थिक रूप से कमजोर वर्ग (Poor socioeconomic status)

## चिन्ह एवं लक्षण (Signs and symptoms)

- थकान (Fatigue)
- शारीरिक थकान (Malaise)
- भूख न लगना (Anorexia )
- निम्न स्तर का बुखार (Low-grade fever)
- रात में पसीना आना (Night sweat)
- वजन कम होना (Weight loss)
- कफ (cough) जल्दी–जल्दी तथा mucus सहित होना
- साँस लेने में तकलीफ (Dyspnea)
- छाती में जकड़न भरी पीड़ा (Congestive chest pain)
- खाँसी में खून आना (Hemoptysis)
- फ्लू जैसे लक्षण (Flu-like symptoms)

## नैदानिक जाँच (Diagnostic test)

- इतिवृति एवं शारीरिक जाँच (History taking and physical Examination)
- ट्यूबरक्यूलिन त्वचा जाँच (Tuberculin skin test)
- छाती का X-ray (X-ray chest)
- Complete blood count
- बलगम की culture एवं sensitivity जाँच
- बलगम की ABF जाँच

**प्रबंधन (Management)**

- Drug Therapy
    - TB के रोगी को Antitubercular दवाएँ दी जाती हैं।
    - यह दवाएँ इस प्रकार हैं–
        - First-line drugs
            - Isoniazid
            - Rifampicin
            - Ethambutol
            - Streptomycin
            - Pyrazinamide
        - Second-line drugs
            - Ethionamide
            - Capreomycin
            - Kanamycin
            - Para-aminosalicylic acid
            - Cycloserine
- टीकाकरण (Vaccine)
    - Bacillus Calmette-Guerin (BCG) द्वारा क्षयरोग की रोकथाम की जा सकती है।
- पोषण थेरेपी (Nutrition therapy)
    - रोगी को संतुलित आहार प्रदान करें।
    - रोगी को उच्च कैलोरी एवं प्रोटीन आहार प्रदान करें।
    - छोटी मील तथा शीघ्र अवधि में खाने को कहें।
    - प्रतिदिन 2 से 3 लीटर द्रव लेने की सलाह दें।

**नर्सिंग प्रबंधन (Nursing management)**

- रोकथाम (Prevention)
    - सभी बच्चों को जन्म के समय BCG का टीकाकरण कराएँ।
    - लोंगो को साफ–सफाई अपनाने के लिए प्रोत्साहित करें।
    - किसी क्रिया को करने से पहले एवं बाद में सदैव हाथ धोने की सलाह दें।
    - छींकते या खांसते समय मुंह को ढंके ताकि किसी प्रकार से संक्रमण न बढ़े।
- दवाओं के दुष्प्रभाव (Side effects of drugs)
    - रोगी को drugs द्वारा होने वाले दुष्प्रभावों की जानकारी दें। जैसे Rifampicin खाने से शरीर के स्राव, लाल या नारंगी के हो जाते हैं–जैसे मूत्र।

- कुछ दवाएँ Pyridoxine विटामिन की कमी करती हैं इसलिए इनके साथ विटामिन की गोली भी दें।
- Streptomycin देने से पहले test dose द्वारा उसके प्रति संवेदनाशीलता जाँचे।
- रोगी की Liver function test कराएँ क्योंकि इन दवाओं का चयापचय यकृत में होता है इसलिए यह यकृत को प्रभावित करते हैं।

• रोगी की देखभाल (Care of patient)
- संभवतः रोगी को हवादार एवं अलग जगह पर रखें। उस स्थान का संवातन उचित एवं उपयुक्त होना चाहिए।
- कोई भी प्रक्रिया करने से पहले एवं बाद मे हाथ धोयें।
- रोगी के पास जाते समय मास्क पहनें।
- विशेषकर बच्चों एवं गर्भवती महिलाओं को रोगी के समीप न जाने दें।
- रोगी को नियमित रूप से उपचार दें तथा उसके पोषण का ध्यान रखें।

• स्वास्थ्य शिक्षा (Health education)
- रोगी एवं उसके परिवारजनों को TB के बारे में संपूर्ण जानकारी प्रदान करें।
- रोगी को नियमित एवं निरंतर रूप से उपचार लेने का महत्व समझाए तथा इसका पालन करने की सलाह दें।
- रोकथाम संबंधी जानकारी भी रोगी एवं उसके परिवार को प्रदान करें।
- रोगी को उसके पोषण के बारे में उचित ज्ञान दें।
- नियमित जाँच एवं फौलो–अप के लिए आने को प्रोत्साहित करें।

**प्रश्न** **Nephrotic syndrome के बारे में विस्तार से लिखें।**

**Write in details about nephrotic syndrome.**

**उत्तर** Nephrotic syndrome

**परिभाषा (Definition)**

यह एक सिंड्रोम है जिसमें रोगी को निम्नलिखित लक्षण होते हैं–

• मूत्र में प्रोटीन की उपस्थिति (Proteinuria)
• एल्बुमिन की कमी (Hypoalbuminemia)
• एडीमा (Edema)
• हाइपरलिपिडीमिया (Hyperlipidemia)

**कारण (Causes/etiology)**

• संक्रमण (Infection)
- Bacterial (Syphilis, Streptococci)
- Viral (HIV, hepatitis)
- Protozoal (malaria)

- एलर्जी (Allergy)
  - Beesting
  - Pollen
- दवाएं (Drugs)
  - Captopril
  - NSAIDs
  - Heroin
  - Penicillamine
- Systemic disease
  - Systemise lupus erythematosus
  - Diabetes mellitus
  - Amyloidosis
- प्राथमिक ग्लोमेरूलर रोग (Primary glomerular disease)
  - नैदानिक अभिव्यक्ति (Clinical features)
  - दूरगामी एडीमा (Peripheral edema)
  - निर्भर एडीमा (Dependent edema)
  - पूरे शरीर, चेहरे सहित, में एडीमा (Anasarca)
  - पेट मे पानी (Ascites)
  - मूत्र की मात्रा घटना (Oliguria)
  - साँस लेने में तकलीफ (Dyspnea)
  - उदरीय असहजता (Abdominal discomfort)
  - भूख न लगना (Anorexia)
  - जी घबराना (Anxiety)
  - मिचली (Vomiting)
  - कमजोरी (Weakness)
  - ऐनीमिया (Anemia)
  - प्रोटीन्यूरिया (Proteinuria) 3–15 ग्राम/24 घंटा

## नैदानिक परीक्षण (Diagnostic test)

- इतिवृति (History taking)
- शारीरिक परीक्षण (Physical examination)
  - इसमें मुख्यतः एडीमा एवं उसके कारण उत्पन्न लक्षणों की जाँच की जाती है।
- रक्त जाँच (Blood test)
  - Complete blood test
  - Plasma protein test
  - Serum cholesterol
  - Lipid profile

- मूत्र जाँच (Urine test)
    - 24 घंटे का मूत्र एकत्रित कर प्रोटीन की जाँच करेंगे।
    - Urinalysis
    - Urine albumin test

## जटिलताएं (Complications)

- गुर्दे की विफलता (Renal failure)
- शरीर में प्रोटीन एवं कैलेरी का कुपोषण (Protein energy malnutrition)
- उच्च रक्तचाप (Hypertension)
- सेरिब्रल एडीमा (Cerebral edema)
- पल्मोनरी एडीमा (Pulmonary edema)
- एथिरोस्क्लोरोसिस (Atherosclerosis)

## प्रबंधन (Management)

इसका प्रबंधन लक्षणों के आधार पर किया जाता है।

- एडीमा का प्रबंधन (Management of edema)
    - ACE inhibitors का ध्यानपूर्वक उपयोग
    - NSAID का प्रयोग न करना या सीमित करना।
    - कम सोडियम युक्त आहार (Low sodium diet 1–3 gm/day)
    - निम्न से मध्यम प्रोटीन आहार (Low to moderate protein diet 0.5–0.6 kg/day)
    - Thiazide या loop diuretic दवाओं का उपयोग (Use of thiazide or loop diuretic like spironolactone or Lasix)
- Hyperlipidemia का नियंत्रिण
    - Hyperlipidemia को नियंत्रित करने के लिए lipid कम करने वाली दवाएँ, उदाहरण Colestipol एवं Lovastatin.
- Protein की कमी
    - Protein की कमी को कम करने के लिए प्रतिदिन 1.5–3 gm/kg body weight के अनुसार प्रोटीन देना (यदि हानि 10 gm/day से अधिक है)
- रोगक्षमता घटाने वाली दवाएँ (Immunodepressant) देंगे, यदि कारण autoimmune disease है।
    उदाहरण
    - Corticosteroids
    - Cyclophosphamide
- रोगी का strict intake – output chart मॉनीटर करेंगे।

प्रश्न  Peptic ulcer क्या है? इसके प्रकार क्या हैं? इसके कारण, चिन्ह, लक्षण एवं नैदानिक जाँच के बारे में लिखें। इसका चिकित्सा, शल्य चिकित्सा एवं नर्सिंग प्रबंधन लिखिए।

**What is peptic ulcer? Write down its type? Write down about its causes, sign, symptoms and diagnostic test. Write in detail about medical surgical and nursing management.**

उत्तर  Peptic ulcer

## परिभाषा (Definition)

यह एक स्थिति होती है जिसमें पेट में बनने वाले HCl एवं pepsin की क्रिया (Action) के कारण पेट की म्यूकस झिल्ली में घाव बन जातें हैं।

## Peptic ulcer के प्रकार (Types of peptic ulcer)

- Acute peptic ulcer
    - इसमें सतही घाव बनते हैं तथा निम्न प्रदाह (less inflammation) होता है।
    - यह कम समय के लिए होता है तथा कारण का पता लगने पर इसका जल्दी निवारण कर दिया जाता है।
- Chronic peptic ulcer
    - यह दीर्घकालिक अवधि तक होता है।
    - इसमें भीतरी सतह तक घाव होता है।
    - यह लगातार या बीच—बीच में कई महीनों तक रहता है।
    - स्थिति के अनुसार पुनः इसका वर्गीकरण किया गया है।
        - Gastric ulcer— यह पेट में उपस्थिति होता है।
        - Duodenal ulcer— यह पेट के पास 1—2 cm वाले duodenum में होता है।

## कारण (Causes/Etiology)

- *H-Pyloric*
- Ulcer पैदा करने वाली दवाओं का अधिक प्रयोग, जैसे
    - Aspirin
    - NSAID
    - Corticosteroids
    - Cancer drugs
- धूम्रपान (Smoking)
- अत्यधिक गर्म एवं मसालेदार भोजन (Excessive hot and spicy food)
- तनाव व चिंता (Stress or tension)
- देरी से होने वाली gastric emptying
- पेट के टिसू में घटता या कम रक्तस्राव जैसे injury या trauma

### नैदानिक अभिव्यक्ति (Clinical features)

* पेट में जलन भरी पीड़ा (Burning pain)
* खाली पेट पीड़ा का बढ़ना (Increased pain with empty stomach)
* खाना खाने के 2 से 4 घंटे तक पीड़ा (Pain after 2 to 4 hours of having food)
* जलन एवं अपाचन (Dyspepsia)
* Heartburn
* उल्टी (Vomiting)

अधिकतर peptic ulcer लक्षण रहित होते हैं।

### नैदानिक जाँच (Diagnostic test)

* इतिवृति एवं शारीरिक परीक्षण (History taking and physical examination)
* Endoscopy – Endoscopy द्वारा Gastric mucosa को देखा जाता है।
* Barium meal X-ray, Barium dye मुँह द्वारा देकर X-ray से जाँच की जाती है।
* रक्त जाँच (blood test) विशेषतः WBC
* Urinalysis
* Liver enzyme की जाँच
* Serum electrolyte की जाँच
* Serum amylase

### प्रबंधन (Management)

* चिकित्सा प्रबंधन (Medical management)
  - रोगी को संपूर्ण आराम (शारीरिक एवं मानसिक) प्रदान करेंगे।
  - रोगी को भोजन में Bland diet देंगे तथा उसके भोजन को 6 भाग में विभाजित करेंगे।
  - व्यक्ति को धूम्रपान तथा तनाव से दूर रहने की सलाह देंगे।
  - Drug therapy
    o $H_2$ receptor blockers – यह HCl secretion को कम करते हैं।
      ❖ Rinitidine
      ❖ Cimetidine
    o Proton pump inhibitor – यह HCl बनाने के लिए $H^+$ के बनने को रोकते हैं, जिससे HCl का secretion कम होता है।
      ❖ Omeprazole
      ❖ Pantoprazol
    o *H-pylori* के लिए antibiotics
      ❖ Amoxicillin
      ❖ Metronidazole

    ❖ Tetracycline
    ❖ Clarithromycin
- ○ Antacid—यह HCl को Neutralize करते हैं।
  - ❖ Aluminium hydroxide
  - ❖ Magnesium sulfate
- ○ Cytoprotective—यह Gastric mucosa को कवर कर उसे HCl के प्रभाव से बचाती है।
  - ❖ Sucralfate
- शल्य चिकित्सा प्रबंधन (Surgical management)
  - अल्सर को कम करना या निकालना (Ulcer reduction/removal)
    - ○ Vagotomy–Vagus nerve को काट दिया जाता है, जिससे HCl secretion कम हो जाता है।
    - ○ Pyloroplasty–Pylorus के संकुचन को ठीक करना या dilate करना।
  - Gastro duodenostomy
  - Gastro jejunostomy

## नर्सिंग प्रबंधन (Nursing management)

| नर्सिंग निदान<br>(Nursing diagnosis) | अपेक्षित परिणाम<br>(Expected outcome) | नर्सिंग हस्तक्षेप<br>(Nursing intervention) |
|---|---|---|
| • तीव्र पीड़ा जिसका संबन्ध बढ़ते gastric secretion तथा अपचन से है। (Acute pain related to increased gastric secretion and indigestion ) | रोगी की पीड़ा को कम करना। | • रोगी की पीड़ा का ऑकलन करें।<br>• पीड़ा की गुणवत्ता, स्थिति, अवधि तथा तीव्रता का आंकलन करें।<br>• पीड़ा को कम करने के लिए दवाएँ दें।<br>  – $H_2$ receptor blocker<br>  – Proton pump inhibitor<br>  – Anticholinergics<br>  – Cytoprotective agents<br>• रोगी को पीड़ादायक कारणों से दूर रहने को कहें जैसे धूम्रपान, मसालेदार खाना, तनाव।<br>• पूर्ण आराम प्रदान करें।<br>• रोगी के मानसिक तनाव को कम करने का प्रयास करें।<br>• पुनः पीड़ा का आंकलन करें।<br>• रोगी के vital signs रिकॉर्ड करें। |

| नर्सिंग निदान<br>(Nursing diagnosis) | अपेक्षित परिणाम<br>(Expected outcome) | नर्सिंग हस्तक्षेप<br>(Nursing intervention) |
|---|---|---|
| • अपर्याप्त पोषण, शारीरिक आवश्यकता से कम, जिसका संबन्ध खाने की अक्षमता तथा अपचन से है। (Imbalance nutrition less than body requirement related to difficulty in eating and indigestion ) | रोगी का उचित शारीरिक पोषण स्तर बनाए रखना। | • रोगी के पोषण स्तर का आंकलन करे।<br>• रोगी को bland diet दें जो उसे high protein एवं high fiber diet दे।<br>• थोड़ा–थोड़ा कर के कई बार खाने को कहें।<br>• खाने से पहले दवाएँ दें जो खाने के समय होने वाली पीड़ा उत्पन्न न करें।<br>• यदि मुँह से सक्षम न हो तो Nasogastric feed दें।<br>• अत्यधिक पोषण की कमी होने पर IV fluid दें।<br>• अत्यधिक चाय, काफी, cola आदि के प्रयोग को वर्जित करें। |
| • अप्रभावी चिकित्सा प्रणाली जिसका संबंध जानकारी की कमी तथा दीर्घकालिक प्रबंधन से है। (Ineffective therapeutic regimen related to lack of knowledge and long-term management) | चिकित्सा प्रणाली को अधिकतम प्रभावी बनाना | • रोगी को उसकी समझ के अनुसार peptic ulcer की जानकारी दें।<br>• रोगी को तनाव के कारक पहचानने में सहायता करें।<br>• जीवन शैली में परिवर्तन लाने के लिए प्रेरित करें।<br>• रोगी के साथ मिलकर आहार तालिका बनाएँ।<br>• उत्तेजक भोजन की मनाही करें।<br>• दवाओं का खाने का समय, लाभ, दुष्प्रभाव के बारे में जानकारी दें। |

**प्रश्न** सिर की क्षति के बारे में विस्तार से लिखें। **(Write in detail about head injury)** ।

**उत्तर** सिर की क्षति (Head injury)

### परिभाषा (Definition)

सिर पर लगी चोट जो दिमाग को प्रत्यक्ष या अप्रत्यक्ष क्षति पहुंचाती है, सिर की क्षति कहलाती है।

### सिर की क्षति के प्रकार (Types of head injury)

• Scalp laceration
  – यह सबसे मामूली क्षति होती है।
  – इसमें अत्यधिक रक्तस्राव होता है।
  – इसमें संक्रमण होने की संभावना रहती है।

- Skull fracture
  - सिर पर trauma इसका कारण होता है।
  - इसकी अभिव्यक्ति (manifestation) निम्नलिखित है–
    - ○ Facial paralysis
    - ○ तिरछा दिखना (deviation of gaze)
    - ○ CSF का स्त्राव (Leakage of CSF)
    - ○ Rhinorrhea (नाक से CSF का स्त्राव)
    - ○ Otorrhea (कान से CSF का स्त्राव)
- मामूली सिर की चोट (Minor head trauma)
  - Concussion– दिमागी क्षति जिसके कारण neural activity में परिवर्तन होता है तथा चेतना में भी बदलाव आता है।
  - इसके लक्षण हैं–
    - ○ थोड़ी देर के लिए सब भूल जाना (Retrograde amnesia)
    - ○ सिरदर्द (Headache)
    - ○ चेतना का न खोना (No loss of consciousness)
  - यह अवस्था कम अवधि की होती है।
- बड़ी सिर की चोट (Major head trauma)
  - इसमें Contusion एवं Laceration होता है।
  - Contusion का अर्थ है दिमाग के focal area में टिस्सू की क्षति जो pia mater तथा arachnoid परत की अखंडता बनाए रखता है।
  - यह दिमाग पर सीधी क्षति (Direct injury) के कारण होता है।
  - इसके लक्षण हैं–
    - ○ मिर्गी के दौरे (Seizures)
    - ○ चेतना में परिवर्तन (Disturbance of LOC)
    - ○ रक्तस्त्राव (Hemorrhage)
    - ○ सेरिब्रल एडीमा (Cerebral edema)
- इस रोगी की prognosis अच्छी नहीं होती है।
  
  Head injury की जटिलताएँ (Complications of head injury)
  - Epidural hematoma
  - Subdural hematoma
  - Intracerebral hematoma

## नैदानिक जाँच (Diagnostic test)

- CT scan– यह craniocerebral trauma का शीघ्र पता लगाने का उत्तम विकल्प है।
- MRI तथा PET–यह दिमागी क्षति की जानकारी प्रदान करते हैं।
- Transcranial Doppler studies–यह दिमाग के vessels की जाँच के लिए किया जाता है।

- X-ray spine यह spinal cord की क्षति की जाँच के लिए किया जाता है।
- Glasgow Coma Scale– क्षति की तीव्रता का आंकलन करने के लिए किया जाता है। इसके द्वारा रोगी के चेतना स्तर का आंकलन किया जाता है।

### प्रबंधन (Management)

- आपातकालीन प्रबंधन (Emergency management)
  - रोगी के airway को patent रखें।
  - Cervical spine को स्थिर रखें तथा गर्दन को अनावश्यक हिलाएं नहीं।
  - रोगी को nasal cannula या face mask द्वारा ऑक्सीजन दें।
  - दो बडे bore के कैथेटर लगाएँ जिनसे IV fluid दिया जा सके।
  - इनके द्वारा normal saline एवं Ringer lactate solution दें।
  - बाहरी रक्त स्त्राव को दबाव द्वारा रोकें।
  - अन्य लक्षणों की जाँच करें। जैसे rhinorrha, otorrhea आदि
  - रोगी के शरीर से कसे एवं अनावश्यक कपड़े हटा दें।
- बाद का उपचार (Ongoing treatment)
  - रोगी को गरम रखने के लिए कम्बल से ढंके।
  - रोगी को humidified oxygen दें।
  - Vital signs को प्रत्येक 15 मिनट में मॉनीटर करें।
  - चेतना के स्तर का आंकलन करें।
  - रोगी का oxygen saturation (SPo$_2$) जाँचें।
  - Glasgow coma scale द्वारा चेतना तथा क्षति के स्तर की जाँच करें।
  - यदि Respiratory rate ठीक नहीं है, तो कृत्रिम ventilation दें।
  - अत्यधिक IV fluid न दें।
  - ICP के बढ़ने के लक्षणों की जाँच करें।
  - ICP के बढ़ने से रोकथाम के उपाय करें।

**प्रश्न** Chronic kidney disease क्या है? इसके लक्षण एवं प्रबंधन के बारे में विस्तार से लिखें।

**What is CKD? Write down signs and symptoms and management in details.**

**उत्तर** Chronic kidney disease

### परिभाषा (Definition)

यह गुर्दे के नेफ्रान (Nephron) के प्रगतिशील (Progressive) एवं अपरिवर्तनीय (Irreversible) विनाश के कारण उत्पन्न होने वाला रोग है।

### नैदानिक अभिव्यक्ति (Clinical manifestation)

- Neurological
  - थकान (Fatigue)
  - सिरदर्द (Headache)
  - सोने में परेशानी (Insomnia)

- आलस्य (Lethargy)
  - मिर्गी का दौरा पडना (Seizures)
  - भ्रम (Confusion)
  - कोमा (Coma)
- Psychological
  - घबराहट (Anxiety)
  - अवसाद (Depression)
  - साइकोसिस (Psychosis)
- Cardiovascular
  - उच्च रक्तचाप (Hypertension)
  - Congestive cardiac failure (CCF)
  - Myocardiopathy
  - Pericardial effusion
  - Pericarditis
- Gastrointestinal
  - भूख न लगना (Anorexia)
  - मिचली एवं वमन (Nausea and vomiting)
  - GI रक्तस्त्राव (GI bleeding)
  - पेट में अल्सर (Gastric ulcers)
  - गेस्ट्राईटिस (Gastritis)
- Pulmonary
  - Pulmonary edema
  - साँस लेने में तकलीफ (Dyspnea)
  - निमोनिया (Pneumonia)
  - खाँसने में कमजोरी (Weak coughing)
- Endocrinal
  - थायरॉइड असामान्यताएँ (Thyroid abnormalities)
  - मासिक धर्म न होना (Amenorrhea)
  - Infertility
- Integumentary
  - भूरापन (Pallor)
  - त्वचा का रंग का गहरा होना (Pigmentation of skin)
  - खुजली (Pruritus)
  - चकत्ते पड़ना
  - खाल का निकलना
  - सूखी एवं शुष्क त्वचा

- Peripheral neuropathy
  - दूरगामी संवेदनाहीनता (Loss of peripheral sensations)
  - Restless leg syndrome-
- Hematology
  - एनीमिया (Anemia)
  - रक्तस्त्राव (Bleeding)
  - संक्रमण (Infection)
  - एडीमा (Edema)

## नैदानिक जाँच (Diagnostic studies)

- इतिवृति एवं शारीरिक परीक्षण (History taking and physical examination)
- गुर्दे-संबंधित जाँच (Examination for renal causes)
  - Renal ultrasound
  - Renal scan
  - CT scan
  - Renal biopsy
- रक्त जाँच (Blood test)
  - Complete blood count
  - Serum urea and creatinine
  - Blood urea nitrogen (BUN)
  - Serum electrolyte
  - Hematocrit
- मूत्र जाँच (Urine test)
  - Urinalysis
  - Urine culture
  - प्रथम त्यागे मूत्र में Protein: Creatinine का अनुपात

## प्रबंधन (Management)

Medical management (चिकित्सा प्रबंधन)

- दवाएँ (Drugs)
  - Hyperkalemia के प्रबंधन की दवाएँ
    - ○ IV glucose and insulin
    - ○ IV 10% calcium gluconate
    - ○ Sodium polystyrene sulfonate

- उच्च रक्तचाप के प्रबंधन की दवाएँ (Antihypertensive)
  - Diuretics, e.g. furosemide
  - Beta-adrenergic blockers, e.g. Metoprolol
  - Calcium channel blockers, e.g. Nifedipine
  - ACE inhibitors, e.g. Captopril
- इलेक्ट्रोलाइट के प्रबंधन की दवाएँ
  - Phosphate
  - Calcium carbonate
  - Calcium acetate
  - Sevelamer (Renagel)
- एनीमिया के प्रबंधन की दवाएँ
  - Erythropoietin [Darbepoetin (aranesp)] का प्रयोग erythro-poietin के उत्पादन को बढ़ा देता है।
  - Oral iron supplements
  - Blood transfusion– यदि अत्यधिक blood loss है।
- पोषण थेरेपी (Nutritional Therapy)
  - प्रोटीन के उपयोग को प्रतिबंधित करें, क्योंकि यह BUN की मात्रा को बढ़ाता है।
  - Carbohydrate—10 gm एवं आवश्यकता अनुसार fat प्रदान करें।
  - पानी के उपयोग को सीमित करें। प्रतिदिन का पानी उपयोग मूत्र की प्रतिदिन मात्रा तथा 600 mL अतिरिक्त ही होना चाहिए, इससे अधिक नहीं।
  - सोडियम एवं पोटेशियम प्रतिबंधित करें।
  - Sodium—2 से 4 gm प्रतिदिन
  - Potassium—2 से 4 gm प्रतिदिन
  - Canned खाद्य पदार्थ, अचार या कोई भी preserved की गई खाद्य वस्तु का प्रयोग वर्जित करें।
  - Phosphate की प्रतिदिन मात्रा 1000 mg तक ही सीमित रखें।
  - रोगी को छोटी मील शीघ्र समय पर दें ताकि प्रोटीन का चयापचय न हो।
- अन्य प्रबंधन (Other management)
  - रोगी को पूरा आराम प्रदान करें ।
  - प्रतिदिन रोगी का वजन करें।
  - उसके vital signs को नियमित एवं निरंतर नोट करें, मुख्यतः Blood pressure
  - रोगी के आहार तथा तरल पदार्थ की मात्रा को सीमित एवं नियंत्रित करें।
  - Strict intake–output chart बनाएँ ।

## नर्सिंग प्रबंधन (Nursing management)

| नर्सिंग निदान (Nursing diagnosis) | अपेक्षित परिणाम (Expected outcome) | नर्सिंग हस्तक्षेप (Nursing intervention) |
|---|---|---|
| • अत्यधिक द्रव मात्रा जिसका संबंध गुर्दे द्वारा द्रव की निकासी की असमर्थता से है। (Excessive fluid volume related to inability to excrete urine trough kidney) | रोगी की शारीरिक द्रव मात्रा को सामान्य तक पहुँचाने का उचित प्रयास करना। | • रोगी के शरीर में द्रव की मात्रा का आंकलन करनाए, जैसे<br>– एडीमा की जाँच द्वारा।<br>– Blood pressure नोट करना।<br>– प्रतिदिन वजन लेना।<br>• द्रव की अधिकता द्वारा उत्पन्न लक्षणों का अवलोकन करना, जैसे<br>– साँस लेने में परेशानी<br>– साँस लेने में कमी<br>– Pulmonary edema<br>• रोगी के आहार में निम्नलिखित परिवर्तन करें–<br>– पानी सीमित करें।<br>– Sodium का उपयोग प्रतिबंधित या समाप्त करना।<br>• द्रव मात्रा कम करने के लिए दवाएँ देना<br>– Diuretics - e.g. lasix<br>• रोगी को द्रव नियंत्रण-संबंधी शिक्षा देना |
| • क्षीण त्वचा की अखंडता जिसका संबंध शरीर में एडीमा बढ़ने तथा तेल एवं पसीने की ग्रंथि की क्रिया में कमी से है। (Impaired skin integrity related to edema and decreased activity of oil and sweat gland) | रोगी की त्वचा की अखंडता को बनाए रखना | • रोगी की त्वचा का निम्नलिखित के लिए आंकलन करें<br>– रंग<br>– नमता<br>– सूजन<br>– त्वचा का उखड़ना<br>– अत्यधिक खुजली आदि<br>• रोगी के दबाव बिन्दु को समय-समय पर जाँचें।<br>• नियमित रूप से त्वचा की देखभाल करें।<br>• त्वचा पर तेल या लोशन लगाएँ ताकि खुजली से आराम मिले।<br>• Antipruritic एवं antihistamine दवाओं का प्रयोग करें जो खुजली को कम करे। |
| • क्रिया असहनशीलता जिसका संबंध एनीमिया एवं शारीरिक बदलाव है। (Activity intolerance related to anemia and physical changes ) | रोगी को उसकी क्षमता के अनुसार क्रिया करने में सक्षम बनाना। | • रोगी के Hemoglobin स्तर की जाँच करें।<br>• रोगी को Erythropoietin therapy दें।<br>• आवश्यकतानुसार iron therapy दें।<br>• रोगी को पूरा आराम प्रदान करें।<br>• रोगी की क्रिया को उसकी क्षमता के अनुसार नियोजित करें।<br>• रोगी को क्रिया नियोजन-संबंधी शिक्षा दें। |

प्रश्न    उच्च रक्तचाप (Hypertension)

- उच्च रक्तचाप की परिभाषा लिखें। **Define hypertension?**
- उच्च रक्तचाप के प्रकार लिखें। **Write down the types of hypertension.**
- इसके कारण, चिन्ह एवं लक्षण तथा नैदानिक परीक्षण लिखें। **Write down the cause, signs and symptoms and diagnostic test.**
- इसका प्रबंधन विस्तार से लिखें। **Write down its management in detail.**

उत्तर    उच्च रक्तचाप (Hypertension)

### परिभाषा (Definition)

यह रक्तचाप का अनवरत बढ़ता स्तर होता हैं। वह स्थिति जब Systolic BP 140 mmHg या इससे अधिक तथा diastolic BP 90 mmHg या इससे अधिक होता है तथा एक लम्बी अवधि के लिए इसी स्तर पर रहता है तो उसे उच्च रक्तचाप कहते हैं।

### प्रकार (Types)

यह मुख्यतः दो प्रकार का होता है–

- प्राथमिक उच्च रक्तचाप (Primary/Essential hypertension)
    - यह सामान्यतः पाया जाने वाला प्रकार है
    - इसके कारण हैं
        - Sodium-retaining hormone का अत्यधिक बनना।
        - Sympathetic nervous system की बढ़ी क्रियाशीलता।
        - Sodium को अधिक मात्रा में लेना।
        - अत्यधिक वजन
        - मधुमेह
        - अत्यधिक मदिरा सेवन

### द्वितीयक उच्च रक्तचाप (Secondary/Symptomatic hypertension)

- यह किसी विशेष कारण से होता है।
    - यह कम पाया जाने वाला प्रकार है।
    - इसकी शुरूआत अचानक से 20 वर्ष से कम आयु या 50 वर्ष से अधिक आयु में होती है।
    - कारण–
        - Aorta की गुहा में संकुचन (Coarctation of aorta)
        - गुर्दे के रोग (Renal disease)
        - सोते समय साँस का रूकना (Sleep apnea)
        - दवाओं का प्रभाव जैसे Cocaine, OCP आदि।
        - गर्भावस्था के दौरान उच्च रक्तचाप आदि।

### कारण (Etiology)/जोखिम कारक (Risk factor)

- वंशानुगत (Hereditary) – पारिवारिक इतिहास
- अन्य रोगों से सम्बन्धित।
- अधिक नमक का प्रयोग।
- अधिक तनाव या क्रोध।
- 40 वर्ष से अधिक आयु।
- पुरूषों में स्त्रियों की अपेक्षा कम पाया जाता है।
- मोटापा।
- निश्क्रिय जीवन शैली।

### चिन्ह एवं लक्षण (Signs and symptoms)

उच्च रक्तचाप को "Silent killer" कहते हैं, क्योंकि शुरूआत में इसके लक्षणों का आभास नहीं होता है–

- सिरदर्द (Headache)
- थकान (Fatigue)
- चक्कर आना (Dizziness)
- एकाग्रता में कमी (Lack of cocentration)
- नींद न आना (Insomnia)
- साँस लेने में परेशानी (Dyspnea)
- दिल की धड़कन सुनाई देना (Palpitation)
- सीने में दर्द (Angina)
- नाक से खून आना (Nosebleed)

### जटिलताएँ (Complications)

- Myocardial ischemia
- Myocardial infarction
- Hypertensive heart failure
- Cerebral thrombosis एवं Hemorrhage
- Hypertensive encephalopathy
- मिर्गी (Seizures)
- कम या धुंधला दिखना (Diminished or blurred vision)
- रेटिनल डिटेचमेंट (Retinal detachment)
- यूरीमिया (Uremia)
- गुर्दे की विफलता (Renal failure)
- मूत्र में रक्त आना (Hematuria)
- पाँव में दर्द (Leg pain)
- Gangrene

### नैदानिक परीक्षण (**Diagnostic test**)

- दिन में तीन बार अलग–अलग समय पर ली गई Blood pressure रिकार्डिंग यदि 140/90 mmHg से अधिक हो।
- Electrocardiogram (ECG) करने पर उल्टी T-wave (inverse T-wave) का आना।
- रक्त जाँच (Blood test)
    - Electrolytes—Sodium की बढ़ी मात्रा तथा Potassium की घटी मात्रा।
    - BUN तथा Serum creatinine
    - Blood glucose
    - Serum lipid profile
    - Complete blood count

### चिकित्सकीय एवं नर्सिंग प्रबंधन (**Medical and nursing management**)

- जीवन शैली में परिवर्तन (Lifestyle modification)
    - आहार एवं आदतों में बदलाव लाना।
    - मदिरा सेवन को प्रतिबंधित या सीमित करना।
    - शारीरिक क्रिया को सक्रिय रूप से करना।
    - वजन को नियंत्रण में रखना तथा मोटापे का उपाय करना।
    - संबंधित रोगों का उचित प्रबंधन करना।
    - तनाव से दूर रहना।
- दवाएँ (Drugs)
    - Diuretics यह शरीर से द्रव की मात्रा को घटाते हैं। यह पुनः तीन प्रकार के होते हैं।
        - Thiazide—उदाहरण Bendroflumethiazide, benzthiazide.
        - Loop diuretic—उदाहरण Furosemide, Torsemide
        - Potassium-sparing diuretic – उदाहरण Spironolactone
    - Adrenergic inhibitors—ये Central nervous system को प्रभावित करते हैं।
    - उदाहरण Clonidine, Methyldopa.
- Beta-adrenergic blockers— यह beta-adrenergic प्रभाव को कम करतें हैं तथा Kidney द्वारा Renin के बनने को कम करते हैं। उदाहरण— Atenolol, Metoprolol, carvedilol
    - Direct-vasodilators – यह Blood vessels को dilate कर BP को कम करते हैं। उदाहरण—Nitroglycerin, Hydralazine.
    - Angiotensin-converting enzymes inhibitors— यह Angiotensin converting enzymes के प्रभाव को रोकती है। उदाहरण—Ramipril, Enalapril, Captopril.

- Angiotessin II receptor blockers – यह angiotension II की क्रिया को रोकते हैं। उदाहरण– Losaratan, Telmisartan
- Calcium channel blocker– उदाहरण–Amlodipine, diltiazem, nifedipine

- पोषण थेरेपी (Nutritional therapy)
  - Sodium की मात्रा को खाने में सीमित करें।
  - Cholesterol या अधिक वसा युक्त वाले खाद्य पदार्थों को प्रतिबंधित करें।
  - Potassium का उपयुक्त सेवन बनाएँ रखें।
  - Calcium एवं magnesium को उचित मात्रा में प्रदान करें।
  - यदि रोगी का वजन अधिक है, तो उसे वजन घटाने की सलाह दें।
  - Caffeine या Nicotine के पदार्थों का सेवन सीमित मात्रा में करें।

- व्यायाम (Exercise)
  - रोगी को नियमित व्यायाम की सलाह दें।
  - रोगी को उसकी क्षमता के अनुसार व्यायाम करने की सलाह दें।
  - रोगी को भारी व्यायाम करने से मना करें।
  - व्यायाम न सिर्फ रक्त संचारण में सहायता करता है, बल्कि वजन को भी नियंत्रित करता है।

- स्वास्थ्य शिक्षा (Health education)
  - रोगी एवं उसके परिवारजनों को उच्च रक्तचाप की पूरी जानकारी प्रदान करें।
  - रोगी को प्रतिदिन अपना blood pressure check करने की सलाह दें तथा BP को नियंत्रित रखनें के लिए प्रोत्साहित करें।
  - रोगी को चिकित्सा प्रणाली, आहार, व्यायाम की आवश्यकता एवं नियमितता के बारे में समझाएँ।

**प्रश्न** Colostomy के बारे में विस्तार से लिखें। **Write in detail about colostomy.**

**उत्तर** कोलेस्टॉमी (Colostomy)

### परिभाषा (Definition)

कोलोस्टॉमी शल्य–क्रिया द्वारा आत्र में बनाया जाने वाला एक कृत्रिम छिद्र है, जिसके द्वारा मल एवं उदर वायु का निकास होता है।

### उद्देश्य (Purpose)

- यदि आंत्र में कोई घाव है, तो उस घाव को भरने के लिए वहाँ से मल के गुजरने को रोकने के लिए।
- आंत्र बाधा (Intestinal obstruction) के इलाज के समय किया जाता है।
- जन्म से मलाशय द्वारा (Rectum) के न होने पर किया जाता है।
- आंत्र कैंसर (Intestinal cancer) में मल निकास के लिए किया जाता है।

- क्षतिग्रस्त या रोग प्रभावित मलाशय के कार्य में रूकावट के केस में किया जाता है।

## प्रकार (Types)

- अस्थायी (Temporary) – जब कोलोस्टॉमी किसी बाधा या रोग को ठीक करने के उद्देश्य से कुछ समय के लिए की जाती है तथा बाद में बंद कर दी जाती है।
- स्थायी (Permanent) – जब कोलोस्टॉमी स्थायी रूप से हमेशा के लिए की जाती है, जैसे कैंसर के केस में, उन्हे स्थायी कहते हैं।
- दोहरी नलीदार कोलेस्टॉमी (Double barreled colostomy)
  - इसमें दूरस्थ (Distal) एवं निकटस्थ (Proximal) लूप (Loop) को उदरीय दीवार पर खोलकर, दो छेद बनाते है, जिससे एक लूप द्वारा मल का निश्कासन होता है तथा दूसरा लूप मलाशय के निश्क्रिय भाग को उदरीय दीवार पर लगाए रखता है।
- सिरे की कोलेस्टॉमी (End colostomy)
  - इसमें एक ही कृत्रिम छेद होता है तथा यह स्थायी प्रकार की कोलोस्टॉमी होती है।
- आर्द्र कोलोस्टॉमी (Wet colostomy) – यह आंत्र के दाएँ तरफ की जाने वाली कोलोस्टॉमी है जिसमें मल पतला तथा द्रव युक्त होता है।
- शुष्क कोलोस्टॉमी (Dry colostomy) – यह आंत्र के बाँयी तरफ की जाने वाली कोलोस्टॉमी है जहाँ पहुचे हुए मल से द्रव का reabsoption हो जाता है तथा मल नरम एवं सुदृढ होता है।

## जटिलताएँ (Complications)

- अनियमित आंत्र क्रिया (Irregular intestinal obstruction)
- संक्रमण (Infection)
- विदूषण (Contamination)
- अतिसार (Diarrhea)
- द्रव एवं इलेक्ट्रोलाइट असंतुलन (Fluid and electrolyte imbalance)
- मल का रेक्टम में ठोस स्थिति में होना (Fecal impaction)
- उदर वायु द्वारा उत्पन्न दुर्गन्ध (Bad smell caused by flatulence)
- त्वचा का उखड़ना (Skin excoriation)
- मानसिक समस्याएँ (Psychological problems)
- सामाजिक एकाकीपन (Social isolation)
- कोलोस्टॉमि में संकुचन (Stricture of colostomy)

**प्रश्न** **Hepatitis के बारे में विस्तार से लिखें। Write in detail about hepatitis.**

**उत्तर** Hepatitis

### परिभाषा (Definition)

लीवर को टिसू के संक्रमण एवं प्रदाह (Inflammation) को Hepatitis कहते हैं।

### कारण (Etiology)

* संक्रमण (Infection)– यह viral रोग है, एवं इसके कारक virus हैं–
  - Epstein-Barr virus
  - Cytomegalovirus
  - Herpes simplex virus
  - Rubella virus
* मदिरा सेवन (Alcohol consumption)
* गंदगी (Poor hygiene)
* भीड़–भाड़ तथा गंदी परिस्थितियां (Crowded and poor sanitary condition)
* Hepatitis B एवं C
  - यौन संबंध (Sexual contact)
  - रक्त एवं शारीरिक स्राव (Blood and body fluid)

### प्रकार (Types)

* Hepatitis A– संक्रमित Hepatitis
* Hepatitis B (HBSAg)– सीरम Hepatitis
* Hepatitis C (HCV)– Non A and non B hepatitis
* Hepatitis D
* Hepatitis E- आमाशीय Hepatitis

### नैदानिक जाँच (Diagnostic test)

* इतिवृति एवं शारीरिक परीक्षण
* रक्त जाँच (Blood test)
  - Liver function test (LFT) – ALT/AST
  - Hepatitis screening
  - S-bilirubin
  - Urobilin

### चिकित्सा प्रबंधन (Medical management/Nursing management)

* रोकथाम के उपाय (Prevention measures)
  पृष्ठ संख्या 106 देखें।
* पोषण (Nutrition)
  - उच्च कैलोरी, प्रोटीन आहार (High calorie high-protein diet) दें।
  - वसा-रहित आहार (fat-free diet) दें।

- मदिरा एवं लीवर को प्रभावित करने वाली दवाओं के सेवन को प्रतिबंधित करना।
- रोगी को विटामिन Supplement प्रदान करना।
- आराम प्रदान करना तथा कार्य को सीमित करना।
- दीर्घकालिक hepatitis B एवं C के केस में निम्नलिखित दवाओं का प्रयोग किया जा सकता है।
  - α-Interferon (Peg intron)
  - Antiviral agents (lamivudine, ribavirin)
- स्वास्थ्य शिक्षा (Health education)
  - रोगी एवं उसके परिवार को रोग तथा उसकी तीव्रता के बारे में पूरी जानकारी प्रदान करें।
  - इसे रोकने के उपायों को विस्तार से समझाएँ।
  - रोगी को पोषण एवं अन्य आदतों में बदलाव लाने तथा स्वस्थ आदतें अपनाने को प्रोत्साहित करें।
  - नियमित रूप से Follow-up करने के लिए कहें।
  - परिवार के सदस्यों को रोगी के रक्त एवं स्राव से संपर्क की रोकथाम के बारे में समझाएं।

**प्रश्न**  Cirrhosis of liver **के बारे में विस्तार से लिखें।**

**Write in detail about cirrhosis of liver.**

**उत्तर**

### परिभाषा (Definition)

यह एक प्रगतिशील दीर्घकालिक (Chronic progressive) रोग है जिसमें लीवर के parechymal cells का अत्यधिक विकार (degeneration) एवं विनाश (destruction) हो जाता है।

### कारण (Etiology)

- अत्यधिक मदिरापान (Excessive alcohol consumption)
- हिपेटाइटिस (Hepatitis)
- दीर्घकालिक पित्त बाधा (Chronic biliary obstruction)
- संक्रमण (Infection)
- दाहिना हृदय विफलता (Right-sided heart failure)
- कोर पल्मोनेल (Cor pulmonale)
- ट्राईकस्पिड अपर्याप्तता (Tricuspid insufficiency)
- दवाएँ (Hepatotoxic drugs)
- मधुमेह (Diabetes mellitus)

### नैदानिक लक्षण (Clinical manifestations)

- शुरूआती लक्षण (Early symptoms)
    - भूख न लगना (Anorexia)
    - अपच (Dyspepsia)
    - उदरीय हवा निकलना (Flatulence)
    - मिचली एवं वमन (Nausea and vomiting)
    - अतिसार या कब्ज (Diarrhea or constipation)
    - ऐपिगेस्टिक पीड़ा (Epigastric pain)
    - बुखार (Fever)
    - आलस्य (Lassitude)
    - वजन में कमी (Weight loss)
    - Liver एवं Spleen का बढ़ना (Enlargement of liver and spleen)
- बाद के लक्षण (Later manifestation)
    - पीलिया (Jaundice)
    - Spider angiomas– उदर के ऊपर मकड़ी के जाले की तरह दिखती शिराएं।
    - Palmar erythema – दबाव देने पर त्वचा का लाल पड़ना।
    - Thrombocytopenia
    - Leukopenia
    - एनीमिया (Anemia)
    - रक्त स्त्राव की प्रवृति में बढ़त (Increased bleeding tendencies)
    - नाक से खून निकलना (Epistaxis)
    - परप्यूरा (Purpura)
    - त्वचा पर छोटे–छोटे चकत्ते (Petechiae)
    - अत्यधिक मासिक स्त्राव (Increased menstrual bleeding)
    - Peripheral neuropathy
    - भ्रम (Confusion)
    - साँस में फल की सुगंध (Fruity breath)
    - नाभि का बाहर निकलना (Protruding umbilicus)

### नैदानिक जाँच (Diagnostic test)

- इतिवृति एवं शारीरिक परीक्षण (History and physical examination)
- रक्त जाँच (Blood test)
    - Complete blood count
    - Serum bilirubin and serum electrolytes
    - Liver function test
    - Platelet test
    - Prothrombin time

- मूत्र जाँच (Urine test)
  - Urinalysis
  - Urine for urobilinogen
- लीवर Biopsy—Multi-lobular fibrosis देखने के लिए।

## जटिलताएँ (Complications)
- Portal hypertension
- Esophageal varices
- Peripheral edema
- Ascites
- Hepatic encephalopathy
- Hematemesis
- Peritonitis
- Melena
- Hepatorenal syndrome

## उपचार (Treatment)
- आराम (Rest)
  - रोगी को संपूर्ण आराम प्रदान करें। यह चयापचय की क्रिया को कम करता है तथा लीवर को आराम मिलता है।
- एसाइटिस का उपचार (Treatment for ascites)
  - दवाएँ (Drugs)
    - Diuretics—
      - ❖ Spironolactone
      - ❖ Furosemide
      - ❖ Triamterene
    - Paracentesis— यदि रोगी को अत्यधिक उदरीय पीड़ा या श्वसन समस्या है तो।
    - Peritoneo-venous shunt— यह ascitic fluid को shunt द्वारा veins में मिला देने के लिए किया जाता है।
- Esophageal varices का उपचार (Treatment for esophageal varices)
  - इसमें रोगी को मुख्यतः रक्तस्राव होता है। इसलिए प्रबंधन रक्तस्राव रोकने के लिए किया जाता है।
  - Beta-adrenergic blockers तथा vasopressin दिए जाते हैं, जो blood vessels को संकुचित करते हैं।
  - Balloon tamponade
  - शल्य चिकित्सा द्वारा Shunting करना।

- Hepatic encephalopathy का उपचार (Treatment for hepatic encephalopathy)
  - Antibiotics
    - Cefotaxime
    - Vancomycin
    - Neomycin sulfate
- पोषण (Nutrition)
  - उच्च कैलोरी आहार (3000 kcal प्रतिदिन) प्रदान करें।
  - उच्च कार्बोहाइड्रेट स्तर तथा वसारहित आहार (High carbohydrate and fat-free diet) प्रदान करें।
  - प्रोटीन की मात्रा 1.5 gm प्रति किलोग्राम body weight के अनुसार दें।
  - Ascites एवं एडीमा रोगी को low sodium diet दें
  - Encephalopathy रोगी को low protein diet दें

## नर्सिंग प्रबंधन (Nursing management)

- रोगी के पोषण स्तर को बनाये रखना (To maintain nutritional status)
  - रोगी के पोषण स्तर तथा जटिलताओं का आंकलन करें।
  - रोगी के एडीमा स्तर एवं वजन को प्रतिदिन मॉनीटर करें।
  - भोजन से पहले रोगी को मुँह की देखभाल दें।
  - Doctor अनुसार निर्देशित पोषण आहार रोगी को दें।
  - आहार तालिका बनाते समय रोगी की इच्छा एवं अनिच्छा का ध्यान रखें।
  - थोड़ी–थोड़ी देर में छोटी मील (meal) खाने को दें।
  - उल्टी आने के मामले में पहले antiemetic दें।
- त्वचा की देखभाल (Maintaining skin integrity)
  - यदि एडीमा अधिक है तो रोगी को sodium की मात्रा कम दें।
  - द्रव की मात्रा नियंत्रित करें।
  - Diuretic दवाओं द्वारा एडीमा को कम करें।
  - रोगी का Intake–output chart बनाएँ।
  - रोगी की त्वचा की देखभाल करें तथा किसी प्रकार के त्वचा परिवर्तन को नोट एवं सूचित करें।
  - रोगी की समय-समय पर position में बदलाव करें।
  - एडीम-युक्त भाग को उठा कर रखें।
  - खुजली से राहत के लिए antipruritic cream या lotion त्वचा पर लगाएं।
- क्षति की रोकथाम (Prevention of injury)
  - रोगी की Periphery को संवेदनशीलता के लिए जाँचें।
  - कसे कपड़े पहनने से रोगी को मना करें।
  - Bedside रेल ऊपर उठाकर रखें।
  - Bedsore के चिन्हों का अवलोकन करते रहें।

- स्वास्थ्य शिक्षा (Health education)
    - रोगी को रोग के बारे में संपूर्ण जानकारी प्रदान करें।
    - मदिरा सेवन जैसी आदत में सुधार लाने को प्रोत्साहित करें।
    - भोजन तथा उसमें बदलाव के महत्व को समझाएँ
    - रोगी को जटिलताओं तथा उनकी रोकथाम के उपाय के बारे में जानकारी दें।
    - परिवार के सदस्यों को भी देखभाल में शामिल करें।

**प्रश्न** शॉक क्या है? शॉक का वर्गीकरण करें। इसकी अवस्थाएँ लिखें। शॉक के लक्षण लिखें।

**Define shock. Write its classification. What are the stages of shock? Write its clinical manifestation.**

**उत्तर** शॉक (Shock)

शॉक एक सिंड्रोम है जिसमें cells स्तर पर अदला–बदली (Perfusion) तथा चयापचय (metabolism) में कमी आती है। यह अवस्था cells को ऑक्सीजन एवं पोषण न मिलने के कारण होती है।

### शॉक का वर्गीकरण (Classification of shock)

- Cardiogenic shock
    - यह हृदय द्वारा रक्त को पम्प न कर पाने के कारण होता है, जिसके कई कारण होते हैं जैसे MI, arrhythmias आदि।
- Hypovolemic shock
    - जब शरीर में द्रव मात्रा सामान्य से कम हो जाती है, तो उससे उत्पन्न होने वाली स्थिति को hypovolemic shock कहते हैं।
- कारण
    - अत्यधिक रक्त हानि (Excessive blood loss)
    - शरीर से द्रव की हानि (Excessive fluid loss)
- Neurogenic shock
    - जब nervous system की क्षति या उसके रोग के कारण शॉक की स्थिति उत्पन्न होती है, तो उसे Neurogenic shock कहते हैं।
- Septic shock
    - गंभीर संक्रमण के कारण उत्पन्न होने वाली शॉक की स्थिति को Septic shock कहते हैं।
- Anaphylactic shock – यह शॉक किसी प्रकार के एलर्जन (allergen) के संबंध में आने से होता है।

### शॉक की अवस्थाएँ (Stages of shock)

- शुरूआती अवस्था (Initial stage)
    - इस अवस्था में कोई लक्षण दिखाई नहीं देते हैं।
    - Cells oxygen की कमी के प्रति प्रतिक्रिया शुरू कर देते हैं।

- – चयापचय (Metabolism) की प्रक्रिया aerobic से anaerobic हो जाती है।
- क्षतिपूर्ण अवस्था (Compensatory stage)
  - – शॉक के लक्षण उभरने प्रारंभ हो जाते हैं।
  - – शरीर कई Compensatory प्रतिक्रियाएँ प्रारंभ कर देता है।
  - – शरीर इन प्रतिक्रियाएँ द्वारा आवश्यक अंगो में रक्त आपूर्ति करने की कोशिश करता है।
- प्रगतिशील अवस्था (Progressive stage)
  - – इस अवस्था में cellular perfusion कम हो जाता है।
  - – Cell की permeability कम होने के कारण fluid leak होता है तथा रोगी को एडीमा हो जाता है।
  - – यह शरीर को multiple organ failure की तरफ ले जाता है।
- हठीली अवस्था (Refractory stage)
  - – इस अवस्था में स्थिति और बिगड़ जाती है।
  - – रोगी को तीव्र hypoxemia एवं hypotension हो जाता है।
  - – Organ failure हो जाता है।
  - – Cardiac arrest की स्थिति उत्पन्न हो जाती है।
  - – इस अवस्था से उभर पाना संभव नहीं होता।

## नैदानिक लक्षण (Clinical manifestations)

- रक्तचाप कम होना (Hypotension)
- पल्स का तीव्र होना (Tachycardia)
- तीव्र श्वसन दर (Tachypnea)
- ठंडी एवं गीली त्वचा (Cold and clammy skin)
- त्वचा का नीला पड़ना (Cyanosis)
- तीव्र घबराहट (Severe anxiety)
- भ्रम (Confusion)
- बेहोशी छाना (Drowsiness)
- मूत्र मात्रा का कम होना (Decreased urine output)
- निम्न तापमान (Hypothermia)
- DIC

**प्रश्न** **गुर्दे की पथरी के बारे में लिखें। (Write about renal calculi.)**

**उत्तर** गुर्दे की पथरी (Renal calculi)

## परिभाषा (Definition)

गुर्दे में पथरी बनने की प्रक्रिया को गुर्दे की पथरी कहते हैं, जो कि मूत्र मार्ग में अवरोधन उत्पन्न करती है।

## कारण (Causes)

- चयापचय (Metabolic)– मूत्र में कैल्शियम ऑक्जेल्यूरिक एसिड (Oxaluric acid), यूरिक एसिड (uric acid) या सिट्रिक एसिड (citric acid) की असमान्यता के कारण।
- जलवायु (Climate)– गर्म जलवायु वाले भागों में इसकी संभावना अधिक होती है।
- आहार (Dite):– आहार में प्रोटीन की अत्यधिक मात्रा का सेवन करना, जो uric acid के निष्कासन को बढ़ावा देता है।
  - अत्यधिक मात्रा में चाय एवं जूस का सेवन करना, यह urinary oxalate के स्तर को बढ़ाता है।
  - Calcium और oxalate का अधिक मात्रा में सेवन करना।
  - कम मात्रा में द्रव का सेवन करना।
- वंशानुगत कारण (Genetic factors)– परिवार में पथरी का रोग, cystinuria, गठिया (gout) या renal acidosis का इतिहास।
- जीवनशैली (Lifestyle)– निष्क्रिय व्यवसाय (Sedentary occupation)
  - अचालकता (Immobility)

## नैदानिक लक्षण (Clinical manifestation)

- उदरीय पीड़ा या पार्श्व पीड़ा (Abdominal pain or flank pain)
- मूत्र में रक्त का आना (Hematuria)
- गुर्दे की पीड़ा (Renal colic)
- मूत्र मार्ग संक्रमण (Urinary tract infection), जिसमें पुनः निम्नलिखित लक्षण हो सकते हैं–
  - बुखार (Fever)
  - उल्टी (Vomiting)
  - मिचली (Nausea)
  - कंपकपी (Chills)

## नैदानिक जाँच (Diagnostic studies)

- इतिहास (History)
- पहले पथरी का इतिहास
- दवाओं की जानकारी
- आहार-संबंधित जानकारी
- पारिवारिक इतिहास

## मूत्र विश्लेषण (Urinalysis)

- मूत्र कल्चर (Urine culture)
- IVP

- Retrograde pyelogram
- Ultrasound
- सिस्टोस्कोपी (Cystoscopy)

**प्रबंधन (Management)**

- तत्कालिक प्रबंधन (Acute management)
    - अत्यधिक पीड़ा से आराम प्रदान करने के लिए narcotic दवाएँ देना।
    - पर्याप्त मात्रा में पानी का सेवन करना।
    - आहार-संबंधित प्रतिबंध लगाना (जैसे प्रोटीन, चाय आदि) तथा आहार शैली में परिवर्तन करना ।
    - संक्रमण की रोकथाम के लिए antitrotic दवाएँ देना।
    - रोगी की पथरी के अनुपात की जाँच कर आवश्यक सर्जरी की तैयारी करना।

- सर्जरी (Surgery)
    - गुर्दे की पथरी की दो प्रकार की सर्जरी की जाती है–
    बंद सर्जरी (Closed surgery)
        - Percutaneous nephrolithotomy– इस प्रक्रिया में त्वचा द्वारा nephroscope को गुर्दे के pelvis तक पहुँचाया जाता है, फिर लेजर या अल्ट्रासाउण्ड द्वारा पथरी को तोड़ा जाता है। टूटी पथरी को निकाल कर गुर्दे का irrigation कर दिया जाता है।
        - Lithotripsy– इस प्रक्रिया में भी probe को पथरी के ऊपर रखा जाता है और फिर पथरी को तोड़ कर बाहर निकाल दिया जाता है। इसे तीन प्रकार से किया जाता है।
        - Percutaneous ultrasonic lithotripsy
        - Electrohydraulic lithotripsy
        - Extracorporeal shock-wave lithotripsy

- खुली सर्जरी (Open surgery)
    यदि व्यक्ति बहुत मोटा हो या फिर उसमें विशेष असामान्यता के कारण बंद सर्जरी संभव न हो, तब खुली सर्जरी करते हैं।
    - Nephrolithotomy: इसमें गुर्दे के ऊपर चीरा लगाकर, पथरी को निकाला जाता है।
    - Pyelolithotomy: इसमें पथरी को निकालने के लिए गुर्दे के pelvis पर चीरा लगाया जाता है।

- पोषण थैरेपी (Nutritional therapy)
    - रोगी को सलाह दें कि वह पर्याप्त मात्रा में जल एवं द्रव का सेवन करें। द्रव में उसे कोला, कॉफी तथा चाय का सेवन प्रतिबंधित करना।
    - अधिक कैल्शियम-युक्त आहार को कम या प्रतिबंधित करना, जैसे दूध एवं उसके उत्पाद, मछली, dry fruits, चॉकलेट, कोका आदि।

– अधिक oxalate युक्त आहार को भी कम करना या प्रतिबंधित करना, जैसे पालक, पत्तागोभी, टमाटर, कोका, कॉफी, चाय आदि।

**प्रश्न**  **गुर्दे के प्रत्यारोपण के साथ एक रोगी की केयर के बारे में लिखें। (Care of a patient with renal transplant)**

**उत्तर**  गुर्दे के प्रत्यारोपण रोगी की देखभाल (Care of patient with renal transplant)

- ऑपरेशन से पहले की देखभाल (Preoperative care)
    - रोगी को ऑपरेशन से पहले शारीरिक एवं मानसिक रूप से तैयार करें तथा उसे ऑपरेशन के बारे में पूरी जानकारी प्रदान करें।
    - रोगी एवं उसके परिवार को यह जानकारी भी दें, कि ऑपरेशन के तुरंत बाद गुर्दे काम न करें एवं उसे कुछ दिनों या हफ्तों के लिए dialysis की आवश्यकता पड़े।
    - ऑपरेशन के बाद दी जाने वाली immunosuppressive दवाओं की आवश्यकता एवं प्रभाव की जानकारी प्रदान करें।
    - ऑपरेशन से पहले रोगी की शारीरिक एवं प्रयोगशाला जाँच करा लें, जैसे ECG, chest X-ray तथा अन्य laboratory जाँचें।
    - ऑपरेशन से पहले यदि आवश्यक हो तो रोगी की dialysis कराएँ। यदि रोगी peritoneal dialysis पर है, तो ऑपरेशन से पहले सारा dialysate solution खाली करने की सलाह दें।
    - रोगी के shunt या vascular access पर लेबल लगाएँ। Dialysis access, No procedure, ताकि उसे BP मापने, रक्त निकालने या IV infusion के लिए प्रयोग में न लाया जाए।
    - रोगों के सभी दस्तावेजों की जाँच कर उसे निर्धारित समय पर ऑपरेशन थियेटर भेजें।
- ऑपरेशन के बाद की देखभाल (Postoperative case)
    - द्रव एवं इलैक्ट्रोलाइट संतुलन (Fluid and electrolyte management)
        - गुर्दे के प्रत्यारोपण के बाद सबसे आवश्यक है रोगी के द्रव एवं इलैक्ट्रोलाइट का संतुलन बनाए रखना।
        - पहले 12 से 24 घंटे में मूत्र की मात्रा को mililitre for mililitre द्वारा स्थापित किया जाता है।
        - रोगी के मूत्र की मात्रा की गहन निगरानी की जाती है, जो कि 1 लीटर प्रतिघंटा तक हो सकती है।
        - शरीर में द्रव की मात्रा की जाँच Central venous pressure द्वारा नियमित अंतराल पर की जाती है।
        - इलैक्ट्रोलाइट मॉनीटरिंग Hyponatremia एवं Hypokalemia की जाँच के लिए की जाती है।

   ○ यदि रोगी Acidotic होने लगे, तो उसे Sodium bicarbonate दिया जाता है।

- Immunosuppresive therapy
  - रोगी का immunosuppressive therapy का aim है उसके शरीर के द्वारा गुर्दे को अस्वीकार करने से रोकना तथा पर्याप्त मात्रा में immunity बनाए रखना, जिससे संक्रमण की रोकथाम की जा सके। कुछ immunosuppressive दवाओं के नाम हैं–
    - ○ Corticosteroids (Methylprednisolone)
    - ○ Cyclosporine
- संक्रमण की रोकथाम (Prevention of infection)
  - रोगी को ICU में या वार्ड में एकांत (isolation) में रखें।
  - रोगी की देखभाल में barrier nursing का प्रयोग करें।
  - रोगी की देखभाल में कम लोगों को शामिल करें एवं अधिक लोगों को रोगी के पास जाने की इजाजत न दें।
  - रोगी को देखभाल करते समय नर्स handwashing का विशेष ध्यान रखें तथा प्रत्येक प्रक्रिया से पहले एवं बाद में हाथ अवश्य घोएँ।

**प्रश्न** आंत्र बाधा का नर्सिंग प्रबंधन लिखें। (**Write down the nursing management of patient with intestinal obstruction**)

**उत्तर** आंत्र बाधा का नर्सिंग प्रबंध (Nursing management of a patient with intestinal obstruction)

| नर्सिंग निदान (Nursing diagnosis) | अपेक्षित परिणाम (Expected outcome) | नर्सिंग हस्तक्षेप (Nursing intervention) |
| --- | --- | --- |
| • तीव्र पीड़ा जिसका संबंध ऑपरेशन के दौरान लगाएं गए चीरे एवं इस प्रक्रिया से है। (Acute pain related to incision given during surgery and surgical procedure) | रोगी की पीड़ा को कम करना। (To reduce the pain of the patient) | • रोगी की पीड़ा की तीव्रता, गुण, स्थिति आदि का आंकलन करें। <br>• रोगी को निर्देशित करें कि वह चीरे के स्थान पर दबाव न डाले। <br>• उसे आरामदायक स्थिति में बिस्तर पर लिटाएँ, जिससे पीड़ा का अहसास कम हो। <br>• उसे आराम करने के लिए शांत एवं कम stimulus का वातावरण प्रदान करें। <br>• रोगी को भावनात्मक एवं पारिवारिक सहयोग प्रदान करें। |

| नर्सिंग निदान<br>(*Nursing diagnosis*) | अपेक्षित परिणाम<br>(*Expected outcome*) | नर्सिंग हस्तक्षेप<br>(*Nursing intervention*) |
|---|---|---|
| • अप्रभावित वायु मार्ग संचालन का जोखिम जिसका संबंध anesthesia के प्रभाव से है। (Risk for affected airway clearance due to anesthesia) | रोगी के वायु मार्ग संचालन को बनाए रखना। (To maintain a patent airway of the patient) | • रोगी के वायु मार्ग के संचालन की स्थिति का आंकलन करें<br>• रोगी को Supine स्थिति में बिना तकिये के लिटाएँ एवं मुँह को एक तरफ कर दें।<br>• यदि रोगी का स्राव अधिक है तो उसे Nasogastric tube डालकर बाहर निकाल दें।<br>• अत्यधिक स्राव को बाहर निकालने के लिए Suction का प्रयोग करें।<br>• रोगी की खसन एवं छाती के Movement एवं lung sound को नियमित समय पर जाँच करते रहें। |
| • द्रव मात्रा की कमी होने का जोखिम जिसका संबंध अत्यधिक द्रव हानि एवं अप्रभावी द्रव सेवन से है (Risk for fluid volume deficit related to excessive fluid loss and impaired fluid intake) | शरीर में द्रव एवं इलैक्ट्रोलाइट का संतुलन बनाए रखना (To maintain fluid and electrolyte balance in the body) | • रोगी के intake-output का सही रिकॉर्ड रखें।<br>• रोगी की त्वचा, mucus membrane, peripheral pulse एवं capillary refill time का आंकलन करें।<br>• उल्टी के लक्षणों को जाँचे एवं उसका उपाय करें।<br>• रोगी को समय–समय पर मुँह की देखभाल दें।<br>• निर्देशानुसार IV fluid दें।<br>• यदि स्राव अत्यधिक है, तो तुरंत डॉक्टर को सूचित करें।<br>• रोगी का TPR एवं Blood pressure नियमित रूप से जाँचें एवं रिकॉर्ड करें।<br>• रोगी के मूत्र की मात्रा, रंग एवं अन्य असमानताओं को नोट करें। |
| • संक्रमण का जोखिम जिसका संबंध सर्जरी तथा घटी immunity से है। (Risk for infection related to surgery and decreased immunity) | संक्रमण की रोकथाम करना। (To prevent infection) | • रोग में संक्रमण के लक्षणों का नियमित रूप से आंकलन करना।<br>• रोगी की पट्टियों को स्राव के लिए जाँचना।<br>• रोगी के चीरे के स्थान (incision site) पर लालपन (Redness) एवं सूजन (Swelling) के लक्षणों का आंकलन करना।<br>• रोगी की पट्टियाँ बदलते समय Aseptic technique का प्रयोग करना।<br>• रोगी से संबंधित कोई भी प्रक्रिया करने से पहले एवं बाद में हाथों को अच्छी तरह धोना।<br>• रोगी की व्यक्तिगत साफ–सफाई को बनाए रखना।<br>• डॉक्टर द्वारा निर्देशित antibiotic दवाएँ देना।<br>• नियमित रूप से रोगी के TPR एवं Blood pressure की जाँच करना। |

### परिभाषाएँ (Definition)

- **जलना (Burns):** जब शरीर के tissue आग, रसायन, बिजली या रेडियेशन के संपर्क में आते हैं, जिसके कारण उन्हें हानि पहुँचती है, उसे जलना (burns) कहते हैं।

- **द्रवदाह (Scald):** यह एक प्रकार की जलने की क्षति होती है, जिसका कारण गरम तरल पदार्थ या भाप होता है। यह 3 वर्ष से कम आयु के बच्चों में अधिक पाया जाता है।

- **हाइपोग्लायसीमिया (Hypoglycemia):** जब शरीर में ग्लूकोज की मात्रा असमान्य रूप से कम हो जाती है, उस स्थिति को हाइपोग्लाइसीमिया कहते हैं।

- **मिर्गी (Epilepsy):** यह वह रोग है, जिसमें व्यक्ति को बार-बार उल्लेखनीय झटके आते हैं, जिसका कारण होता है दिमाग में असामान्य विद्युत निकासन (Abnormal electrical discharges)।

- **Myocardial infarction (MI):** अपर्याप्त coronary रक्त प्रवाह के कारण अधिक समय तक ऑक्सीजन आपूर्ति की कमी के कारण हृदय के myocardial tissues की क्षति या मृत्यु होना myocardial infarction कहलाता है।

- **थ्रोम्बोफ्लेबाइटेस (Thrombophlebitis):** शिराओं (Veins) में प्रदाह (inflammation) के साथ-साथ थक्का (thrombus) बन जाने की स्थिति को थ्रोम्बोफ्लेबाटेस कहते हैं।

- **एनेस्थीसिया (Anesthesia):** दवाओं के प्रयोग द्वारा, पूरे शरीर में या शरीर के कुछ भाग में संवेदनाओं को समाप्त करना एनेस्थीसिया कहलाता है।

- **हिमैटेमेसिस (Hematemesis):** उल्टी में रक्त के आने को हिमैटेमेसिस कहते हैं।

- **रोगाणुनाशन (Sterilization):** रोगाणुनाशन वह प्रक्रिया है, जिसके द्वारा रोगजनक (Pathogenic) एवं अरोगजनक (nonpathogenic) सूमाजीवाणुओं को उनके spores के साथ समाप्त कर दिया जाता है।

- **ऐल्क्लोसिस (Alkalosis):** रक्त की क्षारीयता (Alkalinity) का सामान्य से अधिक होना, जिसका कारण क्षारीय पदार्थों का इकड्डा होना या अम्ल (Acid) का कम होना होता है, ऐल्कलोसिस कहलाता है।

- **होम्योस्टेसिस (Homeostasis):** शरीर द्वारा उसके आंतरिक वातावरण को स्थिर बनाए रखने की प्रक्रिया को होम्योस्टेसिस कहते हैं।

- **पीड़ा (Pain):** Tissue की असली या संभावित क्षति के कारण उत्पन्न अप्रिय संवेदन एवं भावनात्मक अनुभव को पीड़ा कहते हैं।

- **अतिसंवेदनशीलता (Hypersensitivity):** किसी प्रकार के stimulus के प्रति असामान्य संवेदनशीलता को अतिसंवेदनशीलता कहते हैं।

- **दीर्घकालिक रोग (Chronic illness):** जब रोगी किसी रोग से 6 महीने की अधिक अवधि से अधिक समय तक ग्रस्त हो, तो उस रोग को दीर्घकालिक रोग कहते हैं।

- **ऐसेप्टिक विधि (Aseptic technique):** वह विधि जिसका प्रयोग किसी भी प्रकार के दूषण (Contamination) एवं संक्रमण (Infection) की रोकथाम के लिया किया जाता है। घावों की पट्टी या ऑपरेशन आदि के दौरान, सभी औजारों को Sterilize कर ही प्रयोग किया जाता है नर्स तथा डॉक्टर कैप, मास्क, गाउन एवं दस्ताने पहनते हैं।

- **नकसीर (Epistaxis):** नाक से रक्तस्राव को नकसीर कहते हैं।

- **ग्लासगो कौमा स्केल (Glasgow Coma Scale):** यह एक मानकित tool (Standardized tool) है, जिसका प्रयोग चेतना के स्तर के आंकलन के लिए किया जाता है।

- **Cardiopulmonary resuscitation:** CPR, हृदय दर एवं श्वसन को पुनर्स्थापित करने की प्रक्रिया है, जिसे तब प्रयोग में लाया जाता है, जब किसी व्यक्ति का हृदय एवं श्वसन रुक जाते हैं या अत्यधिक कम हो जाते हैं।

- **Systemic lupus erythematosus (SLE):** यह एक दीर्घकालिक बहुतंत्र रोग (Chronic multisystem disease) है, जिसमें शरीर का immune system शरीर के ही स्वस्थ issues पर आक्रमण करता है। यह एक auto-immmune रोग है, जिसके कारण त्वचा, जोड़, गुर्दे, दिमाग तथा अन्य अंग भी प्रभावित होते हैं।

- **रोगरोधक क्षमता (Immunity):** शरीर की वह क्षमता जिसके द्वारा वह संक्रमण से लड़ता तथा शरीर को रोगों से सुरक्षित रखता है, रोगरोधक क्षमता कहलाती है।

- **प्रदाह (Inflammation):** जब शरीर के cells को किसी प्रकार की हानि होती है तो एक सक्रिय स्थानीय प्रतिक्रिया आरंभ हो जाती है, जो इस हानि को रोकने या कम करने के लिए उत्पन्न होती है, इसे प्रदाह कहते हैं। प्रदाह के लक्षण हैं पीड़ा, लालपन, सूजन तथा उस स्थान के तापमान का बढ़ना।

- **सायनोसिस (Cyanosis):** सेल की रक्त आपूर्ति कम होने के कारण त्वचा के रंग का नीला पड़ना सायनोसिस कहलाता है।

- **सिस्टाईटिस (Cystitis):** मूत्राशय (Urinary bladder) के प्रदाह को cystitis कहते हैं।

- **अफेसिया/अवाचन (Aphasia):** यह एक cerebral cortex का रोग है, जिसमें व्यक्ति भाषा को समझने एवं प्रयोग करने में असमर्थ होता है।

- **गैस्ट्रायटिस (Gastritis):** यह आमाशय (stomach) का प्रदाह है, जिसके लक्षण होते हैं एपीगैस्ट्रिक पीड़ा, मिचली एवं उल्टी।

- **गठिया (Gout):** यह purines के चयापचय (Metabolims) का रोग है, जिसमें uric acid की मात्रा बढ़ जाती है तथा यह जोड़ों को प्रभावित करता है।
- **कोमा (Coma):** यह अचेतना की एक अवस्था है, जिसमें व्यक्ति किसी प्रकार के उद्दीपक (Stimuli) के प्रति प्रतिक्रिया नहीं करता है।
- **Paroxysmal nocturnal dyspnea:** इस अवस्था में व्यक्ति को रात के समय साँस लेने में कठिनाई प्रतीत होती है। यह left venticular failure में अधिक पाया जाता है।
- **Hydronephrosis:** गुर्दे के pelvis भाग में मूत्र का एकत्रित होना, जिसके परिणामस्वरूप गुर्दों में से मूत्र का प्रवाह बाधित हो जाता है एवं गुर्दों की atrophy हो जाती है।
- **रक्तस्राव (Hemorrhage):** रक्त वाहिकाओं (Blood vessels) से रक्त की हानि को रक्तस्राव कहते हैं।
- **घेंघा (Goiter):** यह endocrine gland का रोग है जिसमें आयोडीन की कमी के कारण थायरोइड ग्रंथि का आकार असामान्य रूप से बढ़ जाता है।
- **ब्रोन्किएक्टेसिस (Bronchiectasis):** प्रदाह, दीर्घकालिक बैक्टीरिया संक्रमण या ब्रोन्काई की दीवार में क्षति होने के कारण ब्रोन्काई (bronchi) एवं ब्रोन्कियोल (bronchioles) का दीर्घकालिक विस्तारण (Chronic enlargement) ब्रोन्किएस्टेसिस कहलाता है।
- **स्टोमेटाइटिस (Stomatitis):** Oral cavity के प्रदाह को स्टोमेटाइटिस कहते हैं।
- **मैलिगनेन्सी (Malignancy):** जब ट्यूमर के cells में एक स्थान से दूसरे स्थान जाकर कैंसर फैलाने की विशेषता होती है, उसे मैलिगनेन्सी कहते हैं।
- **न्यूमोथोरेक्स (Pneumothorax):** प्लूरल गुहा (Pleural cavity) में वायु या गैस के इकट्ठा होने को न्यूमोथोरेक्स कहते हैं।
- **पेरीकार्डाइटिस (Pericarditis):** हृदय की pricardiun परत के प्रदाह को पेरिकार्डाइटिस कहते हैं।
- **एम्बोलिज्म (Embolism):** थ्रोम्बस का एक टुकड़ा होता है, जो इसके बनने के दौरान टूट जाता है तथा रक्त वाहिकाओं से बहता हुआ circulatory system के दूसरे भाग में पहुँच जाता है।
- **हीमोफीलिया (Hemophilia):** यह अनुवांशिक रक्तस्राव रोग (hereditary bleeding disorder) है जिसमें रक्त का थक्का बनाने वाले protein factors की कमी हो जाती है।
- **एण्डोकार्डाइटिस (Endocarditis):** हृदय के Valves या उसकी lining का प्रदाह या संक्रमण एण्डोकार्डाइटिस कहलाता है।

## MULTIPLE CHOICE QUESTIONS

1. रोगजनक जीवाणु द्वारा शरीर पर आक्रामक करना कहलाता है।
   **Invasion of the body by pathogenic organisms**
   a. प्रदाह (Inflammation)
   b. संक्रमण (Infection)
   c. सेप्सिस (Sepsis)
   d. केरियर (Carrier)

   उत्तर (b) संक्रमण (Infection)

2. वह एजेंट जो जीवाणु की वृद्धि को रोकता हैं।
   **An agent that inhibits the growth of bacteria**
   a. एंटीसेप्टिक (Antiseptic)
   b. बेक्टीरीसाइड (Bactericide)
   c. फंगाईसाइड (Fungicide)
   d. बेक्टीरियोस्टेट (Bacteriostat)

   उत्तर (d) बेक्टीरियोस्टेट (Bacteriostat)

3. तृतीय चरण का सिफेलोस्पोरिन है।
   **Third generation cephalosporin is:**
   a. Cefepime
   b. Cefoxitine
   c. Cefazolin sodium
   d. Cefotaxime

   उत्तर (d) Cefotaxime

4. कान की विषाक्तता किस की जटिलता है।
   **Ototoxicity is a complication of:**
   a. Tetracyclines
   b. Penicillins
   c. Aminoglycosides
   d. Chloramphenicol

   उत्तर (c) Aminoglycosides

5. शरीर के स्राव का नारंगी रंग किस दवा के कारण होता है?
   **Orange discoloration of body fluids is seen with—**
   a. Isoniazid
   b. Ethambutol
   c. Streptomycin
   d. Rifampicin

   उत्तर (d) Rifampicin

6. ECF का महत्वपूर्ण Cation है।
   **Important cation of ECF is:**
   a. सोडियम (Sodium)
   b. पोटैशियम (Potassium)
   c. कैल्शियम (Calcium)
   d. क्लोराइड (Chloride)

   **उत्तर** (b) पोटैशियम (Potassium)

7. सामान्य सीरम सोडियम स्तर होता है।
   **The normal serum sodium level is:**
   a. 120–130 mEq/L
   b. 130–140 mEq/L
   c. 135–148 mEq/L
   d. 150–158 mEq/L

   **उत्तर** (c) 135–148 meq/L

8. टिटेनी पाया जाता है–
   **Tetany is a classical finding in**
   a. हाइपोनेट्रिमिया (Hyponatrimia)
   b. हाइपरनेट्रिमिया (Hypernatremia)
   c. हाइपोकेलीमिया (Hypokalemia)
   d. हाइपोकैल्सिमिया (Hypocalcemia)

   **उत्तर** (d) हाइपोकैल्सिमिय (Hypocalcemia)

9. COPD में इनमें से सभी होते हैं, सिवाय
   **COPD comprises all the following, *except*:**
   a. ब्रोन्काइटिस (Bronchitis)
   b. एम्फायसीमा (Emphysema)
   c. अस्थमा (Asthma)
   d. एटिलेक्टेसिस (Atelectasis)

   **उत्तर** (d) एटिलेक्टेसिस (Atelectasis)

10. फेफड़े के कोलेप्स को कहते हैं।
    **Collapse of lung tissue.**
    a. एम्फायसीमा (Emphysema)
    b. एटिलेक्टेसिस (Atelectasis)
    c. अस्थमा (Asthma)
    d. ब्रोन्काइटिस (Bronchitis)

    **उत्तर** (b) एटिलेक्टेसिस (Atelectasis)

11. प्लूरल स्पेस में द्रव की उपस्थिति को कहते हैं।
    **Presence of fluid in pleural space is called**
    a. न्यूमोथोरेक्स (Pneumothorax)
    b. हीमोथोरेक्स (Hemothorax)
    c. प्लूरल इफ्यूज़न (Pleural effusion)
    d. न्यूमोनिया (Pneumonia)

उत्तर (c) प्लूरल इफ्यूज़न (Pleural effusion)

12. ऊतको में ऑक्सीजन की कमी को कहते हैं–
    **Decreased amount of oxygen in the tissue:**
    a. हाइपोक्सिया (Hypoxia)
    b. हाइपोक्सिमिया (Hypoxemia)
    c. हाइपरकेप्निया (Hypercapnia)
    d. हाइपोकेप्निया (Hypocapnia)

उत्तर (a) हाइपोक्सिया (Hypoxia)

13. रक्त में ऑक्सीजन की कमी को कहते हैं–
    **Decreased amount of oxygen in blood is:**
    a. हाइपोक्सिया (Hypoxia)
    b. हाइपोक्सिमिया (Hypoxemia)
    c. हाइपरकेप्निया (Hypercapnia)
    d. हाइपोकेप्निया (Hypocapnia)

उत्तर (b) हाइपोक्सिमिया (Hypoxemia)

14. बैरल के आकार की छाती किस रोग का विशेष लक्षण हैं?
    **Barrel chest is a characteristic symptom in:**
    a. एम्फाईसेमा (Emphysema)
    b. एम्पेयमा (Empyema)
    c. ब्रोन्किएक्टेसिस (Bronchiectasis)
    d. ब्रोन्कियल अस्थमा (Bronchial asthma)

उत्तर (a) एम्फाईसेमा (Emphysema)

15. क्षय रोग का जीवाणु है।
    **Organism causing tuberculosis is:**
    a. कोरीनीबेक्टिीरियम (*Corynebacterium*)
    b. स्ट्रेप्टोकोकस (*Streptococcus*)
    c. स्टेफाइलोकोकस (*Staphylococcus*)
    d. माईकोबैक्टिरियम ट्यूबरक्यूलोसिस (*Mycobacterium tuberculosis*)

उत्तर (d) माईकोबैक्टिरियम ट्यूबरक्यूलोसिस (*Mycobacterium tuberculosis*)

16. पेरीटोन्सिलर एबसिस को क्या कहते हैं।
    **Peritonsillar abscess is:**
    a. प्लूरेसी (Pleurisy)
    b. कुईन्सी (Quincy)
    c. सिस्टिक फाइब्रारोसिस (Cystic fibrosis)
    d. टोन्सिलायटिस (Tonsillitis)
उत्तर (b) कुईन्सी (Quincy)

17. एडम एप्पल की स्थिति होता है –
    **Adam's apple is situated in:**
    a. क्रिकोइड कार्टिलेज (Cricoid cartilage)
    b. थायरोइड कार्टिलेज (Thyroid cartilage)
    c. एरिटनोइडस कार्टिलेज (Arytenoids cartilage)
    d. एपिग्लोटिस (Epiglottis)
उत्तर (b) थायरोइड कार्टिलेज (Thyroid cartilage)

18. ट्यूबरकुलिन टेस्ट किस रोग की जाँच के लिए किया जाता है?
    **Tuberculin test is done for:**
    a. क्षय रोग (Tuberculosis)
    b. कुष्ठ रोग (Leprosy)
    c. सिफिलिस (Syphilis)
    d. एड्स (AIDS)
उत्तर (a) क्षय रोग (Tuberculosis)

19. ट्यूबरकुलिन टेस्ट का दूसरा नाम है–
    **Tuberculin test is known as:**
    a. शिक टेस्ट (Schick test)
    b. मॉन्टोक्स टेस्ट (Mantoux test)
    c. VDRL
    d. ELISA
उत्तर (b) मॉन्टोक्स टेस्ट (Mantoux test)

20. इन्सेन्टिव स्पाइरोमेट्री के उपयोग का संकेत है–
    **Indication to use incentive spirometry is:**
    a. उदरीय पेशियों को मजबूती प्रदान करना (To strengthen abdominal muscle)
    b. चलने में सहायता के लिए (To help in ambulation)

c. श्वसन क्रिया को प्रभावी बनाना (To increase the effectiveness of respiration)

d. रक्त संचारण को बढ़ावा देना (To stimulate circulation)

**उत्तर** (c) श्वसन क्रिया को प्रभावी बनाना (To increase the effectiveness of respiration)

21. **ट्रेकियोस्टमी के बाद की आवश्यक देखभाल है–**
**Important care after tracheostomy:**
   a. एंटीबायोटिक देना (Administration of antibiotics)
   b. ऑक्सीजन देना (Oxygen administration)
   c. सक्शन करना (Suctioning)
   d. Intake – output चार्ट बनाना (Maintaining intake and output)

**उत्तर** (b) ऑक्सीजन देना (Oxygen administration)

22. **स्पाइन की ट्यूबरक्यूलोसिस को कहते हैं –**
**Tubercular spine is called:**
   a. चारकोट्स रोग (Charcot's disease)
   b. पोट्स रोग (Pott's disease)
   c. ओस्टियोमलेशिया (Osteomalacia)
   d. रिकेट्स (Rickets)

**उत्तर** (b) पोट्स रोग (Pott's disease)

23. **न्यूमोथोरेक्स वह अवस्था है जिसमें –**
**Pneumothorax is the condition in which there is:**
   a. प्लूरल स्पेस में द्रव होता है। (Fluid in pleural space)
   b. विसरल स्पेस में द्रव होता है। (Fluid in visceral space)
   c. प्लूरल स्पेस में वायु होती है। (Air in the pleural space)
   d. विसरल स्पेस में मवाद होता है। (Pus in the visceral space)

**उत्तर** (c) प्लूरल स्पेस में वायु होती है। (Air in the pleural space)

24. **एन्जाइना में रोगी को किस प्रकार की पीड़ा होती है?**
**The sensation of pain that is described most commonly by the patient with angina is:**
   a. चाकू लगने जैसा (Knife like)
   b. भारीपन (Heaviness)
   c. तीखा (Sharp)
   d. फाड़ने जैसे (Tearing)

**उत्तर** (b) भारीपन (Heaviness)

**25.** नाक से खून बहने पर रोगी को किस स्थिति में रखना चाहिए?

**The position recommended for a patient with epistaxis is:**

a. सीधा लेटना (Supine)

b. करवट लेकर लेटना (Sidelying)

c. छाती के बल लेटना (Prone)

d. सिर आगे झुकाकर बैठना (Sitting with head leaning forward)

उत्तर (d) सिर आगे झुकाकर बैठना (Sitting with head leaning forward)

**26.** आयसोनियाजिड दवा के साथ कौन सा विटामिन दिया जाता है?

**A vitamin administered with isoniazid is:**

a. विटामिन सी (Vitamin C)

b. विटामिन बी–2 (Vitamin $B_2$)

c. विटामिन बी–12 (Vitamin $B_{12}$)

d. विटामिन ए (Vitamin A)

उत्तर (c) विटामिन बी–12 (Vitamin $B_{12}$)

**27.** ट्रेकिया में छिद्र करने को कहते हैं–

**Opening made in trachea is:**

a. थोरेकोप्लास्टी (Thoracoplasty)

b. स्ट्रिपिंग (Stripping)

c. ट्रेकियोस्टमी (Tracheostomy)

d. थोरेसेन्टेसिस (Thoracentesis)

उत्तर (c) ट्रेकियोस्टमी (Tracheostomy)

**28.** फेफड़ो में आक्सीजन तथा कार्बनडाइआक्साइड की अदला बदली होती है–

**Oxygen and carbon dioxide are exchanged in the lungs by:**

a. ओस्मोसिस (Osmosis)

b. डिफ्यूज़न (Diffusion)

c. फिल्ट्रेशन (Filtration)

d. सक्रिय परिवहन (Active transport)

उत्तर (b) डिफ्यूज़न (Diffusion)

**29.** छाती से ट्यूब निकालने से पहले, फेफड़ो के फैलाव का आंकलन किस विधि से किया जाता है–

**Before the removal of chest tubes, complete lung expansion is evaluated by:**

a. निष्कासन की अनुपस्थिति (Absence of drainage)

b. श्वसन ध्वनि का कम होना (Decreased breath sound)

c. सामान्य टाइडल मात्रा (Normal tidal volume)

d. छाती का X-ray (Chest X-ray)

उत्तर (d) छाती का X-ray (Chest X-ray)

**30.** एम्फाइसिमा में ऑक्सीजन किस दर पर दी जाती है?
**In emphysema, oxygen should be given at a rate of:**
  a. दो लीटर प्रति मिनट (2 L/minute)
  b. चार लीटर प्रति मिनट (4 L/minute)
  c. 4–6 लीटर प्रति मिनट (4-6 L/minute)
  d. 6–8 लीटर प्रति मिनट (6-8 L/minute)
**उत्तर** (a) दो लीटर प्रति मिनट (2 L/minute)

**31.** सांस लेने में तकलीफ होने पर यह स्थिति दी जाती है–
**The position given for a patient with dyspnea:**
  a. ट्रेंडलबर्ग (Trendelenburg)
  b. लिथोटोमी स्थिति (Lithotomy position)
  c. सिम्स स्थिति (Sim's position)
  d. ऑर्थोपेनिक स्थिति (Orthopeneic position)
**उत्तर** (d) ऑर्थोपेनिक स्थिति (Orthopeneic position)

**32.** स्ट्रेप्टोमाइसिन का आवश्यक दुष्प्रभाव है
**An important adverse effect of streptomycin:**
  a. ओटोटाक्सिसिटी (Ototoxicity)
  b. नेफ्रोटाक्सिसिटी (Nephrotoxicity)
  c. गेस्ट्राइटिस (Gastritis)
  d. मूत्र के रंग में परिवर्तन (Discoloration of urine)
**उत्तर** (a) ओटोटाक्सिसिटी (Ototoxicity)

**33.** एसाईटिस वाले रोगी को कौन सा आहार देना चाहिए?
**A patient with ascites should take a diet which is:**
  a. पोटैशियम प्रतिबंधित (Restricted in potassium)
  b. अधिक पोटैशियम (Increased potassium)
  c. अधिक द्रव (Increased fluid)
  d. सोडियम प्रतिबंधित (Restricted in sodium)
**उत्तर** (d) सोडियम प्रतिबंधित (Restricted in sodium)

**34.** पेट का वह स्त्राव जो प्रोटीन के पाचन को करता है –
**The secretion of stomach which helps in protein digestion:**
  a. ट्रिपसिनोजिन (Trypsinogen)
  b. पेप्सिनोजिन (Pepsinogen)
  c. टायलिन (Ptyalin)
  d. प्रोटिेयज (Protease)
**उत्तर** (b) पेप्सिनोजिन (Pepsinogen)

**35.** यकृत में फैगोसाइटोसिस की क्रिया किस सेल से होती है?
**In the liver phagocytosis is performed by the cell:**
   a. यकृत लोब्यूल (Liver lobules)
   b. पित्त नली (Bile duct)
   c. हिपेटिक सेल (Hepatic cell)
   d. कूफर सेल (Kupffer cell)
उत्तर (d) कूफर सेल (Kupffer cell)

**36.** बड़ी आंत्र को एंडोस्कोपिक से देखने को कहते हैं–
**Endoscopic visualization of large intestine:**
   a. सिग्मोईडोस्कोपी (Sigmoidoscopy)
   b. कोलोनोस्कोपी (Colonoscopy)
   c. गेस्ट्रोस्कोपी (Gastroscopy)
   d. सिस्टोस्कोपी (Cystoscopy)
उत्तर (b) कोलोनोस्कोपी (Colonoscopy)

**37.** गेस्ट्रेक्टमी की आम जटिलता है–
**Common complication after gastrectomy:**
   a. रक्तस्राव (Bleeding)
   b. डम्पिंग सिंड्रोम (Dumping syndrome)
   c. निम्न रक्तचाप (Hypotension)
   d. संक्रमण (Infection)
उत्तर (b) डम्पिंग सिंड्रोम (Dumping syndrome)

**38.** स्थाई कोलोस्टमी अधिकतर किस भाग में की जाती है?
**A permanent colostomy is usually performed in:**
   a. आरोही कोलन में (Ascending colon)
   b. आरोही कोलन में (Descending colon)
   c. तिरछे कोलन में (Transverse colon)
   d. मलाशय (Anus)
उत्तर (b) आरोही कोलन में (Descending colon)

**39.** गुदा की शिराओं का विस्तृत तथा संकुलित होना होता है–
**Congestion and dilation of the veins of the rectum and anus:**
   a. पोलिप (Polyp)
   b. मलाशय में छिद्र (Anal fissure)
   c. बवासीर (Hemorrhoids)
   d. डायवर्टिकुलायटिस (Diverticulitis)
उत्तर (c) बवासीर (Hemorrhoids)

**40.** हिपेटाइटिस ए की इन्क्यूबेशन अवधि होती है—
**Incubation period for hepatitis A is:**
   a. 7–50 दिन
   b. 15–45 दिन
   c. 50–180 दिन
   d. 50–100 दिन

**उत्तर** (b) 15–45 दिन

**41.** हिपेटाइटिस बी का प्रसारण होता है—
**Hepatitis B is transmitted by:**
   a. मल एवं मुँह द्वारा (Faeco oral route)
   b. वायु द्वारा (Air borne)
   c. रक्त एवं शारीरिक द्रव द्वारा (Blood and body fluid)
   d. संदूषित भोजन (Contaminated food)

**उत्तर** (c) रक्त एवं शारीरिक द्रव द्वारा (Blood and body fluid)

**42.** हिपेटाइटिस सी का प्रसारण होता है—
**Hepatitis C is transmitted by:**
   a. मुँह द्वारा (Oral route)
   b. ड्रोपलेट द्वारा (Droplets)
   c. पेरन्ट्रल मार्ग द्वारा (Parenteral route)
   d. संदूषित भोजन (Contaminated food)

**उत्तर** (c) पेरन्ट्रल मार्ग द्वारा (Parenteral rout)

**43.** पाल्मर एरिथिमा एक विशेष चिन्ह है—
**Palmar erythema is a characteristic sign in:**
   a. स्पेलेनोमिगेली (Splenomegaly)
   b. पेनकियटाइटिस (Pancreatitis)
   c. कोलीसिस्टाइटिस (Cholecystitis)
   d. सिरासिस ऑफ लिवर (Cirrhosis of liver)

**उत्तर** (d) सिरासिस ऑफ लिवर (Cirrhosis of liver)

**44.** पित्ताशय में पथरी को कहते हैं—
**Stone formation in the gallbladder:**
   a. कोलीसिस्टाईटिस (Cholecystitis)
   b. कोलीलीथियासिस (Cholelithiasis)
   c. कोलीसिस्टेक्टमी (Cholecystectomy)
   d. नेफरोलीथियासिस (Nephrolithiasis)

**उत्तर** (b) कोलीलीथियासिस (Cholelithiasis)

**45.** कोलीसिस्टेक्टमी का अर्थ है–
**Cholecystectomy is:**
   a. स्लीन को निकालना (Removal of spleen)
   b. यकृत को निकालना (Removal of liver)
   c. पित्ताशय को निकालना (Removal of gallbladder)
   d. पैनक्रियाज को निकालना (Removal of pancreas)
**उत्तर** (c) पित्ताशय को निकालना (Removal of gallbladder)

**46.** व्हिपल सर्जरी की जाती है–
**Whipple's surgery is done in:**
   a. यकृत कैंसर (Ca liver)
   b. पित्ताशय कैंसर (Ca gallbladder)
   c. सीकय कैंसर (Ca cecum)
   d. पैनक्रियाज कैंसर (Ca pancreas)
**उत्तर** (d) पैनक्रियाज कैंसर (Ca pancreas)

**47.** गुर्दे की विफलता का ओलिग्यूरिक फेज कितने दिन का होता है–
**The oliguric phase of the renal failure ranges from:**
   a. 1–2 दिन
   b. 3–7 दिन
   c. 7–10 दिन
   d. 10–15 दिन
**उत्तर** (a) 1–2 दिन

**48.** मूत्र का सामान्य pH है–
**Normal pH of urine:**
   a. 7.10
   b. 7.42
   c. 5.5–6.5
   d. 6.5–7.1
**उत्तर** (c) 5.5–6.5

**49.** मूत्र त्याग के समय होने वाली पीड़ा को कहते हैं–
**Burning sensation during micturition:**
   a. ओलिग्यूरिया (Oliguria)
   b. डायसूरिया (Dysuria)
   c. एन्यूरिया (Anuria)
   d. सिस्टिटाईटिस (Cystitis)

**उत्तर** (b) डायसूरिया (Dysuria)

**50.** मूत्र मार्ग में पथरी को क्या कहते हैं–
**Presence of stones in the urinary tract is:**
    a.  कोलीलिथीएसिस (Cholelithiasis)
    b.  सिस्टिाईटिस (Cystitis)
    c.  यूरोलिथीएसिस (Urolithiasis)
    d.  पायलोनेफराइटिस (Pylonephritis)
उत्तर  (c) यूरोलिथीएसिस (Urolithiasis)

**51.** मूत्र बाधा के कारण रीनल पेल्विस में मूत्र का इकट्ठा होना–
**Collection of urine in the renal pelvis due to obstruction to outflow:**
    a.  हाइड्रोसील (Hydrocele)
    b.  यूरोलीथिएसिस (Urolithiasis)
    c.  नेफराइटिस (Nephritis)
    d.  हाइड्रोनेफरोसिस (Hydronephrosis)
उत्तर  (d) हाइड्रोनेफरोसिस (Hydronephrosis)

**52.** तीव्र ग्लोमेरूनेफराइटिस के उत्तरदायी जीवाणु हैं–
**The organism responsible for acute glomerulonephritis:**
    a.  $\beta$-hemolytic streptococci
    b.  *E coli*
    c.  Staphylococci
    d.  *Neisseria gonorrhoeae*
उत्तर  (a) $\beta$-hemolytic streptococci

**53.** किस सिन्ड्रोम में प्रोटीन्यूरिया, एडीमा तथा हाइपरलिपिडीमिया होता है–
**The syndrome presenting with proteinuria, edema and hyperlipid-**
**ema is:**
    a.  नेफरोटिक सिंड्रोम (Nephrotic syndrome)
    b.  हाइड्रोनेफराइटिस (Hydronephritis)
    c.  ग्लोमेरूलोनेफराइटिस (Glomerulonephritis)
    d.  पायलोनेफराइटिस (Pyelonephritis)
उत्तर  (a) नेफरोटिक सिंड्रोम (Nephrotic syndrome)

**54.** प्रोस्टेट-स्पेसिफिक एंटीजिन का बढ़ा स्तर होता है–
**Prostate-specific antigen (PSA) is elevated in:**
    a.  तीव्र गुर्दा विफलता (Acute renal failure)
    b.  दीर्घकालिक गुर्दा विफलता (Chronic renal failure)
    c.  पाइलोनेफराइटिस (Pyelonephritis)
    d.  बिनायन प्रोस्टेटिक सिंड्रोम (Benign prostatic syndrome)
उत्तर  (d) बिनायन प्रोस्टेटिक सिंड्रोम (Benign prostatic syndrome)

**55.** BPH की सबसे आम सर्जरी है–

**Most common type of surgery for BPH:**
a.  Suprapubic prostatectomy
b.  Perineal prostatectomy
c.  Transurethral resection
d.  Retropubic prostatectomy

उत्तर  (c) Transurethral resection

**56.** मूत्राशय के निकालने को क्या कहते हैं?

**Removal of bladder is called:**

a.  Cystostomy

b.  Cystotomy

c.  Cystectomy

d.  Cystoscopy

उत्तर  (c) Cystectomy

**57.** चयापचय के व्यर्थ पदार्थ को कृत्रिम रूप से शरीर के बाहर निकालने को क्या कहते है–

**Removal of metabolic wastes by artificial mean:**
a.  पेरासेन्टेसिस (Paracentesis)
b.  डायलिसिस (Dialysis)
c.  दोनों (Both)
d.  इनमें से कोई नहीं (None of the above)

उत्तर  (b) डायलिसिस (Dialysis)

**58.** गुर्दे का शरीर द्वारा अस्वीकार होने का नैदानिक चिन्ह होना है –

**Clinical signs of rejection after transplant include the following,** *except*:
a.  बुखार (Fever)
b.  Transplant की जगह पर तनाव (Tenderness over transplant site)
c.  कम मूत्र की मात्रा (Decreased urinary output)
d.  ज्यादा मूत्र की मात्रा (Increased urinary output)

उत्तर  (c) कम मूत्र की मात्रा (Decreased urinary output)

**59.** पोट्स फैक्चर किसका फैक्चर है–

**Pott's fracture is fracture of:**
a.  टिबिया (Tibia)
b.  रेडियस (Radius)

   c.  फिब्युला (Fibula)

   d.  उल्ना (Ulna)

**उत्तर** (c) फिब्युला (Fibula)

**60.** **बिना त्वचा के प्रभावित हड्डी का टूटना कौन सा फ्रैक्चर होता है?**
**Break in the bone without break in the skin:**

   a.  बंद फ्रैक्चर (Closed fracture)

   b.  पूर्ण फ्रैक्चर (Complete fracture)

   c.  अपूर्ण फ्रैक्चर (Incomplete fracture)

   d.  खुला फ्रैक्चर (Open fracture)

**उत्तर** (a) बंद फ्रैक्चर (Closed fracture)

**61.** **फीमर फ्रैक्चर की जानलेवा जटिलता है–**
**Fatal complication of femur fracture:**

   a.  संक्रमण (Infection)

   b.  थ्रोम्बोफ्लेबाइटिस (Thrombophlebitis)

   c.  रक्तस्त्राव (Hemorrhage)

   d.  फैट एम्बोलिज्म (Fat embolism)

**उत्तर** (d) फैट एम्बोलिज्म (Fat embolism)

**62.** **थायरॉइड ग्रंथि के प्रदाह को कहते हैं–**

**Inflammation of thyroid gland is:**

   a.  Hypothyroidism

   b.  Cretinism

   c.  Thyroiditis

   d.  Goiter

**उत्तर** (c) Thyroiditis

**63.** **एक्जोप्थेलमोज लक्षण है–**

**Exophthalmos is a feature of:**

   a.  Graves' disease

   b.  Hypopituitarism

   c.  Hypothyroidism

   d.  Hyperpituitarism

**उत्तर** (a) Graves' disease

64. पैराथायरॉइड ग्रंथि के कम स्राव से निम्नलिखित होता है–
**Hyposecretion of parathyroid gland leads to:**
   a. Hypokalemia
   b. Hyponatremia
   c. Hypercalcemia
   d. Hypocalcemia

उत्तर (d) Hypocalcemia

65. बफैलो हम्प किसका लक्षण है–
**Buffalo hump is a feature of:**
   a. Gigantism
   b. Cretinism
   c. Myxedeme
   d. Cushing's syndrome

उत्तर (d) Cushing's syndrome

66. डायबिटिक कोमा ——————————— अधिक इकट्ठा होने से होता है।
**Diabetic coma results from excessive accumulation of _______.**
   a. नाइट्रोजन (Nitrogen)
   b. कीटोन (Ketone)
   c. ग्लूकोज (Glucose)
   d. सोडियम बाइकार्बोनेट (Sodium bicarbonates)

उत्तर (b) कीटोन (Ketone)

67. डायबिटिक कीटोएसिडोसिस का मुख्य कारण है–
**The most common cause of diabetic ketoacidosis is:**
   a. बढ़ा इन्सुलिन (Increased insulin)
   b. अपर्याप्त आहार (Inadequate food intake)
   c. भावनात्मक तनाव (Emotional stress)
   d. संक्रमण (Infection)

उत्तर (d) संक्रमण (Infection)

68. एडिसन्स रोग के लक्षण निम्नलिखित में से किसके विकार से होते हैं?
**Features of Addison's disease are due to disturbance in:**
   a. प्रोटीन का टूटना (Protein anabolism)
   b. इलेक्ट्रोलाइट (Electrolyte level)
   c. द्रव संतुलन (Fluid balance)
   d. बढ़ा ग्लूकोज स्तर (Increased glucose level)

उत्तर (a) प्रोटीन का टूटना (Protein anabolism)

**69.** डायबिटीज इन्सीपीडस के रोगी में यह लक्षण होगा–
**A patient with diabetes insipidus will exhibit:**
 a. सीरम ओस्मोलेलिटी का कम होना (Decreased serum osmolality)
 b. रक्त में ग्लूकोज का बढ़ना (Increased serum glucose)
 c. मूत्र की विशिष्ट घनत्व का कम होना (Low urinary specific gravity)
 d. रक्तचाप का बढ़ना (Elevation of blood pressure)

**उत्तर** (c) मूत्र की विशिष्ट घनत्व का कम होना (Low urinary specific gravity)

**70.** फाइट या फ्लाइट प्रतिक्रिया जो आपातकाल में शरीर अपनाता है, किस की अधिक क्रिया से संबंधित है?
**(Flight and fight' response made by the body in emergency situation is associated with the increased activity of:**
 a. एड्रीनल ग्रंथि (Adrenal gland)
 b. पीयूष ग्रंथि (Pituitary gland)
 c. थायरोइड ग्रंथि (Thyroid gland)
 d. पैनक्रियाज (Pancreas)

**उत्तर** (a) एड्रीनल ग्रंथि (Adrenal gland)

**71.** हाइपोग्लाईसीमिया के लक्षण हैं –
**Signs of hypoglycemia:**
 a. पीला पड़ना, पसीना आना, कंपन होना (Pallor, perspiration, tremors)
 b. अत्यधिक प्यास लगना, गर्म सूखी त्वचा (Excessive thirst, dry hot skin)
 c. भूख न लगना, ग्लायकोसूरिया (Anorexia, glycosuria)
 d. फल के गंध जैसी सांस (Fruity odor of breath)

**उत्तर** (a) पीला पड़ना, पसीना आना, कंपन होना (Pallor, perspiration, tremors)

**72.** ग्लूकोकोर्टिकोइड एवं मिनरलोकोर्टिकोइड का स्राव होता है–
**Glucocorticoids and mineralocorticoids are secreted by the:**
 a. पैनक्रियाज (Pancreas)
 b. हाइपोफाइसिस (Hypophysis)
 c. एड्रीनल ग्रंथि (Adrenal gland)
 d. गोनाड्स (Gonads)

**उत्तर** (c) एड्रीनल ग्रंथि (Adrenal gland)

**73.** कुशिंग सिंड्रोम का लक्षण हैं–
**Feature of Cushing's syndrome includes:**
 a. बफैलो हम्प एवं उच्च रक्तचाप (Buffalo hump and hypertension)
 b. निर्जलीकरण एवं मिनोरेजिया (Dehydration and menorrhagia)
 c. गड्ढेदार एडीमा एवं निरंतर जुकाम (Pitting edema and frequent cold)
 d. माइग्रेन सिरदर्द तथा डिस्मिनोरिया (Migraine headache and dysmen-orrhea)

**उत्तर** (a) बफैलो हम्प एवं उच्च रक्तचाप (Buffalo hump and hypertension)

**74.** यदि रोगी का T3 एवं T4 कम हो, तो उसे होगा–

A patient with low T3, T4 will have:

a. चिड़चिड़ाहट (Irritability)

b. अत्यधिक पसीना आना (Profuse diaphoresis)

c. नाड़ी स्पंदन बढ़ना (Tachycardia)

d. ठंडे के प्रति असहनशीलता (Cold intolerance)

उत्तर (d) ठंडे के प्रति असहनशीलता (Cold intolerance)

**75.** किस प्रकार के एन्जाईना की MI में परिवर्तित होने की संभावन होती है?

Which of the following types of angina is likely to progress into MI:

a. स्थिर एंजाईना (Stable angina)

b. अस्थिर एंजाइना (Unstable angina)

c. रात में होने वाला एंजाइना (Nocturnal angina)

d. इनमें से कोई नहीं (None of the above)

उत्तर (b) अस्थिर एंजाइना (Unstable angina)

**76.** निमोनिया के निश्चित निदान में कौन सी जाँच सहायक है?

Which diagnostic test helps to confirm the diagnosis of pneumonia:

a. Chest X-ray

b. Sputum culture

c. Blood culture

d. ABG analysis

उत्तर (b) Sputum culture

**77.** पल्मोनरी टी बी सामान्यतः किसमें पाई जाती है–

Pulmonary TB commonly occurs in which of the following:

a. धूम्रपान करने वालों में (Smokers)

b. गाँव में रहने एवं खेती करने वालों में (People living in village and engage in agricultural activities)

c. बुजुर्ग व्यक्ति जिसे अस्थमा है (Elderly people with asthma)

d. HIV संक्रमित व्यक्ति (People with HIV infection)

उत्तर (d) HIV संक्रमित व्यक्ति (People with HIV infection)

**78.** एण्डोट्रेकियल ट्यूब वाले रोगी के लिए इनमें से सबसे आवश्यक क्या है?

Which of the following nursing actions is most essential for a patient with ET tube:

a. नली की स्थिति की प्रत्येक 2 घंटे में मानीटरिंग (Monitoring proper placement of the tube every 2 hours)

b. प्रत्येक घंटे नली की सक्शनिंग (Suctioning tube every 2 hours)

    c.  ABG को प्रत्येक 4 घंटे में मानीटर करना (Monitoring ABG every 4 hours)

    d.  निरंतर मुँह की देखभाल प्रदान करना (Providing frequent oral care)

**उत्तर** (a) नली की स्थिति की प्रत्येक 2 घंटे में मानीटरिंग (Monitoring proper placement of the tube every 2 hours)

**79.** दीर्घकालिक टोंसिल प्रदाह के रोगी का पसंदीदा उपचार है–
**Treatment of choice in a patient with chronic tonsillitis is:**

    a.  एंटीबायोटिक्स (Antibiotics)

    b.  सर्जरी (Surgery)

    c.  स्टेराइड्स (Steroids)

    d.  सलाइन द्वारा गले को साफ करना (Saline throat irrigations)

**उत्तर** (b) सर्जरी (Surgery)

**80.** सामान्य CSF दबाव होता है–
**Normal CSF pressure is:**

    a.  80–180 mm of Hg

    b.  160–220 mm of Hg

    c.  < 80 mm of Hg

    d.  > 200 mm of Hg

**उत्तर** (a) 80–180 mm of Hg

**81.** शरीर को भेद कर CSF की जाँच करने की विधि है –
**An invasive procedure to study CSF is:**

    a.  माइलोग्राम (Myelogram)

    b.  सी टी स्केन (CT scan)

    c.  MRI scan

    d.  सेरिब्रल एंजियोग्राम (Cerebral angiogram)

**उत्तर** (a) माइलोग्राम (Myelogram)

**82.** ग्लासगो कोमा स्केल द्वारा सब का आंकलन होता है, सिवाय–
**Glasgow coma scale is a systematic neurological assessment tool that evaluates all of the following, *except*:**

    a.  आँखों का खुलना (Eye opening)

    b.  मोटर प्रतिक्रिया (Motor response)

    c.  पैपीलरी प्रतिक्रिया (Papillary reaction)

    d.  मौखिक प्रदर्शन (Verbal performance)

**उत्तर** (c) पैपीलरी प्रतिक्रिया (Papillary reaction)

83. यदि रोगी का ग्लासगो कोमा स्केल ............................. है तो वह कोमा का सूचक है।

    A patient's Glasgow coma scale is inductive of coma, if his score is:

    a. 0

    b. 2

    c. 10

    d. 6

उत्तर (d) 6

84. ICP के बढ़ने के सभी लक्षण हैं, सिवाय–

    All are the signs of increased ICP, *except:*

    a. नाड़ी स्पंदन का बढ़ना (Tachycardia)

    b. नाड़ी स्पंदन का कम होना (Bradycardia)

    c. उच्च रक्तचाप (Hypertension)

    d. पल्स दबाव का बढ़ना (Widening of pulse pressure)

उत्तर (a) नाड़ी स्पंदन का बढ़ना (Tachycardia)

85. पार्किन्सोनिज्म में कौन सी दवा उपयोगी होती है?

    Drug of choice in Parkinsonism:

    a. L-dopa

    b. Dilantin

    c. Acetaminophen

    d. Pyridoxine

उत्तर (a) L-dopa

86. C1 – C2 सर्वाइकल स्पाइनल कॉर्ड की क्षति से क्या होता है?

    Cervical spinal cord injuries at C1-C2 level causes:

    a. Quadriplegia

    b. Paraplegia

    c. Hemiplegia

    d. Hemiparesis

उत्तर (a) Quadriplegia

87. मुँह द्वारा लिया जाने वाला anticoagulant है–

    An oral anticoagulant is:

    a. Heparin

    b. Streptokinase

    c. Cyanocobalamin

    d. Warfarin

उत्तर (d) Warfarin

**88.** डिजोक्सिन दवा का दुष्प्रभाव है–

**A side effect of digoxin:**

   a.  Hyperkalemia

   b.  Hypokalemia

   c.  Hypocalcemia

   d.  Hypercalcemia

उत्तर  (c) Hypocalcemia

**89.** 0.45% सोडियम क्लोराइड है–

**0.45% sodium chloride is:**

   a.  Isotonic

   b.  Hypertonic

   c.  Hypotonic

   d.  Isometric

उत्तर  (c) Hypotonic

**90.** एडीमा का कारण है–

**Edema is due to:**

   a.  कैपिलरी दीवार की पर्निमिएबिलिटी का बढ़ना (Increased permeability of capillary wall)

   b.  लिम्फ का कम लौटना (Reduced return of lymph)

   c.  कैपिलरी दबाव का बढ़ना (Increased capillary pressure)

   d.  उपरोक्त सभी (All the above)

उत्तर  (d) उपरोक्त सभी (All the above)

**91.** एंटीबायोटिक दवा का उपयोग ——————————के उपचार में होता है।

**Antibiotics are the drugs used to treat:**

   a.  संक्रमण (Infection)

   b.  प्रदाह (Inflammation)

   c.  पीड़ा (Pain)

   d.  खुजली (Itching)

उत्तर  (a) संक्रमण (Infection)

**92.** मोरफीन का दुष्प्रभाव है–

**Side effect of morphine includes:**

   a.  उच्च रक्तचाप (Increased blood pressure)

   b.  श्वसन दर का घटना (Decreased respiratory rate)

   c.  म्यूकस रक्तस्राव होना (Reduced mucus secretion)

   d.  देखने में विकार (Visual disturbance)

उत्तर  (b) श्वसन दर का घटना (Decreased respiratory rate)

93. स्ट्रेप्टोकाइनेज एक _______________ है–
    **Streptokinase is:**
    a. Anti-ischemic agent
    b. Antithrombotic agent
    c. Fibrinolytic agent
    d. Vasodilator

उत्तर (c) Fibrinolytic agent

94. स्टेथोस्कोप द्वारा किए जाने वाले परीक्षण को कहते हैं–
    **Examination with the help of stethoscope is called:**
    a. Percussion
    b. Palpation
    c. Auscultation
    d. Inspection

उत्तर (c) Auscultation

95. बिना भेदन ऑक्सीजन आपूर्ति की जाँच करने की विधि है–
    **Noninvasive monitoring of oxygen saturation is:**
    a. Capillary blood gas studies
    b. ABG studies
    c. Venesection
    d. Pulse oxymetry

उत्तर (d) Pulse oxymetry

96. एमायनोफाइलिन दवा का दुष्प्रभाव है–
    **Side effect of aminophylline is:**
    a. उच्च रक्तचाप (Hypertension)
    b. निम्न रक्तचाप (Hypotension)
    c. ब्रेडीकार्डिया (Bradycardia)
    d. टेकीप्निया (Tachypnea)

उत्तर (d) टेकीप्निया (Tachypnea)

97. एम्फीसेमा का सबसे अच्छा उपचार है–
    **Best therapeutic measure for emphysema is:**
    a. Chest drainage
    b. Postural drainage
    c. Breathing exercises
    d. Fowler's position

उत्तर (a) Chest drainage

**98.** आहार प्रदान करने का दूसरा विकल्प है –

**An alternative method of feeding—**

    a.  Gastrostomy

    b.  Colostomy

    c.  Ileostomy

    d.  Ileal conduit

उत्तर  (a) Gastrostomy

**99.** वमन के आभास के साथ असहजता प्रतीत होना कहलाता है –

**Feeling of discomfort with a conscious desire to vomit:**

    a.  Dyspepsia

    b.  Pyrosis

    c.  Malaise

    d.  Nausea

उत्तर  (d) Nausea

**100.** Rebound tenderness किस रोग का क्लासिकल चिन्ह है –

**Rebound tenderness is a classical sign of:**

    a.  Cholecystitis

    b.  Hepatitis

    c.  Peritonitis

    d.  Appendicitis

उत्तर  (d) Appendicitis

**101.** परनीसियस अनीमिया किस विटामिन की कमी के कारण होता है –

**Pernicious anemia is caused by the deficiency of :**

    a.  Vit $B_2$ (विटामिन $B_2$)

    b.  Vit $B_6$ (विटामिन $B_6$)

    c.  Vit B (विटामिन B)

    d.  Vit $B_{12}$ (विटामिन $B_{12}$)

उत्तर  (d) Vit $B_{12}$ (विटामिन $B_{12}$)

**102.** इंसुलिन इंजेक्शन की ओवरडोज के कारण होती है:

**Overdose of insulin injection causes—**

    a.  Hyperglycemia (हाइपरग्लाइसेमिया)

    b.  Hypoglycemia (हाइपोग्लाइसेमिया)

    c.  Hyperclcaemia (हाइपरकैल्सिमिया)

    d.  Glycosuria (ग्लायकोसूरिया)

उत्तर  (b) Hyperglycemia (हाइपरग्लाइसेमिया)

103. पाइलोनेफराइटिस का कारण होता है–

**Pyelonephritis occurs due to:**

   a.  Viral infection (वाइरल इन्फेक्शन)

   b.  Fungal infection (फंगल इन्फेक्शन)

   c.  Protozoal infection (प्रोटोजोअल इन्फेक्शन)

   d.  Bacterial infection (बैक्टीरियल इन्फेक्शन)

उत्तर  (d) Bacterial infection (बैक्टीरियल इन्फेक्शन)

104. पेरिटोनियल गुहा में स्वतंत्र पीपमुक्त द्रव के संग्रह को कहा जाता है?

**Collection of free nonpurulent fluid in the peritoneal cavity is known as:**

   a.  Pleurisy (प्लूरिसी)

   b.  Varicocele (वारीकोसिल)

   c.  Ascitis (एसायटिस)

   d.  Hydrocephalus (हाइड्रोसिफेलस)

उत्तर  (c) Ascites (एसायटिस)

105. ब्लैडर को देखने के लिए किस यंत्र का प्रयोग किया जाता है?

**The instrument used to visualize the bladder:**

   a.  Bronchoscope (ब्रांकोस्कोप)

   b.  Cystoscope (सिस्टोस्कोप)

   c.  Endoscope (एन्डोस्कोप)

   d.  Laryngoscope (लैरिंगोस्कोप)

उत्तर  (b) Cystoscope (सिस्टोस्कोप)

106. प्लूरल कैविटी में मवाद को जाना जाता है–

**Pus in the pleural cavity is known as:**

   a.  Empyema (एम्पेयमा)

   b.  Bacteremia (बैक्टिरिमिया)

   c.  Emphysema (इफीसीमा)

   d.  Pyuria (पाययूरिया)

उत्तर  (a) Empyema (एम्पेयमा)

107. नसों की सूजन को कहा जाता है–

**Inflammation of the vein is called:**

   a.  Thrombophlebitis (थ्रोम्बोफ्लेबाइटिस)

   b.  Extravasations (एक्ट्रफवेसेशन)

   c.  Phlebitis (फ्लेबाइटीज)

   d.  Infiltration (इनफिल्ट्रेशन)

उत्तर  (c) Phlebitis (फ्लेबाइटीज)

108. इंट्रावीनस पायलोग्राम का प्रयोग किसमें पत्थरी की जाँच के लिए किया जाता है?

     **Intravenous pyelogram is done to diagnosis stone in:**
     a. Ovary (ओवेरी)
     b. Uterus (यूटरस)
     c. Kidney (किडनी)
     d. Pancreas (पैनक्रियाज)

उत्तर (c) Kidney (किडनी)

109. कुसमल रिस्पीरेशन विशेषता है–

     **Kussmaul respiration is the characteristic of:**
     a. Diabetic ketoacidosis (डायबेटिक कीटोएसिडोसिस)
     b. COPD (सी ओ पी डी)
     c. Bronchial asthma (ब्रोन्कियल अस्थमा)
     d. Diabetic nephropathy (डायबेटिक नेफरोपैथी)

उत्तर (a) Diabetic ketoacidosis डायबेटिक कीटोएसिडोसिस

110. सामान्य सलाइन में मौजूद सोडियम क्लोराइड की मात्रा होती है–

     **The amount of sodium chloride present in normal saline is:**
     a. 0.7 gm % (0.7 ग्राम प्रतिशत)
     b. 0.9 gm % (0.9 ग्राम प्रतिशत)
     c. 0.12 gm % (0.12 ग्राम प्रतिशत)
     d. 0.20 gm % (0.20 ग्राम प्रतिशत)

उत्तर (b) 0.9 gm % (0.9 ग्राम प्रतिशत)

111. बात करने की असक्षमता के रूप में जाना जाता है–

     **Inability to speak is known as:**
     a. Dysphagia (निगलने में कठिनाई)
     b. Dyspepsia (अपच)
     c. Aphasia (बाचाघात)
     d. Aphagia (निगरण–अक्षमता)

उत्तर (c) Aphasia (बाचाघात)

112. तेलीय इंजेक्शन कोण पर दिये जाते हैं–

     **The oily injections are given at an angle:**
     a. 45°
     b. 60°
     c. 90°
     d. None

उत्तर (c) 90°

**113.** आई वी पी, पथरी उपचार में प्रयोग किया जाता है–
**IVP is used to diagnose stone in:**
  a.  Kidney (गुर्दा)
  b.  Ovary (अण्डाशय)
  c.  Uterus (गर्भाशय)
  d.  Pancreas (अग्नाशय)
उत्तर  (a) Kidney (गुर्दा)

**114.** ए.डी.एच का दूसरा नाम है–
**Another name of ADH:**
  a.  Oxytocin
  b.  Thyroxine
  c.  Thyronine
  d.  Vasopressin
उत्तर  (d) Vasopressin

**115.** **Polyurea** का मतलब है–
**Polyurea means:**
  a.  Excessive intake (अत्यधिक सेवन)
  b.  Excessive thurst (अत्यधिक दाब)
  c.  Excessive excretion (अत्यधिक उत्सर्जन)
  d.  None of these (कोई भी नहीं)
उत्तर  (c) Excessive excretion (अत्यधिक उत्सर्जन)

**116.** खून में पोटैशियम की कमी के रूप में जाना जाता है–
**Deficiency of potassium in blood is known as:**
  a.  Hyperkalemia
  b.  Hypokalemia
  c.  Hyponatremia
  d.  Hypernatremia
उत्तर  (b) Hypokalemia

**117.** एक चीरे के माध्यम से आंतरिक अंगो के बाहर निकलने के रूप में जाना जाता है:
**Protrusion of internal organ through an incision is known as:**
  a.  Wound dehiscence (घाव स्फुटन)
  b.  Wound infection (घाव संक्रमण)
  c.  Wound damage (घाव नुकसान नालव्रण)
  d.  Fistula (नालव्रण)
उत्तर  (a) Wound dehiscence (घाव स्फुटन)

118. आर एल एक _______ है—
     **Ringer lactate is:**
     a.  Hypertonic solution
     b.  Hypotonic solution
     c.  Isotonic solution
     d.  Electrolyte solution
उत्तर  (c) Isotonic solution

119. भूख की कमी—
     **Loss of appetite:**
     a.  Anorexia (अनाआहार)
     b.  Asphyxia (श्वासावरोध)
     c.  Anoxia (अनॉक्सिता)
     d.  Anemia (एनीमिया)
उत्तर  (a) Anorexia (अनाआहार)

120. विटामिन K इंजेक्शन क्रियान्वन—
     **Vit K injection administration:**
     a.  Corrects fluid electrolyte balance (द्रव इलेक्ट्रोलाइट संतुलन सही करता है।)
     b.  Improves prothrombin level Prothrombin (स्तर बढ़ाता है।)
     c.  Corrects acidosis (एसिडोसिस सही करता है।)
     d.  Corrects alkalosis (क्षारमयता सही करता है।)
उत्तर  (b) Improves prothrombin level Prothrombin (स्तर बढ़ाता है।)

121. बात करने की असमर्थता के रूप में जाना जाता है—
     **Inability to speak is known as:**
     a.  Dysphagia
     b.  Aphasia
     c.  Aphagia
     d.  None of the above
उत्तर  (b) Aphasia (वाचाघात)

122. सामान्य नमक है एक—
     **Normal saline is a:**
     a.  Isotonic solution (Isotonic घोल)
     b.  Hypotonic solution (Hypotonic घोल)
     c.  Hypertonic solution (Hypertonic घोल)
     d.  None of above (ऊपर से कोई नहीं)
उत्तर  (a) Isotonic solution (Isotonic घोल)

123. यकृत रोग के साथ रोगी को _______ आहार लेना चाहिए।

**The patient with liver disease must take:**
   a. High-fat diet
   b. Low-fat diet
   c. Low-fiber diet
   d. All of the above

उत्तर  (b) Low-fat diet

124. अमीबी पेचिस के लिए दी गई विशिष्ट दवा है–

**Specific Drug given for amebic dysentery is:**
   a. Chloramphenicol
   b. Tetracycline
   c. Metronidazole
   d. Neomycin

उत्तर  (c) Metronidazole

125. LP के बाद रोगी को _______ में रखा जाना चाहिए–

**After LP, patient should be placed in:**
   a. Left lateral position (वाम पार्श्व स्थिति)
   b. Supine position (सीधी स्थिति)
   c. Trendelenburg's position (Trendelenburg's स्थिति)
   d. Fowler's position (Fowler's स्थिति)

उत्तर  (a) Left lateral position (वाम पार्श्व स्थिति)

126. विच्छेदन साधन– **Amputation means:**
   a. Removal of knee joint (संयुक्त घुटने का निकालना)
   b. Removal of skin (त्वचा को हटाना)
   c. Removal of bony part (हड्डी के भाग को निकालना)
   d. None of above (ऊपर से कोई नहीं)

उत्तर  (c) Removal of bony part (हड्डी के भाग को निकालना)

127. तेल इंजेक्शन को एक कोण पर दिया जाता है–

**The oily injections are given at an angle of:**
   a. 45
   b. 60
   c. 90
   d. None

उत्तर  (c) 90

128. ग्रहणी अल्सर के रोगियों में–

**In duodenal ulcer patients:**

a. Gain weight वजन बढ़ना

b. Patients are not frightened to eat (मरीजों को खाने के लिए डर नहीं लगता)

c. Pain relieves after taking food (भोजन लेने के बाद दर्द से राहत)

d. None of the above (ऊपर से कोई नहीं)

उत्तर (c) Pain relieves after taking food (भोजन लेने के बाद दर्द से राहत)

129. इंसुलिन इंजेक्शन आमतौर पर दिया जाता है:

**Insulin injection administration generally:**

a. IV

b. IM

c. Both a and b

d. None of the above (ऊपर से कोई नहीं)

उत्तर (d) None of the above (ऊपर से कोई नहीं)

130. Polyuria अवधि को दर्शाता है–

**Polyuria term refers to:**

a. Excessive intake of food (भोजन के अत्यधिक सेवन)

b. Excessive thirst (अत्यधिक प्यास)

c. Excessive excretion of urine (मूत्र का अत्यधिक उत्सर्जन)

d. None of the above (ऊपर से कोई नहीं)

उत्तर (c) Excessive excretion of urine (मूत्र का अत्यधिक उत्सर्जन)

131. **Protrusion of the internal organs through an incision is known as:**

a. Wound dehiscence

b. Wound infection

c. Wound evisceration

d. Wound damage

उत्तर (c) Wound evisceration

132. **Who is the Father of Modern Medicine?**

a. Hippocrates

b. John Priestly

c. Charles Darwin

d. Sushruta

उत्तर (a) Hippocrates

133. **The combined study of older adults within their environment is known as:**
  a. Anthropology
  b. Gerontology
  c. Sociology
  d. Physiology

उत्तर (b) Gerontology

134. **The principle of steam under pressure is used in:**
  a. Hot air oven
  b. Autoclave
  c. Radiation
  d. Filtration

उत्तर (b) Autoclave

135. **Deficiency of potassium in blood is known as:**
  a. Hyperkalemia
  b. Hypokalemia
  c. Hyponatremia
  d. Hypernatremia

उत्तर (b) Hypokalemia

136. **Inflammation of vein is called:**
  a. Phlebitis
  b. Thrombophlebitis
  c. Infiltration
  d. Extravasations

उत्तर (a) Phlebitis

137. **Resection of the lung is known as ______________:**
  a. Pleurectomy
  b. Bronchectasis
  c. Pneumonectomy
  d. Nephrectomy

उत्तर (c) Pneumonectomy

138. **The condition in which impaired gas exchange results from destruction of the walls of alveoli is____________:**
  a. Emphysema
  b. Empyema
  c. Atelectasis
  d. Asthma

उत्तर (a) Emphysema

**139.** The nurse is caring for a black client who has a diagnosis of acute viral hepatitis. The nurse assesses for jaundice by checking which specific area?

a. Flexor surfaces of the extremities
b. Hard palate of the mouth
c. Nail beds
d. Skin

उत्तर  (a) Flexor surfaces of the extremities

**140.** Which of the following organisms is responsible for peptic ulcer disease?

a. *Helicobacter pylori*
b. *Streptococcus*
c. *Staphylococcus*
d. *Pneumococcus*

उत्तर  (a) *Helicobacter pylori*

## FILL IN THE BLANKS

1. खराब करने या अशुद्ध करने की क्रिया को कहते हैं .................................................
   Act of soiling or making impure by contact is.................................................

उत्तर   संदूषण (Contamination)

2. रोगी की छुट्टी या मृत्यु होने पर उसकी इकाई के विसंक्रमण को .................
   विसंक्रमण कहते हैं।
   The disinfection of the client's unit at his discharge or death is called
   ..................................... disinfection.

उत्तर   टर्मिनल (Terminal)

3. रोगजनक जीवाणु का शरीर में प्रवेश तथा वृद्धि करने को ........................कहते
   हैं।
   Entry and multiplication of a disease-producing agent in the body is
   called ..........................

उत्तर   संक्रमण (Infection)

4. अस्पताल के व्यर्थ पदार्थ को निष्कासित करने का सबसे उपयुक्त उपाय है
   ........................................................
   The best method of destroying hospital waste is.................................................

उत्तर   इन्सिनरेशन (Incineration)

5. मेबेन्डाजोल दवा एक ................................. दवा है।
   Mebendazole is an ................................. drug.

उत्तर   एंटीहेलमिन्थिक (Anthelmintic)

6. सीरम सोडियम की सामान्य मात्रा है .................................................
   The normal serum sodium level is .................................................

उत्तर   135—145 mEq/L

7. सीरम पोटैशियम की सामान्य मात्रा है .................................................
   The normal serum potassium level is .................................................

उत्तर   3.5—5 mEq/L

8. सामान्य रक्त कैलिशयम मात्रा है .................................................
   Normal blood calcium level is .................................................

उत्तर   9—11 mg %

9. .................................हॉर्मोन द्रव संतुलन बनाने में सहायक है।
   .................................hormone helps in maintaining fluid balance.

उत्तर   एंटीडायुरेटिक हॉर्मोन (Antidiuretic hormone)

10. टिटनी .................................के कारण होता है।
    Tetany occurs because of.................................................

उत्तर   हाइपोकैल्सिमिया (Hypocalcemia)

11. हिस्टामिन ...................................................................शॉक के लिए उत्तरदायी होता है।

Histamine is responsible for ................................................ shock

**उत्तर** एनाफिलेक्टिक शॉक (Anaphylactic shock)

12. एल्वियोलाई की दीवार का विघटन ...................................में होता है।

Destruction of the alveolar wall occurs in ...........................................

**उत्तर** एम्फाईसीमा (Emphysema)

13. ...........................में ब्रान्काई तथा ब्रोन्कियोल का स्थाई असामान्य विस्तारण हो जाता है।

In ..................................... there is permanent abnormal dilatation of bronchi and bronchioles takes place.

**उत्तर** ब्रोन्किएक्टिसिस (Bronchiectasis)

14. ...........................का अर्थ है फेफड़ो के ऊतकों का विघटन।

................................... is collapse of the lung tissue.

**उत्तर** एटिलेक्टेसिस (Atelectasis)

15. फेफड़ो को कवर करने वाली झिल्ली है ..........................................

Membrane covering lungs is ..............................................

**उत्तर** प्लूरा (Pleura)

16. प्लूरा के प्रदाह को ...........................................कहते हैं।

Inflammation of pleura is called..............................................

**उत्तर** प्लूराइटिस (Pleuritis)

17. फेफड़ो के ऊतकों में मवाद इकट्ठा होने को ....................कहते हैं।

Collection of pus in lung tissue is called...........................................

**उत्तर** Lung abscess

18. प्लूरल स्पेस में वायु होने को .............................. कहते हैं।

Air in pleural space is called.......................................

**उत्तर** न्यूमोथोरेक्स (Pneumothorax)

19. प्लूरल स्पेस में द्रव होने को ..........................कहते हैं।

Fluid in pleural space is called.......................................

**उत्तर** प्लूरल इफ्यूजन (Pleural effusion)

20. प्लूरल स्पेस में रक्त होने को ..........................कहते हैं।

Blood in pleural space is called ...................................

**उत्तर** हीमोथोरेक्स (Hemothorax)

21. फेफड़ो के एक लोब को निकालने की सर्जरी को ......................... कहते हैं।

Surgery for removal of a lobe of the lung is called...........................

**उत्तर** लोबेक्टमी (Lobectomy)

22. रक्त सहित बलगम के बाहर आने को ............................................. कहते हैं।
Expectoration of blood-stained sputum is called.............................................

**उत्तर** हिमोप्टेसिस (Hemoptysis)

23. सामान्य श्वसन को ............................................. कहते हैं।
Normal breathing is called.............................................

**उत्तर** यूप्निया (Eupnea)

24. श्वसन किया का पूर्णतः रूकना ............................................. कहलाता है।
Total cessation of breathing is called.............................................

**उत्तर** एपनिया (Apnea)

25. वह दवाएँ जो ब्रोन्कियल ट्री का विस्तारण करती हैं .............................................
Drugs that dilate bronchial tree are.............................................

**उत्तर** ब्रोन्कोडाइलेटर (Bronchodilators)

26. कई पसलियों के फ्रैक्चर होने से छाती का अस्थिर होना .............................................
कहलाता है।
Fracture of several ribs resulting in instability of the affected chest wall
is .............................................

**उत्तर** फ्लेअल चेस्ट (Flail chest)

27. एम्फाइसीमा में छाती ............................................. के आकार की हो जाती है।
In emphysema, the chest becomes .............................................shaped

**उत्तर** बैरल (Barrel)

28. .............................................जीवाणु क्षयरोग करता है।
............................................. organism causes tuberculosis.

**उत्तर** माइकोबेक्टिरियम ट्यूबरक्यूलोसिस (*Mycobacterium tuberculosis*)

29. त्वचा एवं म्यूकस झिल्ली का हाइपोक्सिया के कारण नीला होना .............................................
............................................. कहलाता है।
Bluish discoloration of skin and mucous membrane due to hypoxia is
called.............................................

**उत्तर** साइनोसिस (Cyanosis)

30. पेरीटोन्सिलर घाव को ............................................. भी कहते हैं।
Peritonsillar abscess is also called.............................................

**उत्तर** कुइन्सी (Quincy)

31. इन्सेन्टिव स्पाईरोमेट्री............................................. को प्रभावी बनाने में प्रयोग
की जाती है।
Incentive spirometry is used to increase the effectiveness of .................
.............................................

**उत्तर** फेफड़ों (Lungs)

32.  ट्यूबरकुलिन टेस्ट को ........................................ भी कहते हैं।
Tuberculin test is also known as ..............................................

**उत्तर**  मॉन्टोक्स टेस्ट (Mantoux test)

33.  न्यूमोकोनियोसिस को ...........................रोग भी कहते हैं।
Pneumoconiosis is also called ..............................disease.

**उत्तर**  डस्ट (Dust)

34.  प्लूरल स्पेस से वायु या द्रव निकालने की विधि को .....................................
कहते हैं।
Drainage of air or fluid from the pleural space is called..............................

**उत्तर**  थोरासेन्टेसिस (Thoracentesis)

35.  ट्रेकिया में छिद्र करने को ...................................... कहते हैं।
Opening made in trachea is called ..........................................

**उत्तर**  ट्रेकियोस्टोमी (Tracheostomy)

36.  कार्डियो–रेस्पिरेटरी रोगी को .......................... स्थिति देनी चाहिए।
Cardiorespiratory patient should be given ........................position.

**उत्तर**  फोलर्स (Fowler's)

37.  इन्ट्रेन्सिक फेक्टर विटामिन ................................. के लिए आवश्यक
है।
Intrinsic factor is essential for vitamin .........................................

**उत्तर**  विटामिन $B_{12}$ (Vitamin $B_{12}$)

38.  वह अंग जो पित्त को गाढ़ा बनाकर संग्रहित करता है, वह है ......................

.................................... is responsible for concentration and
storing of the bile.

**उत्तर**  पित्ताशय (Gallbladder)

39.  बड़ी आंत को दूरबीन से देखने को ..........................कहते हैं।
Endoscopic visualization of large intestine is called ..........................

**उत्तर**  कोलोनोस्कोपी (Colonoscopy)

40.  वेगोटमी ...............................स्त्राव को कम करने के लिए किया
जाता है।
Vagotomy is performed to reduce .........................secretion.

**उत्तर**  आमाशय अम्ल (Gastric acid)

41.  कोलीलिथीएसिस पित्ताशय की ...........................को कहते हैं।
Cholelithiasis is gallbladder..............................

**उत्तर**  पथरी (Stone)

42. कोलीसिस्टाइटिस पित्ताशय के ..................................................को कहते हैं।

Cholecystitis is ..................................of gall bladder

**उत्तर** प्रदाह (Inflammation)

43. डाई देने के बाद मूत्रमार्ग के फ्लोरोस्कोपिक दर्शन को ..................................
..........................कहते हैं।

Fluoroscopic visualization of the urinary tract after injection of dye is called..................................

**उत्तर** IVP

44. मूत्र का सामान्य pH है ..................................

Normal pH of urine is ..................................

**उत्तर** 5.5—6.5

45. मूत्र मार्ग में पथरी को ..................................कहते हैं।

Presence of stones in urinary tract is called..................................

**उत्तर** यूरोलीथिएसिस (Urolithiasis)

46. मूत्र का बाधा के कारण उसका रीनल पेल्विस में इकट्ठा होना ..................................कहलाता है।

Collection of urine in the renal pelvis due to obstruction to outflow is called..................................

**उत्तर** हाइड्रोनेफरोसिस (Hydronephrosis)

47. वह सिंड्रोम जिसमें प्रोटीन्यूरिया, एडीमा तथा हाइपरलिपिडीमिया हो जाता है वह है ..................................

The syndrome presenting with proteinuria, edema and hyperlipidema is ..................................

**उत्तर** नेफरोटिक सिंड्रोम (Nephrotic syndrome)

48. ध्वनि तरंगो के प्रयोग द्वारा गुर्दे की पथरी के उपचार को ..................................
..........................कहते हैं।

Treatment of kidney stone using sound wave is called ..................................

**उत्तर** लिथोट्रिप्सी (Lithotripsy)

49. चयापचय के व्यर्थ पदार्थ को कृत्रिम रूप से बाहर निकालने को ..................................
..........................कहते हैं।

Removal of metabolic waste by artificial means is called ..................................
..................

**उत्तर** डायलिसिस (Dialysis)

50. साइनोवियल द्रव को जोड़ों से बाहर निकालने को ...................................................
...............कहते हैं।
Aspiration of synovial fluid from a joint is called ...........................................
....................

**उत्तर** आर्थ्रोसेन्टेसिस (Arthrocentesis)

51. दीर्घकालिक, शारीरिक रोग जिसमें जोड़ो का प्रदाह है, वह हैं .........................
..........................................

Chronic systemic disease characterized by inflammatory change in joints is ..........................................

**उत्तर** रूमेटोइड आर्थ्रइटिस (Rheumatoid arthritis)

52. दीर्घकालिक जोड़ों का रोग जिसमें आर्टिकुलर कार्टिलेज का डीजनरेशन होता है, वह है ..........................................

Chronic disorder of joint characterized by degeneration of articular cartilage is called..........................................

**उत्तर** ओस्टियोआर्थ्राइटिस (Osteoarthritis)

53. आर्टिकुलर ऊतकों में यूरिक एसिड इकट्ठा होने से होने वाला रोग है ............
..........................................

A disease caused by accumulation of uric acid crystals in articular tissue is called..........................................

**उत्तर** गठिया (Gout)

54. वर्टिब्रल कॉलम के लम्बर कर्व के बढ़ने को ......................................
कहते हैं।

Increase in lumbar curve of the vertebral column is called ......................
..........................................

**उत्तर** लोर्डोसिस (Lordosis)

55. स्पाइन के लेटरल विकार को ..........................................कहते हैं।
A lateral deformity of spine is called..........................................

**उत्तर** स्कोलियोसिस (Scoliosis)

56. वयस्क हाइपोथायरोडिज़म को ..........................................भी कहते हैं।
Adult hypothyroidism is also called..........................................

**उत्तर** मेक्सीडीमा (Myxedema)

57. मूत्राशय की आंतरिक जाँच के लिए ..........................................उपकरण प्रयोग किया जाता है।

For internal examination of bladder..........................................
instrument is used.

**उत्तर** सिस्टोस्कोप (Cystoscope)

58. विटामिन बी$_{12}$ की कमी से ...........................................................एनीमिया होता है।
Deficiency of B$_{12}$ causes .........................................................anemia.

**उत्तर** पर्नीशियस एनीमिया (Pernicious anemia)

59. एडीसन रोग अत्यधिक .....................................स्राव होने के कारण होता है।

Addison's disease occurs as a result of excessive secretion of .................

.........................................

**उत्तर** कोर्टीसोन (Cortisone)

60. शरीर से मूत्र का अधिक निश्कासन करने वाली दवाओं को ........................... ............................ कहते हैं।

Drugs causing excessive urinary excretion from the body are known as

...........................................

**उत्तर** डायुरेटिक्स (Diuretics)

61. गुर्दे को सर्जरी द्वारा निकालने की विधि ..............................कहलाती है।
The process of surgical removal of kidney from body is known as .........

...........................................

**उत्तर** नेफरेक्टमी (Nephrectomy)

62. पेरीटोनियल गुहा में द्रव भरने को .................................कहते हैं।
Accumulation of fluid in peritoneal cavity is called.............................

**उत्तर** एसाइट्स (Ascites)

63. सफेद कोशिकाओं की घटती मात्रा को .................................कहते हैं।
Decrease in number of WBC is called...........................................

**उत्तर** ल्यूकोपीनिया (Leukopenia)

64. प्लूरल स्पेस से द्रव बाहर निकालने की विधि को ............................... कहते हैं।

Method of drainage of fluid from pleural space is called ........................

**उत्तर** थोरासेन्टेसिस (Thoracentesis)

65. हीमोग्लोबिन आयरन तथा ................................... से मिलकर बनता है।
Hemoglobin is formed by iron and ..........................................

**उत्तर** प्रोटीन (Protein)

66. ................................. हार्मोन का स्राव पैनक्रियाज के अल्फा सेल द्वारा होता है।

.................................hormone is secreted by alpha cell of pancreas.

**उत्तर** ग्लूकागोन (Glucagon)

67.  ............................................... हार्मोन का स्त्राव पैनक्रियाज के बीटा सेल द्वारा होता है।

.............................hormone is secreted by beta cell of pancreas.

**उत्तर**  इन्सुलिन (Insulin)

68.  दिमाग को ढकने वाली झिल्ली के प्रदाह को ................................... कहते हैं।

Inflammation of brain covering membrane is called .......................................

.......................................

**उत्तर**  मेनिनजाइटिस (Meningitis)

69.  मूत्राशय के प्रदाह को ................................ कहते हैं।

Inflammation of bladder is called .........................................

**उत्तर**  सिस्टाईटिस (Cystitis)

70.  मस्तिष्क में उपस्थिति द्रव को ...............................कहते हैं।

Fluid present in brain is known as .....................................

**उत्तर**  सेरिब्रोस्पाइनल फ्लूइड (Cerebrospinal fluid)

71.  रक्त को ..............°C तापमान पर संग्रहित करते हैं।

Blood is stored at the temperature of ................°C.

**उत्तर**  4°C

72.  पुरूष के जनानांग में ट्यूनिका वजाईनालिस में द्रव भरने को ...................................
................................कहते हैं।

Accumulation of fluid in tunica vaginalis of male reproductive organ is called.................................................

**उत्तर**  हाइड्रोसील (Hydrocele)

73.  डेरीफाइलिन का कार्य ...............................होता है।

The action of deriphyllin is ................................................

**उत्तर**  ब्रोन्कोडायलेशन (Bronchodilation)

74.  सफेद कोशिकाओं की बढ़ती संख्या को ...............................कहते हैं।

Increase in number of WBC is called.................................................

**उत्तर**  ल्यूकोसाइटोसिस (Leukocytosis)

75.  रक्त में सोडियम की कमी को ...............................कहते हैं।

Decreased amount of sodium in blood is called.................................................

**उत्तर**  हाइपोनेट्रीमिया (Hyponatremia)

76.  रक्त में सोडियम की बढ़त को ...............................कहते हैं।

Increased amount of sodium in blood is called.................................................

**उत्तर**  हाइपरनेट्रीमिया (Hypernatremia)

77. रक्त में पोटेशियम की कमी को ..........................................कहते हैं।
Decreased amount of potassium in blood is called..........................................

**उत्तर** हाइपोकेलीमिया (Hypokalemia)

78. रक्त में पोटेशियम की बढ़त को ..........................................कहते हैं।
Increased amount of potassium in blood is called..........................................

**उत्तर** हाइपरकेलीमिया (Hyperkalemia)

79. हृदय की आंतरिक परत के प्रदाह को ..........................................कहते हैं।
Inflammation of the inner layer of heart is called..........................................

**उत्तर** एंडोकार्डाइटिस (Endocarditis)

80. सिर की क्षति के उपरांत यदि पैपिलोएडिमा हो, यह ..........................................
.................. का चिन्ह होता है।
Papilledema occurring after head injury is a sign of ..........................................
........................

**उत्तर** बढ़ा ICP (Increased ICP)

81. आमाशय के प्रदाह को ..........................................कहते हैं।
Inflammation of stomach is called..........................................

**उत्तर** गैस्ट्राइटिस (Gastritis)

82. एसाइटिस में द्रव निकालने की प्रक्रिया को ..........................................
कहते हैं।
Process of drainage of fluid in case of ascites is known as ..........................................
........................

**उत्तर** पैरासेन्टेसिस (Paracentesis)

83. सर्जरी द्वारा स्तन को बाहर निकालने को ..........................................कहते हैं।
Removal of breast by surgery is known as..........................................

**उत्तर** मेस्टेक्टमी (Mastectomy)

84. सिस्टोलिक एवं डायस्टोलिक रक्तचाप के अंतर को ..........................................
कहते हैं।
Difference between systolic and diastolic blood pressure is called
........................................

**उत्तर** पल्स प्रेशर (Pulse pressure)

85. अस्पताल में होने वाले संक्रमण का दूसरा नाम है ..........................................
Hospital-acquired infection is also known as ..........................................

**उत्तर** नोजोक्रोमियल संक्रमण (Nosocomial infection)

86. फीमोसिस में ..........................................सर्जरी करते हैं।
In phimosis ..........................................surgery is done.

**उत्तर** सर्कमसिजन (Circumcision)

87. मूत्र में प्रोटीन की उपस्थिति को .................................कहते हैं।
Presence of protein in urine is called.................................

**उत्तर** प्रोटीन्यूरिया (Protinuria)

88. पित्तनली में पथरी को .................................कहते हैं।
Presence of stone in bile duct is called.................................

**उत्तर** कोलीडोकोलीथियासिस (Choledocholithiasis)

89. अस्थमा की जानलेवा जटिलता को .................................कहते हैं।
Fatal complication of asthma is called.................................

**उत्तर** स्टेटस एस्थमेटिकस (Status asthmaticus)

90. दिमाग की विद्युत किया को .................................द्वारा मापते हैं।
Electrical activity of brain is measured by.................................

**उत्तर** EEG

91. एंटीडायुरेटिक हॉर्मोन का स्त्राव .................................द्वारा होता है।
Anti diuretic hormone is secreted by .................................

**उत्तर** पिछली पीयूष ग्रंथि (Posterior pituitary gland)

92. फेलोपियन ट्यूब की सूजन को .................................कहते है।
Inflammation of fallopian tube is called.................................

**उत्तर** सेलफिनजाइटिस (Salpingitis)

93. यकृत के प्रदाह को .................................कहते हैं।
Inflammation of liver is called.................................

**उत्तर** हिपेटाईटिस (Hepatitis)

94. स्ट्रोक को .................................भी कहते हैं।
Stroke is also known as .................................

**उत्तर** सी. वी. ए. (CVA/cerebrovascular accidents)

95. .................................कोशिकाओं के मृत हो जाने को कहते हैं।
.................................is a molecular death of a cell tissue.

**उत्तर** नेकरोसिस (Necrosis)

96. पीयूष ग्रंथि के ट्यूमर को .................................कहते हैं।
.................................is the tumor of pituitary gland.

**उत्तर** फियोक्रोमोसायटोमा (Pheochromocytoma)

97. रक्त तक संक्रमण पहुँचने को .................................कहते हैं।
Infection in blood is known as .................................

**उत्तर** सेप्टिसीमिया (Septicemia)

98. ऑप्टिक नर्व .................................क्रेनियल नर्व है।
Optic nerve is ................................. cranial nerve.

**उत्तर** दूसरी (Second)

99. स्लीन के विस्तारण को ..................................................कहते हैं।
    Enlarged spleen is known as ........................................................

**उत्तर** स्लीनोमिगेली (Splenomegaly)

100. फ्रूसेमाइड एक ........................................ है।
    Frusemide is a ....................................

**उत्तर** लूप डायुरेटिक (Loop diuretic)

101. Inflammation of the mouth is known as ----------------------
    मुँह में जलन को ..................................जाना जाता है।

**उत्तर** स्टोमेटाइटिस (Stomatitis)

102. Decreased level of sodium in blood is called..........................................
    खून में सोडियम के स्तर की कमी को ...................................कहा
    जाता है।

**उत्तर** हाइपोनेट्रिमिया (Hyponatremia)

103. Universal recipient blood group is ...........................................
    सार्वभौकिम रक्तता के समूह को........................................कहते हैं।

**उत्तर** AB

104. Difficulty in swallowing is called..........................................
    निगलने में कठिनाई को ...................................कहते हैं।

**उत्तर** डिसफेजिया (Dysphagia)

105. Collapse of the lung is called ...........................
    फेफड़ो में गिरावट को ...................................कहते हैं।

**उत्तर** एटिलेक्टिसिस (Atelectasis)

106. Surgical removal of breast is known as ...................................
    स्तन को शल्यक्रिया द्वारा हटाने को ...................................कहा
    जाता है।

**उत्तर** मेस्टेक्टमी (Mastectomy)

107. Increased amount of blood glucose level is called ...................................
    खून में ग्लूकोज के स्तर की बढ़ोत्तरी को ...................................
    कहा जाता है।

**उत्तर** हाइपरग्लाईसीमिया (Hyperglycemia)

108. Normal amount of potassium in the blood is ...................................
    खून में औसत मात्रा में पोटैशियम ................................... होती है।

**उत्तर** 3.5–5 mEq/L

109. Electrical activity of the brain is measured by...................................
    मस्तिष्क की विद्युत गतिविधियों को ................................... से मापा
    जाता है।

**उत्तर** ई. ई. जी. (EEG)

110. Paralysis of the lower extremities is called ................................................
निचली अंगों के paralysis को ........................................कहा जाता है।

**उत्तर** पैराप्लीजिया (Paraplegia)

111. Normal PH of blood is ..................................................
रक्त की सामान्य पी एच है...................................

**उत्तर** 7.35–7.45

112. Bleeding from nose is called ...........................................................
नाक से रक्त स्त्राव कहा जाता है..................................................

**उत्तर** एपिस्टेक्सिस (Epistaxis)

113. MaBurney's point is associated with .........................................................
मैक बर्नी बिंदु के साथ जुड़ा हुआ है ..........................................................

**उत्तर** अपेन्डिसाइटिस (Appendicitis)

114. Hematuria means ...........................................................
Hematuria का मतलब है ..............................................

**उत्तर** मूत्र में रक्त (Blood in urine)

115. Universal donor blood group is ..........................................................
सर्वदाता रक्त समूह है .........................................

**उत्तर** O

116. Inflammation of stomach is called ...........................................................
पेट की सूजन को कहा जाता है ..............................................

**उत्तर** Gastritis

117. Thyroxine is produced by ...........................................................
Thyroxin ........................................... द्वारा उत्पादित होता है।

**उत्तर** थायरोइड ग्रन्थि (Thyroid gland)

118. Presence of protein in urine means ...........................................................
मूत्र में प्रोटीन की उपस्थित का मतलब है ...........................................................

**उत्तर** प्रोटीन्यूरिया (Proteinuria)

119. 10th cranial nerve is ...........................................................
10 वीं कपालीय तंत्रिका है ...........................................................

**उत्तर** वेगस नर्व (Vagus nerve)

120. Insulin is used to treat ...........................................................
इंसुलिन...........................................के इलाज के लिए प्रयोग किया जाता है।

**उत्तर** मधुमेह (Diabetes mellitus)

121. ...........................................is excision of gallbladder.
...........................................पित्ताशय को छाँटना है।

**उत्तर** कोलीस्टिक्टमी (Cholecystectomy)

122. Kernig's sign and Brudzinski's sign is seen in.................................................................
   Kernig's sign तथा Brudzinski's sign दिखाई देता है.................................................................

**उत्तर** मेनिनजाईटिस (Meningitis)

123. Normal ICP in an adult is.................................................................
   सामान्य आई सी पी एक वयस्क में है.................................................................

**उत्तर** 5–15 mmHg

124. SGPT is raised in .................................................disorder.
   SGPT बढ़ता है .................................................विकार में।

**उत्तर** यकृत (Liver)

125. Paraplegia means .................................................
   पेराप्लेजिया का मतलब .................................................है

**उत्तर** निचले अंगो का पक्षाघात (Paralysis of lower extremities)

126. Inflammation of pleura is.................................................................
   फुफ्फुस के आवरण की सूजन है .................................................................

**उत्तर** प्लूरेसी (Pleurisy)

127. Bleeding from nose is called.................................................................
   नाक से रक्तस्राव को कहा जाता है.................................................................

**उत्तर** एप्सिटेक्सिस (Epistaxis)

128. MC Burney's point is associated with .................................................................
   एम सी बर्नी पोइंट के साथ संबद्ध हैं .................................................................

**उत्तर** एपेंडिसाइटिस (Appendicitis)

129. Hematuria means.................................................................
   Hematuria का मतलब .................................................................

**उत्तर** मूत्र में रक्त (Blood in urine)

130. Excessive carbon dioxide in the blood is known as .................................................................

**उत्तर** Hypercapnia

131. Collapse of lung alveoli is known as .................................................................

**उत्तर** Atelectasis

132. Generalized edema in the body is known as .................................................................

**उत्तर** Anasarca

133. .................................................scale is used for measuring the level of consciousness of the patient.

**उत्तर** Glasgow coma scale

134. Telescoping of one portion of bowel into another portion is called .................................................................

**उत्तर** Intussusceptions

135. Graves' disease is due to the increased production of ..................... hormone.

उत्तर  Thyroid

136. Presence of glucose in urine is known as ..................................................

उत्तर  Glycosuria

137. ........................................instrument is used for the visualization of the bladder.

उत्तर  Cystoscope

138. Paralysis of lower extremities is called.................................................

उत्तर  Paraplegia

139. ............................. anemia is caused due to deficiency of folic acid.

उत्तर  Megaloblastic

140. The causative organism of diphtheria is ........................................

उत्तर  *Corynebacterium diphtheria*

141. Excess $CO_2$ in the blood is known as ...........................................

उत्तर  Hypercapnia

142. Inflammation of gastric mucosa is known as ...............................

उत्तर  Gastritis

143. Collapse of the lung is called ......................................................

उत्तर  Pneumothorax

144. Permanent dilation of capillaries, arterioles, and venules is known as

......................................................

उत्तर  Telangiectasia

145. Immunotherapy is also known as ...............................................

उत्तर  Biological therapy

146. Presence of glucose in urine is known as ....................................

उत्तर  Glycosuria

147. Normal pressure of CSF is ..........................................................

उत्तर  8–10 cm $H_2O$

148. Instrument used for the internal diagnosis of urinary bladder is ..........

......................................................

उत्तर  Cystoscope

149. डिप्थीरिया के कारक जीवाणु को ..................................... कहते हैं।

उत्तर  कोरीनीबेक्टीरियम डिप्थीरिए

## TRUE AND FALSE

1. शरीर में जीवाणु के आक्रमण को संक्रमण कहतें हैं।
   Invasion of pathogen in body is known as infection.

   **उत्तर** सही

2. कार्डियोजेनिक शॉक रक्त की मात्रा कम होने के कारण होता है।
   Cardiogenic shock results from decrease in blood volume.

   **उत्तर** गलत

3. एनाफईलेक्टिक शॉक में हिस्टामीन का स्राव अधिक बढ़ जाता है।
   Anaphylactic shock causes increase in histamine secretion.

   **उत्तर** सही

4. बेक्टीरियोसाइड जीवाणु की वृद्धि को रोकते हैं।
   Bactericide inhibits the growth of bacteria.

   **उत्तर** गलत

5. मूत्राशय की आंतरिक जाँच ओटोस्कोप द्वारा की जाती है।
   Otoscope is used for the internal examination of urinary bladder.

   **उत्तर** गलत

6. विटामिन बी–12 की कमी से मेगालोब्लास्टिक एनीमिया होता है।
   Deficiency of vitamin B-12 causes megaloblastic anemia.

   **उत्तर** गलत

7. इन्ट्रेन्सिक फैक्टर विटामिन बी–12 के उत्पादन में सहयोगी होता है।
   Intrinsic factor helps in production of vitamin B-12.

   **उत्तर** सही

8. बलगम में रक्त आने को हिमेच्यूरिया कहते हैं।
   Blood in sputum is known as hematuria.

   **उत्तर** गलत

9. कोर्टीसोन की अधिकता से एडीसनस रोग होता है।
   Excess of cortisone causes Addison's disease.

   **उत्तर** सही

10. जो दवा मूत्र के निष्कासन को बढ़ाती है उसे एंटी डायुरेटिक कहते हैं।
    Drugs increasing the urinary output are called antidiuretic hormone.

    **उत्तर** गलत

11. पित्ताशय के प्रदाह को कोलीसिस्टायटिस कहते हैं।
    Inflammation of gall bladder is called cholecystitis.

    **उत्तर** सही

12.  पोलीयूरिया, पोलीडिप्सिया तथा पोलीफेजिया मधुमेह के लक्षण हैं।
Polyuria, polydypsia and polyphagia are symptoms of Diabetes Mellitus.

**उत्तर** सही

13.  डायबिटीज़ इन्सीपिडस इन्सुलिन की कमी के कारण होता है।
Diabetes insipidus occurs as a result of decrease in insulin.

**उत्तर** गलत

14.  इन्सुलिन का इन्जेक्शन IM दिया जाता है।
Insulin injection is given IM.

**उत्तर** गलत

15.  यदि रोगी की हृदय गति 60 प्रति मिनट से कम है तो उसे डिजोक्सिन नहीं देते हैं। Digoxin is not administered to the patient with heart rate less than 60/min.

**उत्तर** सही

16.  साँस के दौरान सीटी जैसी आवाज को व्हीजिंग कहते हैं।
Whistle-like sound during respiration is called wheezing.

**उत्तर** सही

17.  पोलीयूरिया का अर्थ है रक्त में यूरिया की मात्रा का बढ़ना।
Polyuria means increase in blood urea.

**उत्तर** गलत

18.  मैक बर्नी बिन्दु कोलीलीथियासिस से संबंधित होती है।
McBurney's point is associated with cholelithiasis.

**उत्तर** गलत

19.  पेट के प्रदाह को स्टोमेटाइटिस कहते हैं।
Inflammation of stomach is called stomatitis.

**उत्तर** गलत

20.  परनीशियस एनीमिया विटामिन 12 की कमी के कारण होता है।
Pernicious anemia is caused by the deficiency of vitamin B-12.

**उत्तर** सही

21.  इन्सुलिन इन्जेक्शन की अधिकता होने पर हाइपोग्लाईसीमिया होता है।
Overdose of insulin injection causes hypoglycemia.

**उत्तर** सही

22.  पायलोनेफराइटिस बैक्टीरिया संक्रमण के कारण होता है।
Pyelonephritis occurs due to bacterial infection.

**उत्तर** सही

23.  निगलने में कठिनाई को डिस्फेज़िया कहते हैं।
Difficulty in swallowing is called dysphagia.

**उत्तर** सही

24. पैर के पक्षाघात को क्वाड्रीप्लीजिया कहते हैं।
Paralysis of lower extremities is called quadriplegia.
**उत्तर** गलत

25. रक्त में सोडियम की कमी को हाइपरनेट्रीमिया कहते हैं।
Decreased level of sodium in blood is called hypernatremia.
**उत्तर** गलत

26. रक्त में ग्लूकोस की मात्रा इन्सुलिन की मात्रा बढ़ने से बढ़ती है।
Level of glucose increases with increase in insulin in blood.
**उत्तर** गलत

27. दिमागी विद्युत क्रिया को ई. सी. जी. द्वारा रिकॉर्ड करते हैं।
Brain electrical activity is recorded by ECG.
**उत्तर** गलत

28. पेरिटोनियल गुहा में द्रव के इकट्ठा होने को एसाइटिस कहते हैं।
Fluid collection in peritoneal cavity is called ascites.
**उत्तर** सही

29. प्लूरल कैविटी में मवाद हो जाने को एम्फायसीमा कहते हैं।
Pus in plural cavity is known as emphysema.
**उत्तर** गलत

30. डायबेटिक कीटोएसिडोसिस में रोगी को कुस्मल श्वसन होता हैं।
Diabetic ketoacidosis patients have Kussmaul respiration.
**उत्तर** सही

31. नार्मल सलाइन में सोडियम की मात्रा 0.9% होती है।
The amount of sodium in normal saline is 0.9%.
**उत्तर** सही

32. मधुमेह के रोगी को आहार में अधिक कार्बोहाइड्रेट लेने की सलाह देंगे।
Diabetes patient should be advised to take more carbohydrate in his diet.
**उत्तर** गलत

33. आई.वी.पी. का प्रयोग गुर्दे में पथरी के निदान के लिए किया जाता है।
IVP is used to diagnose stone in kidney.
**उत्तर** सही

34. आक्सीटोसीन एंटी डायुरेटिक हॉर्मोन का दूसरा नाम है।
Oxytocin is another name of antidiuretic hormone.
**उत्तर** गलत

35. नाक से रक्तस्राव को एपिस्टेक्सिस कहते हैं।
Bleeding from nose is known as epistaxis.
**उत्तर** सही

36. ओ रक्त समूह को सार्वभौमिक दाता कहते है।

    O blood group is universal donor.

**उत्तर** सही

37. थायरॉइड ग्रंथि द्वारा थायरोक्सिन हॉर्मोन का श्राव होता है।

    Thyroxine is secreted by thyroid gland.

**उत्तर** सही

38. नार्मल सलाइन एक हाइपरटोनिक घोल है।

    Normal saline is a hypertonic solution.

**उत्तर** गलत

39. यकृत रोगी को वसा–रहित आहार देना चाहिए।

    Liver patient should be given fat-free diet.

**उत्तर** सही

40. लम्बर पंक्चर के बाद रोगी को बैठने की स्थिति देनी चाहिए।

    After lumbar puncture, the patient should be given sitting position.

**उत्तर** गलत

41. डियोडिनल घाव के रोगी को भोजन लेने के बाद पीड़ा में आराम मिलता है।

    Duodenal ulcer patient's pain relieves after taking food.

**उत्तर** सही

42. पित्ताशय के निकालने को ........................ कहते हैं।

    ........................ is the removal of gallbladder

**उत्तर** कोलीसिस्टेक्टमी (Cholecystectomy)

43. कर्निकस चिन्ह पक्षाघात में होता है।

    Kernig's sign occurs in paralysis.

**उत्तर** गलत

44. वयस्क का सामान्य ICP होता है 5.15 mmHg.

    Normal ICP of an adult is 5.15 mmHg.

**उत्तर** सही

45. SGPT एवं SGOT यकृत के एन्जाइम हैं।

    SGPT and SGOT are the enzymes of liver.

**उत्तर** सही

46. पैनक्रियटायटिस में ALP एन्जाइम बढ़ जाता है।

    In pancreatitis ALP enzyme increases.

**उत्तर** सही

47. वाष्प को दबाव में देने का सिद्धान्त विकिरण में प्रयोग किया जाता है।

    The principle of steam under pressure is used in radiation.

**उत्तर** सही

48. शिराओं के प्रदाह को फ्लेबाइटिस कहते हैं।

Inflammation of veins is called phlebitis.

**उत्तर** सही

49. फेफड़ों को निकालने की क्रिया को प्लूरेक्टमी कहते हैं।

Resection of the lung is known as pleurectomy.

**उत्तर** गलत

50. पेप्टिक अल्सर रोग हेलिकोबेक्टर पायलोराई बैक्टीरिया के कारण होता है।

Peptic ulcer disease is caused by *Helicobacter pylori* bacteria.

**उत्तर** सही

51. रक्त में कार्बन डाइऑक्साइड की अधिकता को हाइपोकेप्निया कहते हैं।

Excessive carbon dioxide in blood is known hypocapnia.

**उत्तर** गलत

52. पूरे शरीर में एडीमा होने को एनासारका कहते हैं।

Generalized edema in body is known as anasarca.

**उत्तर** सही

53. अचेतन रोगी की चेतना का आंकलन ग्लासगो कोमा स्केल द्वारा किया जाता है।

Level of consciousness of an unconscious patient is assessed by Glasgow coma scale.

**उत्तर** सही

54. आंत के एक भाग का दूसरे भाग में चले जाना आंत बांधा कहलाता है।

Telescoping of one portion of bowel into another portion is called intestinal obstruction.

**उत्तर** गलत

55. फोलिक एसिड की कमी के कारण मेगालोब्लास्टिक एनीमिया होता है।

Deficiency of folic acid causes megaloblastic anemia.

**उत्तर** सही

56. COPD के रोगी को 6 लीटर प्रति मिनट की दर पर ऑक्सीजन देनी चाहिए।

COPD patient should be administered oxygen at the rate of 6 liter/ minute-

**उत्तर** गलत

57. कोलोस्टमी एक स्थाई उपचार ही है।

Colostomy is a permanent treatment only.

**उत्तर** गलत

58. टॉन्सिलैक्टमी के बाद रोगी को ठंडा खाने को देना चाहिए।

After tonsillectomy patient should be given someithing cold to eat.

**उत्तर** सही

59. थायरोयडेक्टमी के बाद रोगी की आवाज में भारीपन आ जाता है।
     After thyroidectomy patient voice has hoarseness.
**उत्तर** सही

60. सेप्टीसीमिया के कारण शॉक सिन्ड्रोम हो सकता है।
     Shock syndrome can result from septicemia.
**उत्तर** गलत

61. एनीमिया में सफेद कोशिकाओं की कमी हो जाती है।
     In anemia there is deficiency of WBC.
**उत्तर** गलत

62. प्लूरल इफयूज़न उदरीय द्रव इकट्ठा होने को कहते हैं।
     Abdominal fluid collection is known as pleural effusion.
**उत्तर** गलत

63. एन्जाइना की पीड़ा के उपचार में रोगी को मोरफीन देते हैं।
     Morphine is administered to the patient with anginal pain.
**उत्तर** सही

64. लम्बर पंक्चर CSF की जाँच के लिए किया जाता है।
     Lumbar puncture is done to study CSF.
**उत्तर** सही

65. सिग्मोइडोस्कोपी जाँच से बवासीर का पता चलता है।
     Sigmoidoscopy helps in diagnosing hemorrhoids.
**उत्तर** सही

66. कोलीलीथियासिस का अर्थ है पित्ताशय का प्रदाह
     Inflammation of gallbladder is called cholelithiasis.
**उत्तर** गलत

67. टाईफाईड की जाँच में विडाल टेस्ट किया जाता है।
     Widal test is done for diagnosis of typhoid.
**उत्तर** सही

68. गुर्दे की विफलता पर रक्त में यूरिया की मात्रा कम हो जाती है।
     In case of renal failure blood urea level decreases.
**उत्तर** गलत

69. ब्रेकीथेरेपी कैंसर का उपचार है।
     Brachytherapy is a treatment of cancer.
**उत्तर** सही

70. हीमोग्लोबिन आयरन तथा प्रोटीन से बनता है।
     Hemoglobin is formed by iron and protein.
**उत्तर** सही

71. क्षयरोग स्पाइन में भी होता है।

Tuberculosis occurs in spine also.

**उत्तर** सही

72. छाती से द्रव निकालने की विधि को प्लूरल इफ्यूज़न कहते हैं।

Drainage of fluid from chest is done by the method known as pleural effusion.

**उत्तर** गलत

73. श्वसन में कठिनाई को डिस्पनिया कहते हैं।

Difficulty in respiration is called dyspnea.

**उत्तर** सही

74. फेफड़ों के प्रदाह को लेरिन्जाइटिस कहते हैं।

Inflammation of lungs is called laryngitis.

**उत्तर** गलत

75. सीरम में सोडियम की मात्रा होती है।

Serum sodium level is 3.5 – 5 mEq/L

**उत्तर** गलत

76. रक्तचाप बढ़ने को हाइपरटेंशन कहते हैं।

Increase in blood pressure is known as hypertension.

**उत्तर** सही

77. पक्षाघात रोगी को बिस्तर घाव एवं मूत्र मार्ग संक्रमण होने की संभावना अधिक होती है।

In paraplegia patients bedsore and frequent urinary tract infection are high risk to occur.

**उत्तर** सही

78. हिपेटाईटिस बी संक्रमण रक्त तथा शारीरिक द्रव द्वारा प्रसारित होता है।

Hepatitis B infection is transmitted by blood and body fluids.

**उत्तर** सही

79. वेगस नर्व दसवीं क्रेनियल नर्व होती है।

Vagus nerve is 10th cranial nerve.

**उत्तर** सही

80. रक्त स्राव रोग में यकृत की बायोप्सी की जाती है।

Liver biopsy is indicated in bleeding disorder.

**उत्तर** गलत

81. एन्डोस्कोपी प्रक्रिया के दौरान श्वासनली की क्षति मामूली जटिलता है।

Pharyngeal laceration is a minor complication of endoscopy.

**उत्तर** सही

82. हृदय रोगी को धूम्रपान तथा मदिरा सेवन नहीं करना चाहिए।
Heart patients should not smoke or drink alcohol.

**उत्तर** सही

83. ब्लड ट्रांसफ्यूजन करने से पहले वाइटल चिन्ह जाँचने की आवश्यकता नहीं होती है।
Vitals signs recording is not essential before transfusion of blood-

**उत्तर** गलत

84. ए.बी. रक्त समूह के रोगी को ओ रक्त समूह का रक्त दिया जा सकता है।
Patient with AB blood group can be transfused blood with O blood group.

**उत्तर** सही

85. वेरीकोस वेन के उपचार को वेगोटमी कहते हैं।
Treatment of varicose vein is vagotomy.

**उत्तर** गलत

86. कोलन को शरीर से निकालने को कोलोस्टमी कहते हैं।
Removal of colon is known as colostomy.

**उत्तर** गलत

87. रोगी के ICP को कम करने के लिए लंबर पंक्चर सहायक होता है।
Lumbar puncture is helpful in reducing ICP.

**उत्तर** सही

88. मेनिनजाइटिस रोगी को तेज रोशनी वाले कमरे में रखना चाहिए।
Meningitis patient should be kept in a room with bright light.

**उत्तर** गलत

89. हाइड्रोफोबिया कुत्ते के काटने पर हो सकता है।
Hydrophobia can occur after biting by the dog.

**उत्तर** सही

90. श्वसन-संबंधित समस्याएँ अधिकतर दाहिने हृदय विफलता में होती हैं।
Respiratory difficulties usually occurs in right-sided heart failure.

**उत्तर** गलत

91. रक्त का थक्का बनाना WBC का कार्य होता है।
Blood clotting is a function of WBC.

**उत्तर** गलत

92. इथेम्बुटोल डोट्स की दवा है।
Ethambutol is a DOTS drug.

**उत्तर** सही

93. SLE कनेक्टिव ऊतकों का रोग है।
SLE is a disease of connective tissue.

**उत्तर** सही

94. असामान्य उदरीय छिद्र द्वारा अंगों के बाहर आने को हर्निया कहते हैं।
A protrusion of organ through abnormal opening in abdomen is called hernias.

**उत्तर** सही

95. माईएस्थीनिया ग्रेविस एक त्वचा रोग है।
Myasthenia gravis is a skin disease.

**उत्तर** गलत

96. पैनक्रियटायटिस रोगी को नी–चेस्ट स्थिति में पीड़ा से आराम मिलता है।
In pancreatitis, patients get relief from pain in knee and chest position.

**उत्तर** सही

97. दौरे की टोनिक अवस्था में पेशियाँ कड़ी हो जाती हैं।
In tonic phase of seizures, muscles get contracted.

**उत्तर** सही

98. An increase in the total number of white blood cell is known as thrombocytopenia.
सफेद रक्त कोशिकाओं की कुल संख्या वृद्धि को थ्रोबोसाइटोपीनिया कहा जाता है।

**उत्तर** गलत

99. Fluid collection in the alveoli of the lungs is called empyema.
फेफड़ों में अलवियोली में द्रव संग्रह को इम्पइमा कहा जाता है।

**उत्तर** गलत

100. Hyperparathyroidism causes tetany.
हायपरपैराथायरोडिज्म के कारण टिटैनी होता है।

**उत्तर** सही

101. The disease which occurs due to excess secretion of cortisone is called Cushing's syndrome.
कोर्टिशोन में अधिक स्त्राव के कारण कुशिंग के लक्षण पाए जाते हैं।

**उत्तर** सही

102. Complication of ruptured appendix is diverticulitis.
रप्चर्ड अपंडिक्स में कठिनाई को डाइवर्टीकुलाटिज कहते हैं।

**उत्तर** गलत

103. Hypostatic pneumonia can be prevented by providing high-protein diet.

उच्च प्रोटीन डाइट को देने से हाइपोस्टेटिक न्यूमोनिया को रोका जा सकता है।

**उत्तर** सही

104. Intussusception is twisting the bowel.

इंटिशूसेप्शन आँत को मोड़ देता है।

**उत्तर** गलत

105. Myxedema is characterized by sluggish physical and mental responses.

माइक्सडेमा सुस्त शारीरिक और मानसिक प्रतिक्रियाओं की विशेषता है।

**उत्तर** सही

106. High-flow oxygen is given to COPD patients.

उच्च वाही आक्सीजन सी ओ पी डी मरीज को दिया जाता है।

**उत्तर** गलत

107. Oversecretion of adrenal gland causes Turner's syndrome.

अधिवृक्क ग्रन्थि का स्त्राव से अधिक टरनर के लक्षण का कारण बनता है।

**उत्तर** गलत

108. Injection deriphyllin is analgesic.

इंजेक्शन deriphyllin एक एनल्जेसिक है।

**उत्तर** गलत

109. Cystoscope is an instrument used in cystoscopy.

मूत्राशयदर्शी, मूत्राशयदर्शन में इस्तेमाल का साधन है।

**उत्तर** सही

110. Inflammation of nephron is known as neurosis.

नेफ्रॉन की सूजन को न्युरोसिस के रूप में जाना जाता है।

**उत्तर** गलत

111. Hypertension is a state of decreased blood pressure.

उच्च रक्तचाप कम रक्तचाप की एक अवस्था है।

**उत्तर** गलत

112. Principle of steam under pressure is used in filtration.

दबाव के तहत भाप का सिद्धाँत निस्पंदन में प्रयोग किया जाता है।

**उत्तर** गलत

113. Enlargement of liver is known as splenomegaly.

जिगर की वृद्धि splenomegaly के रूप में जानी जाती है।

**उत्तर** गलत

114. Tachycardia is an increased heart rate.

Tachycardia दिल की दर में वृद्धि है।

**उत्तर** सही

115. Radiotherapy is used in cancer.

रेडियोथेरपी कैंसर में प्रयोग किया जाता है।

**उत्तर** सही

116. Renal failure is the complication IVP.

गुर्दे की विफलता आई वी पी की जटिलता है।

**उत्तर** गलत

117. Mealena is infant stool.

Mealena शिशु स्टूल है।

**उत्तर** गलत

118. Endoscopy is done to visualize the intestinal mucosa.

एंडोस्कोपी आंत mucosa को देखने के लिए की जाती है।

**उत्तर** सही

119. Universal recipient blood is 'O'.

रक्त ग्रुप 'ओ' सर्वप्राप्ता है।

**उत्तर** गलत

120. Severe anemia most commonly treated by blood transfusion.

गंभीर एनीमिया सबसे अधिक रक्त–आधान द्वारा ठीक किया जाता है।

**उत्तर** सही

121. Sigmoidoscopy is done to identify the site of hemorrhoids.

Sigmoidoscopy से बवासीर की साइट की पहचान की जाती है।

**उत्तर** सही

122. Urinary catheterization can be performed through the cystoscope.

मूत्र कैथीटेराइजेशन cystoscope के माध्यम से किया जा सकता है।

**उत्तर** गलत

123. The effect of left side CVA is usually a left-sided hemiplegia.

बाईं ओर CVA के प्रभाव को आमतौर पर एक बांई तरफा अर्धांगघात कहते हैं।

**उत्तर** गलत

124. Pantoprazole is an example of proton pump inhibitor.

Pantoprazole प्रोटोन पंप अवरोधक का एक उदाहरण हैं।

**उत्तर** सही

125. Hypocapnia means decreased potassium in blood.

Hypocapnia का मतलब खून में पोटैशियम की कमी हुई।

**उत्तर** गलत

126. Barium is a radiopaque substance used for the diagnosis of peptic ulcer.

बेरियम एक radiopaque पेप्टिक अल्सर के निदान के लिए इस्तेमाल किया पदार्थ है।

**उत्तर** सही

127. Inflammation of nephron is known as neuritis.

नेफ्रान के प्रदाह को न्यूरेटिस के रूप में जाना जाता है।

**उत्तर** गलत

128. Knee chest position is used during gynecological examination.

**उत्तर** गलत

129. Injection deriphyllin is an analgesic.

**उत्तर** गलत

130. One of the complications of diuretic therapy is hypermagnesemia.

**उत्तर** गलत

131. Kernig's sign is positive in meningitis.

**उत्तर** सही

132. Normal pressure of CSF is 50–175 mm $H_2O$.

**उत्तर** सही

133. Patient head should be turned to one side immediately after the operation.

**उत्तर** सही

134. The incentive spirometry is used to increase the lung capacity.

**उत्तर** सही

135. Absorbable sutures are also known as catgut.

**उत्तर** सही

136. Bleeding from the nose is called hemoptysis.

**उत्तर** गलत

137. Papilledema in head injury is a sign of increased cerebrospinal fluid.

**उत्तर** सही